몸맘숨

몸맘숨

2016년 10월 26일 초판 2쇄 발행

지은이 안동환
펴낸이 이문수
교정 편집 이만옥
펴낸곳 바오출판사

등록 2004년 1월 9일 제313-2004-000004호
주소 서울시 마포구 신수동 448-6 한국출판콘텐츠센터 422-7호
전화 02)323-0518/문서전송 02)323-0590
전자우편 baobooks@naver.com

ⓒ 안동환, 2016

몸맘숨

건강·성공·행복에 이르는 생활명상

몸을 느끼고

맘을 살피고

숨을 다스리자

안동환 지음

| 추천의 글 |

모두가 행복한 삶을 함께 누리는
아름다운 세상을 꿈꾸며

우리나라는 한국동란 후 세계 역사상 유래가 없을 정도로 단기간 내에 산업화를 통해 물질적 풍요를 누리고 있다. 아울러 다른 많은 나라에서는 성공하지 못한 민주화도 완성하여 많은 부러움을 받고 있다.

   그러나 속을 들여다보면 앞만 보고 달려온 국가 중흥의 부작용도 매우 크다. OECD 국가 중 자살률을 비롯한 삶의 불만족도가 1위고, 그에 따라 출산율 저하 1위와 사회적 계층 간의 갈등이 심화되고 있다. 이에 한국코치협회는 국민의 행복지수를 높이기 위해서 2014년 11월에 '격려사회만들기운동본부'를 만들었다.

   격려란 존중과 이해를 바탕으로 용기를 갖게 하여 열정이 솟아나도록 북돋아주는 것이다. 운동본부에서는 행복한 가정, 즐거운 학교, 신바람 나는 직장, 더불어 사는 사회를 만들기 위해 격려코칭을 주도하고 있다.

　이 책의 저자인 안동환 원장은 "격려코칭의 핵심 내용은 몸맘숨 명상"이라고 말한다. 격려의 대상도 사람이고, 사람은 몸과 마음, 그리고 몸과 마음을 연결하는 숨(기)으로 이루어진 존재이기에, 이들을 사랑하고, 격려하여 각자가 부여받은 소명을 갖고 희망차게 살게 하는 것이 격려코칭의 요체라고 주장한다.

　그렇다. 우리는 '나는 누구인가?'를 잊고 살아온 민족이다. 직업상 해외를 돌아다니면서 대화를 나누다보면 다른 나라 비즈니스맨들은 자기가 누구인가에 대해 직업과 상관없이 나름대로 자기를 규정하는 독특한 정체관을 갖고 있다. 그런데 우리나라 사람들은 자기는 어느 회사의 누구라고 하는 역할수행을 하고 있는 것을 자기로 규정하고 있다.

　그러나 우리는 자기의 몸과 마음이 무엇인지, 몸과 마음으로 진정 무엇을 하는 사람인지에 대한 가치관, 정체관이 정립되어 있지 못하다. 단지 국가와 가정을 위해 몸을 혹사하고, 마음을 돌보지 못하며 열심히 살아왔다. 이런 우리에게 격려코칭이나 몸맘숨 명상은 자기의 존재를 찾아주고, 그 존재가 부여받은 소명을 건강하게 해나가는 방법을 알려주는 중요한 수단이다.

　저자는 지금 전문코치로서 운동본부의 뜻에 동참하여 운영위원으로 봉사하고 있다. 그리고 그간 30여 년을 전공한 몸맘숨 명상에 코칭을 융합하여 '몸맘숨 의식코칭'을 코치와 일반인들에게 보급하고 있다. 저자의 역저에 누를 끼치지 않기 위해 추천의 글을 쓰기 전에 저자와 만나 몇 가지 질문을 코칭식으로 했다.

"왜 책을 썼는가? 누가 이 책을 읽기를 가장 원하는가? 이 책을 쓴 당신은 누구인가?"

"저는 젊은 시절 편협하고 제한된 신념을 갖고 살다가 몸과 마음에 병이 나 5년여를 아팠습니다. 양병원이나 한방병원에서 치료가 안 되었는데 단전호흡을 위주로 한 심기신 수련을 해서 몸이 나았습니다. 나아가 의식도 확장되어 코칭철학의 인간관처럼 사람은 전인적이고, 각자의 내면에 무한한 능력을 소유하고 있으며, 사랑과 자비를 바탕으로 선한 삶을 추구한다는 것을 깨달았습니다. 몸맘숨 명상은 코칭철학을 구현하는 좋은 도구 중의 하나라고 확신하기에 이 책을 썼습니다.

제일 먼저 자라나는 청소년들이 이 책을 읽어 자신을 사랑하고 세상을 보는 안목이 넓어졌으면 좋겠습니다. 또 베이비부머 세대를 포함하여 제2의 인생을 준비하는 중장년이나 죽음을 앞둔 노인들, 그리고 치열한 글로벌 경쟁 속에서 늘 긴장하며 사는 비즈니스맨들이 읽어서 건강과 성공, 그리고 행복을 같이 누리는 공진화(公進化)를 함께하기를 바랍니다. 이 책을 내면서 다시 한번 저를 성찰하고 정진하고자 합니다. 이런 저는 따스한 마음으로 한없이 아름다운 꿈을 꾸며 평정심 속에서 수기안인(修己安人), 상선약수(上善若水), 자강불식(自强不息)을 가치관으로 갖고 사는 명상코치입니다."

나도 저자의 몸맘숨 의식코칭 강좌를 작년에 들었다. 강좌를 들으며 깨달은 것은 성경에서 말하는 "영육(靈肉) 간의 건강"이라는 말뜻을 정확히 안 것이다. 영육(더 분류하면 영과 육과 정신, 필자의 용어로 말하면 몸과 마음과 영혼)이 하나로 이를 따로따로가 아니라 함께 건강하게 해야 한다는 이치와 방법을 알았다. 그리고 역시 행함의 어려움과 중요성을 새삼 느꼈다. 무엇이든 가치가 있는 것을 익히고 습관화하는 것은 결코 쉽지가 않다. 행하지 않는 것은 내가, 내 것이 아니다. 좋은 습관을 들이는 것은 역시 정성을 들여야 한다.

아무쪼록 이 책을 통하여 나부터 더욱 연마하는 계기로 삼고 싶다. 많은 분들이 저자의 바람처럼 몸과 마음, 나아가 영성이 더욱 건강해지기를 바란다. 그리하여 우리 모두가 행복한 삶을 함께 누리는 아름다운 세상을 고대해본다.

김재우(한국코치협회 회장)

| 추천의 글 |

30년을 정진한 노력의 열매가
더욱 풍성하기를

이세돌과 알파고의 바둑 대결이 세계적인 관심이 되었다. 이제 인공지능^AI은 인류^Homo Sapience의 고유 기능이라고 여겼던 학습하고 생각하는 능력까지 갖추게 되었다. 인간과 기술, 어디까지 어떤 방향으로 진화할까? 이제 육체의 시대를 거쳐 지식의 시대를 넘어서 영성의 시대가 오고 있는 것 아닐까?

많은 학자들이 기술의 진화와 고도화가 우리를 새로운 단계로 도약하게 밀어올리고 있음을 증언하고 있다. 영성에 대한 관심이 크게 늘어나고 있다. 영성가들의 스승이었던 데이비드 호킨스는 새로운 인류를 '영성인간'^Homo Spiritus으로 명명하고 있다. 세계보건기구^WHO 또한 건강의 정의를 확대하여, 육체적 건강, 정신적 건강, 사회적 건강에 덧붙여 영성 건강^spiritual health을 포함시키고 있다.

학자로서 기업에서의 영성workplace spirituality에 관심을 갖고 있던 나는 회사 내에 수련원을 두고 심신수련을 기업문화로 정착시키려는 SK그룹을 오랫동안 눈여겨 보아왔다. 한국 기업의 척박한 현실에서 영성을 말하기에는 아직 이를지 모르겠다. 기업 경영이 끝없는 경쟁과 총성 없는 전쟁이라고 외치고 있는 기업의 경영자들에게 영성은 어쩌면 한가한 소리처럼 들릴 수도 있다. 지금도 이럴진대 일찍이 1987년부터 몸, 맘(감성), 숨(영성)을 다루는 심기신 수련을 기업에 도입한 최종현 회장과 이를 보급하는 실무를 맡은 손길승 회장(당시에는 경영기획실장), 그리고 안동환 원장의 모습은 신선한 충격으로 다가왔다.

경영학 교수로서 영성경영에 대한 관심은 물론 개인적으로 심신수련, 명상을 해오고 있었던 차에 우연히 들린 책방에서 최종현 회장의 『마음을 다스리고 몸을 움직여라!』라는 책을 접하였다. 놀랍게도 거대 그룹의 회장이 직접 영성수련을 하고, 한 발 더 나아가서 이를 기업의 구성원들에게도 전파하고 있었다. 그리고 최종현 회장의 뒤에는 안동환 원장이 있었다.

안동환 원장과의 개인적인 만남은 우연인지 운명인지 그리 오래 걸리지 않았다. 몇몇 지인들과 함께 리더십 진단을 하는 프로젝트에 참여하면서 SK그룹의 심신수련에 대해 더 알게 되었다. 그리고 드디어 영성경영을 공부하는 교수들과 기업에 근무하면서 영성을 추구하는 임원들의 모임인 마음포럼에서 안동환 원장을 만나게 되었다. 더구나 안동환 원장의 아들이 바로 내 수업을 들었던 한양대 학생이었다니!

이후 안동환 원장으로부터 SK그룹에서 심신수련을 도입한 동기와 과정, 그리고 수련과 경영에 연관된 고 최종현 회장과 손길승 회장에 대한 이야기를 자세히 들으면서 나는 동료 교수들과 함께한 "기업에서의 영성"workplace spirituality, WS에 대한 정의를 잡는 데 확신을 갖게 되었다. 우리는 WS를 "조직 내에서 구성원들이 업무를 수행하거나 사람들과 교류하는 과정에서 내면적인 세계를 중시하고, 초월성을 인식하며, 상호연계성을 추구하는 마음의 상태"라고 정의하였고, 바로 위의 세 사람이 그와 같은 마음을 지닌 사람들로 여기게 되었다.

대개 명상이나 영성을 추구하는 심신수련 전문가는 회사에 근무하기보다는 외부 강사 자격으로 지도하는 것이 통념이다. 그래서 안동환 원장이 어떻게 SK그룹에 근무하게 되었는지 궁금하였다. 그때 안 원장의 진정어린 대답을 하는 눈빛을 아직도 생생히 기억한다.

전 원래 기업을 특히 대기업을 욕망의 왕국이라 여기고 대학생 때부터 기업에 취직할 생각은 추호도 없었지요. 그런데 손길승 회장님이 저와 수련을 한 후, 그룹 연수원에 본격적으로 도입하기 전에 SK그룹의 농구 선수와 배구 선수들에게 심신수련을 지도해달라고 부탁하더군요. 이유를 물었더니 이렇게 대답하셨습니다.
"구단주로서가 아니라 아버지 같은 마음으로 늘 선수들이 안됐다는 생각이 든다. 그들은 늘 부상에 시달리고 아프다. 안 원장이 수련을 해서 허리를 비롯한 각종 질병이 나았듯이 선수들이 건강하면 좋겠다. 더 나아가 선수들은 초등학교 때부터 운동만을 하였기에 사회에 나가면 원만한 가정이나 사회생활을 하기가 어렵다. 안 원장이 정신적으로 선수들의 스승이 되었으면 한다. 나아가 시합에서 우승하면 회사도 좋고 선수들도 좋지 않겠는가."

그래서 안 원장은 기업과 비즈니스맨들을 달리 보며 영성경영까지 내다보는 최 회장과 손 회장의 파트너가 되어 기업에서 일하게 되었다고 한다.

앞으로의 세상은 영성시대다. 『포춘Fortune』지의 수석기지 마르크 건서Marc Gunther는 '일터에서의 영성 운동'이라는 주제로 기사를 써왔다. 그는 『위대한 기업을 넘어 영적 기업으로Faith and Fortune』에서 "영혼이 있는 기업만이 살아남는다"고 역설한다. 이제 영성은 비즈니스계의 끊임없는 화두이자, 미래경영의 새로운 패러다임으로 인간 존중의 영성 비즈니스Spiritual Business를 통해 성공한 회사들을 소개하고 있다.

이 책에서도 소개한 것처럼, 미래학자인 패트리셔 에버딘Patricia Aburdene의 『메가트렌드 2010』에 따르면, 미래 세계는 영성 지도자가 세상을 이끌어갈 것이라고 주장한다. 인간의 영적인 변화만이 인류의 삶을 본질적으로 바꾸는 힘이며, 이러한 변화가 21세기의 메가트렌드임을 간파하며 기업도 영성기업만이 존속하고 성장한다고 역설한다. 또한 영성 기업문화를 도입하여 성장하고 있는 회사들이 영성수련으로 동양의 수련법이나 명상을 직원들에게 알려준다고 소개한다. 여기서 말하는 영성수련이 바로 안 원장이 지도하고 있는 몸맘숨 명상이다.

회사를 퇴직하고 제2의 인생을 준비하는 과정에서 쓴 노작을 읽으며, 안동환 원장이 학창 시절부터 갖고 있었던 초심을 되새겨보는 순수한 열정과 그간 기업에서 얻은 지혜를 바탕으로 세상에 몸맘숨 명상을 널리 전파하기를 기원한다.

유규창 (한양대 경영대 교수, 한국윤리경영학회 회장)

| 추천의 글 |

활기찬 생활의 올바른 지침이 되기를

인체의 건강을 다루는 한의학에서 눈에 보이지도 않는 '기'(氣)를 소홀히 할 수 없음은 인체의 조직구성에서 눈에 보이는 '물'(水)을 소홀히 할 수 없음과 같다고 볼 수 있다. 한의학에서 '기'라는 용어가 제외된다면 단 한 발자국도 앞으로 나아갈 수 없지만 막상 남에게 기의 존재를 설명하거나 느끼도록 하는 것은 만만치가 않다. 이 때문에 '기'라는 것이 무엇인가를 설명하는 서적들이 전 세계적으로 쏟아져 나오고 있으며, 서양의학에서는 인체의 생명활동을 설명하기 어려운 부분들은 기를 이용하여 해석하려는 시도도 이루어지고 있다.

    이러한 실증적 입증의 어려움은 우리가 분석적 사고를 바탕으로 하는 서양과학이 만들어낸 교육의 영향이 크다고 본다. 과거 동양에서는 기가 무엇인가를 묻기보다는 어떻게 하면 좋은 기를 키울 수 있고 어떤 곳에 어떻게 활용할 수 있는가 하는 것이 기와 관련된 주된 관심사였다.

1948년 세계보건기구WHO는 "건강이란 단순히 무병하거나 허약하지 않은 상태만을 의미하는 것이 아니라 육체적, 정신적, 사회적 안녕의 완전한 상태를 뜻한다"고 정의하고 있다. 항상 바쁘고 긴장된 생활 속의 현대인들은 건강의 정의에 '정신적, 사회적 안녕'이라는 표현에 공감하면서 건강관리 방법으로 명상 등을 비롯한 동양의 심신수련법을 주목하고 있다.

그러나 수없이 많은 종류의 수련법은 나름의 장점이 있어 보이지만 현대인들이 제대로 섭렵하기는 불가능에 가깝다. 하지만 SK그룹에서 30여 년 가까이 한 우물만을 파온 안동환 원장은 간략하고 손쉬운 그러나 효율적인 수련법을 이 책을 통하여 제시하고 있다. 우리가 새로운 분야에 대한 강의를 들을 때 그 분야를 완벽하게 이해하고 경험이 많은 훌륭한 강사는 매우 쉽게 가르쳐주지만, 어설픈 강사는 어려운 용어를 사용하면서 난해한 상황을 설명하는 데 많은 시간을 할애하는 모습을 본다.

심기신(心氣身) 수련과 관련된 서적이나 강의를 살펴보면 관념적 용어와 행위 설명에 치우쳐서 마치 구름을 잡으려 달려드는 듯한 느낌을 배제하기 어려운 경우가 많다. 그러나 이 책은 저자 자신이 30년 넘는 수련 과정과 수련생 지도 과정에서 겪으며 느꼈던 내용을 바탕으로 생생하면서 깊이 있게 다루고 있어 초보자부터 숙련자까지 모두에게 적합하다. 특히 저자는 책의 곳곳에서 심기신 수련이나 명상의 올바른 목적과 방향을 정립하여 수련자들이 겪을 수 있는 부작용을 사전에 방지하는 데 심혈을 기울인 것이 돋보인다.

　아무쪼록 많은 분들에게 이 책이 활기(活氣) 찬 생활의 올바른 지침이 되기를 바란다.

정석희(경희대 한의과대학 한방재활의학과 교수)

| 책을 내면서 |

이 글을 읽으시는 분들께 인사드립니다

"안녕하세요?"

그러면 여러분은 뭐라고 대답하시겠습니까? 대개는 이처럼 인사를 받으면 거의 모두가 의례적으로 아무 생각이 없이 "네"라고 대답하실 겁니다. 무엇을 안녕하다고 할까요? 여러 가지 대답이 가능하겠지만 하늘이 맑은 만큼이나 기분(氣分)이 상쾌하고, 몸에 질병이 없을 뿐 아니라 활기가 넘쳐 기운(氣運)이 뻗치면, "안녕하세요?"라는 질문에 시원스레 "네"라는 대답이 나올 것입니다. 이처럼 기분과 기운이 우리의 심신 상태를 좌우합니다. 기분은 마음의 상태를, 기운은 몸의 상태를 기로 표현한 말입니다.

    심기신 수련(이 책에서 몸맘숨 명상, 심신수련, 수련, 명상은 같은 뜻의 용어입니다)은 기를 활용하여 기분을 좋게 하고, 기운을 세게 하여 정신과 신체를 단련하는 방법입니다. 심신수련은 생활 속에서 부단히 소모되는 기를 보충하여 충만하게(축기) 하고, 기(와 피)를 온몸 구석구석까지 원활하게 순환(운기)시킵니다. 기는 몸과 마음 사이에 존재합니다. 현재까지 기를 실증과학으로 증명하여 설명하기는 어렵습니다. 그러나 우리는 기를 느낄 수 있습니다. 기의 존재를 확인하고자 한다면 스스로 수련을 통해 체험해야 합니다. 수련의 도가 높아질수록 기를 더욱 강하게 느끼게 되며 활용도도 그만큼 다양해집니다.

심신수련의 목적과 방향성을 잘 나타내기 위해 저는 수련법을 "4H 몸맘숨 명상"이라고 이름을 지었습니다. 4H란 Train Health(몸을 단련하자), Be and Enjoy Here & Now(마음은 지금 여기에 머물러, 이 순간을 즐기자), Change Habit(생활습관을 바꾸자), 그리하여 Create Happiness(행복을 창조하자) 하자는 의미입니다. 몸맘숨 명상이란 몸과 마음과 숨(숨은 일차적으로 기를 의미하고, 더 나아가 생기, 영혼, 영성까지 의미를 확대할 수 있다)을 단련하는데 서구적 운동방법으로 하는 것이 아니라 동양적 명상 방법으로 하는 것을 뜻합니다.

몸맘숨 명상(단전호흡, 내단수련, 단학, 선도, 기공, 요가, 명상 등)은 지금 동서양에서 상당히 유행하고 있습니다. 이중에는 전통적 명상법을 바르게 계승했다고 표방한 것도 있고, 시대의 변화에 따르는 새로운 명상법이라고 내세우는 것도 있습니다. 구체적 명상 방법과 이를 뒷받침하는 이론들도 매우 다양해서 그 특징과 한계를 객관적으로 파악하기가 매우 어렵고 부작용도 많습니다. 따라서 학문적 검토를 통해 명상을 제대로 인식하고, 그 방향을 올바르게 모색해야 합니다.

몸맘숨 명상은 예부터 동양에서 전해 내려오는 심기신 수련에서 많은 부분을 응용했습니다. 심신을 함께, 그리고 균형 있고 건강하게 하는 동양적 수련은 단순한 몸 위주의 건강관리$^{Health-care}$ 차원을 넘어 마음과 영혼까지 다루는 생명관리$^{Life-care}$ 수련입니다. 그래서 양생법(養生

法)이라고도 합니다. 그러나 동양의 전통 수련은 종교적인 색채와 초능력과 같은 신비체험 때문에 현대인들이 그대로 받아들이기에는 어려운 점이 많습니다. 그래서 기를 통해 몸과 마음을 동시에 튼튼하게 한다는 성명쌍수(性命雙修, 본성=마음과 생명=몸을 함께 수양)의 근본 이치는 그대로 살리되 그 명칭을 몸맘숨 명상(심기신 수련)이라고 바꾸고, 일상생활 속에서 몸과 마음의 건강관리에 필요한 부분만을 뽑아서 가장 효율적인 방법으로 수정, 개발했습니다.

이 책을 내면서 저는 사실 몹시 부끄럽습니다. 몸과 마음을 닦은 지 30년이 되어갑니다. 그러나 제 삶을 돌아보면 수련을 열심히 하여 이 분야 전문가로서 지식과 능력이 남달리 뛰어난 경지에 이르러 일가를 이루지도 못했고, 자연의 이치를 스승으로 삼아 수행한 자로서 온전히 맑고 향기 나게 살지도 못했습니다. 그럼에도 불구하고 책을 쓰기로 한 첫 번째 동기는 환갑을 맞이하여 더욱 정진하려는 마음에서입니다.

마음공부! 참으로 어렵습니다. 마음에 관심을 두기 시작한 것이 사춘기를 겪은 고등학교 1학년 때부터입니다. "진리가 너희를 자유롭게 하리라" 하는 성경 말씀이나 프랑스의 작가 로맹 롤랑의 『장 크리스토프』와 『베토벤의 생애』 등을 읽으며 진리, 인류애에 대해 눈을 뜨기 시작했습니다. 롤랑의 "나는 사상이나 힘으로 승리한 사람을 영웅이라고 부르지 않는다. 마음으로 위대했던 사람을 영웅이라고 부른다"고 했던 말은 아직도 저를 부끄럽고 힘들게 합니다.

이 책을 쓰면서 공자의 "정리를 하였지 창작한 것은 없다"(述而不作)

는 말에 큰 위안을 받습니다. 제가 수련에 대해서 하고 싶은 말이나 알고 있는 내용은 이미 고금의 스승이나 관련된 전적에 이미 다 들어 있습니다. 제 글에는 새삼 새로운 안목이나 창조된 내용은 하나도 없습니다. 그럼에도 불구하고 제 생각을 드러내는 이유는, 동서양을 막론하고 심기신 수련, 명상 등에 신비적 요소가 많아, 수련과 명상의 정진 중에 오히려 심신이나 삶이 자칫 잘못되기 쉽기 때문입니다.

물질만능주의시대에 이르러 무한경쟁, 인간소외와 환경파괴가 더욱 확장 심화되고, 그에 따라 상대적으로 몸, 마음, 건강, 생명, 인간, 자연에 대한 관심은 더 높아지면서 명상수련은 더욱 부각되고 있습니다. 그러나 명상의 목적이나 방향을 잘못 잡고 어긋난 방법에 집착하게 되면 자신과 다른 사람을 망치며 혹세무민(惑世誣民)의 지경에까지 이르게 됩니다. 이 책 곳곳에서 그러한 점을 경계하고자 애썼습니다.

저는 몸맘숨 명상을 통하여 궁극적으로 우선 내 몸, 마음과 영혼을 건강하게 하여 나의 삶을 행복하게 만들고, 그 힘으로 나아가 이 세상을 행복공동체로 만드는 데 기여하고 싶습니다.

백범 김구 선생이 생각납니다. 선생은 『백범일지』에서 통일이 된 한국의 모습을 제시한 바 있습니다. 그는 통일한국이 세계에서 제일 강한 나라가 되기를 꿈꾸었습니다. 그러나 강한 한국은 소아적인 민족주의를 바탕으로 한 군사적, 경제적 대국을 일컫지 않습니다. 문화가 높고 아름다운 나라가 가장 강한 나라입니다. 저는 가장 수준 높은 문화는 지고지순한 의식(영성)에서 나온다고 생각합니다. 우리나라에는 단군시대 이래 명칭이야 시대마다 조금씩 달랐지만 심신수련이란 위대한 영성 문화가 존재해왔습니다. 심신수련을 통하여 문화대국으로서의 한국, 영성이 높은 민족, 더불어 잘 사는 공동체, 늘 활기차고 풍류가 넘치는 한반도를 꿈꾸어봅니다.

이제 책을 내면서 다시 초심으로 돌아가고자 합니다. 심신수련을 시작한지 6개월이 지난 1986년 1월 1일, 강화도 마니산을 하얗게 뒤덮은 눈 위에 앉아 명상을 하며 기도하던 때가 생각납니다. 당시 백성이 주인이 되는 세상을 만들고자 꽃 같은 젊은 피를 부르던 시대의 질곡을 뒤로 한 채 심신수련의 전문가의 길로 나아가겠다고 결심한 그때, 하늘에서 부여받은 저의 소명이 떠오릅니다. 겹겹이 감싸고 있던 거칠고 딱딱한 아집의 껍데기를 벗어던지고 온전히 환한 무아의 경지에서 일체의 존재들과 하나가 되며 느꼈던 희열을 여러분과 함께 수련하며 나누고 싶습니다.

책을 내면서 그간 인연을 맺어온 모든 분들에게 감사를 드립니다. 무엇보다도 지금까지 제가 가정을 꾸려가면서도 심신수련의 명상가로 보람되게 살게끔 물심양면으로 후원해주신 고 최종현 회장님과 손길승 회장님을 비롯해 일일이 존함을 밝히지는 않지만 SK의 전 현직 최고경영자와 임직원 여러분에게 감사드립니다. 또 그간 저를 가르쳐주셨던 여러 스승님들, 같이 수련하고 보급하면서 희로애락을 함께한 선후배 사범님들, 부족한 저에게 정과 덕을 나누며 함께 수련한 도반님들과의 소중한 인연을 감사로 가슴에 새깁니다.

늘 제가 걷고 있는 길을 따스한 눈길과 여러 가지 방법으로 지지, 격려해주면서 이처럼 책의 추천사까지 써주신 정석희, 유규창 두 분 교수님께 어떻게 감사를 드려야 할지 모르겠습니다. 또한 회사를 퇴직하고 제2의 인생을 걷는 길목에서 명상과 코칭을 접목하여 〈몸맘숨 의식코칭〉 강좌를 열게끔 저를 코칭계로 이끌어주신 한국코치협회의 김재우 회장님을 비롯한 많은 코치님들께 감사드립니다.

사실 책을 내는 것이 부끄럽고 힘들었습니다. 그런 저에게 책을 내는 것을 통해 삶의 의미를 다시금 되새기며, 제2의 인생을 자존감이 충만하게끔 살게 용기를 북돋아주고 책의 발간을 완성시켜준 벗들에게도 진정으로 감사드립니다.

마지막으로 가족들에게 감사를 표합니다. 젊은 시절 아버지, 어머니를 애달프게 한 사건들을 어찌 잊을 수 있겠습니까. 저의 길을 걷게끔 무한한 신뢰와 사랑을 주신 부모님 감사합니다. 저와 결혼하여 본인의 삶을 전부 희생하며 제 삶의 목적을 잃어버리지 않게 도와준 아내를 생각하면 감사와 함께 미안함으로 이 글을 쓰는 지금도 눈물이 글썽거려집니다. 그리고 어린 시절 아빠와 함께한 시간이 별로 없는데도 스스로 잘 커준 아들과 딸, 새롭게 우리 가족이 된 며느리와 손녀에게 "우리 집안의 빛과 소금 같은 너희들! 고맙다"고 사랑을 전합니다.

인왕산 무악재에서
안동환

contents

추천의 글 | 김재우 04 · 유규창 08 · 정석희 13
책을 내면서 | 16

1편 이/론/편 — 29

제1장 심기신수련이란 무엇인가? — 31

1. 심기신수련을 잘하려면? — 32

   가. 궁극의 질문

   • 사색하기-철부지 — 37

   나. 몸에 눈뜨기

   다. 수련에 임하는 자세

2. 심기신수련은 생활 속에서 하는 자연건강법 — 48

   • 사색하기-한민족의 먹는 문화 — 56

3. 건강관리의 패러다임을 바꾸자 — 63

4. 기를 활용하는 수련 — 68

5. 기란 무엇인가? -기는 기다 — 72

   • 사색하기-양자역학으로 본 기의 존재 — 77

6. 기의 관점에서 본 생명과 병-기는 나다 ·········· 83

7. 정신통일(精神統一)이란 무엇인가? ·········· 93

8. 호연지기(浩然之氣) ·········· 97

제2장 4H 몸맘숨 명상이란 무엇인가? ──── 103

1. 기체조-Feeling Stretching ·········· 107

가. 자세의 중요성

나. 도인이란 무엇인가

다. 도인법의 기능

2. 단전호흡-Power Breathing ·········· 118

가. 현대 과학이 밝힌 호흡

나. 호흡법의 원리

다. 단전호흡이란 무엇인가?

라. 단전과 단전호흡의 중요성

3. 생활명상-Aware & Relax Meditation ·········· 138

가. 명상이란 무엇인가?

나. 명상의 종류

다. 명상은 종교가 아니라 생활이다.

라. 마음이란 무엇인가?

마. 명상수련에 임하는 자세

제3장 심기신 수련을 권하는 이유 ─── 165

1. 운동과는 다른 수련 ──────────── 166

   가. 이완 / 나. 활성산소 / 다. 심장 / 라. 체온 / 마. 물

2. 영성을 높이는 수련 ──────────── 180

   가. 인간적인 건강

   나. 껍데기를 벗고 자유인이 되는 길

제4장 심기신 수련의 효능 ─────── 189

1. 수승화강(水昇火降) ──────────── 193
2. 입정(入靜) ──────────────── 197
3. 신비체험 ──────────────── 201

가. 신비체험에 대하여

　　　나. 초능력에 대하여

　　　다. 신비체험의 메커니즘

　4. 수련의 올바른 방향 ——————————————— 213

　　　• 사색하기-4대 신념 ·· 220

2편 수/련/편 ——————————————————— 225

제1장 몸맘숨 명상 기본수련법 개요 ——————— 226
　1. 동작 구성 ·· 230

　　　가. 서서 하는 수련

　　　나. 앉아서 하는 수련

　　　다. 누워서 하는 수련

　　　라. 동공

　　　마. 정공

　　　• 사색하기-콩팥과 제2의 심장 ·································· 236

2. 일반적 수련 요령 ……………………………………………… 240

　　가. 3단계 연습

　　나. 마음을 집중하고 호흡에 맞추어 한다

　　다. 단전호흡의 요령

3. 기본수련(20분용) 15가지 동작 개요 ……………………… 244

제2장 몸맘숨 명상 심화학습 ——————— 260

1. 단전호흡-Power Breathing ………………………………… 261

　　가. 단전호흡은 축기의 수단

　　나. 호흡 시 정신통일하는 방법

　　다. 주의 사항

2. 기체조-Feeling Stretching ………………………………… 268

　　가. 흔들기 / 나. 두드리기 / 다. 관절 풀기 / 라. 늘이기 / 마. 운기조식

3. 생활명상-Aware & Relax Meditation …………………… 279

　　가. 창조명상-자기기억법

　　　• 사색하기-자기암시 ………………………………………… 291

나. EFT

다. 셀프코칭-Self Coaching

라. 자기암시 자율명상

마. 환자를 위한 긴장 이완과 이미지 명상

마무리 글 ——————————————————— 323
　　비즈니스계의 영적 구루, 최종현 회장님의 뜻을 새기며

부　　록 ——————————————————— 331
　　몸맘숨 명상 교육 프로그램 및 교육센터 소개

　　1. RISE Program ～～～～～～～～～～～～～～～～～ 331
　　2. SPACE Program ～～～～～～～～～～～～～～～～ 332
　　3. PIC Program ～～～～～～～～～～～～～～～～～～ 334
　　4. 몸맘숨 의식 코칭 프로그램 ～～～～～～～～～～～ 335
　　5. 몸맘숨 명상 상설 과정 ～～～～～～～～～～～～～ 336
　　6. 교육센터 소개 ～～～～～～～～～～～～～～～～～ 337
　　7. 기본수련 동작별 측정표 ～～～～～～～～～～～～ 338
　　8. 몸맘숨 명상수련 종합측정표 ～～～～～～～～～～ 349

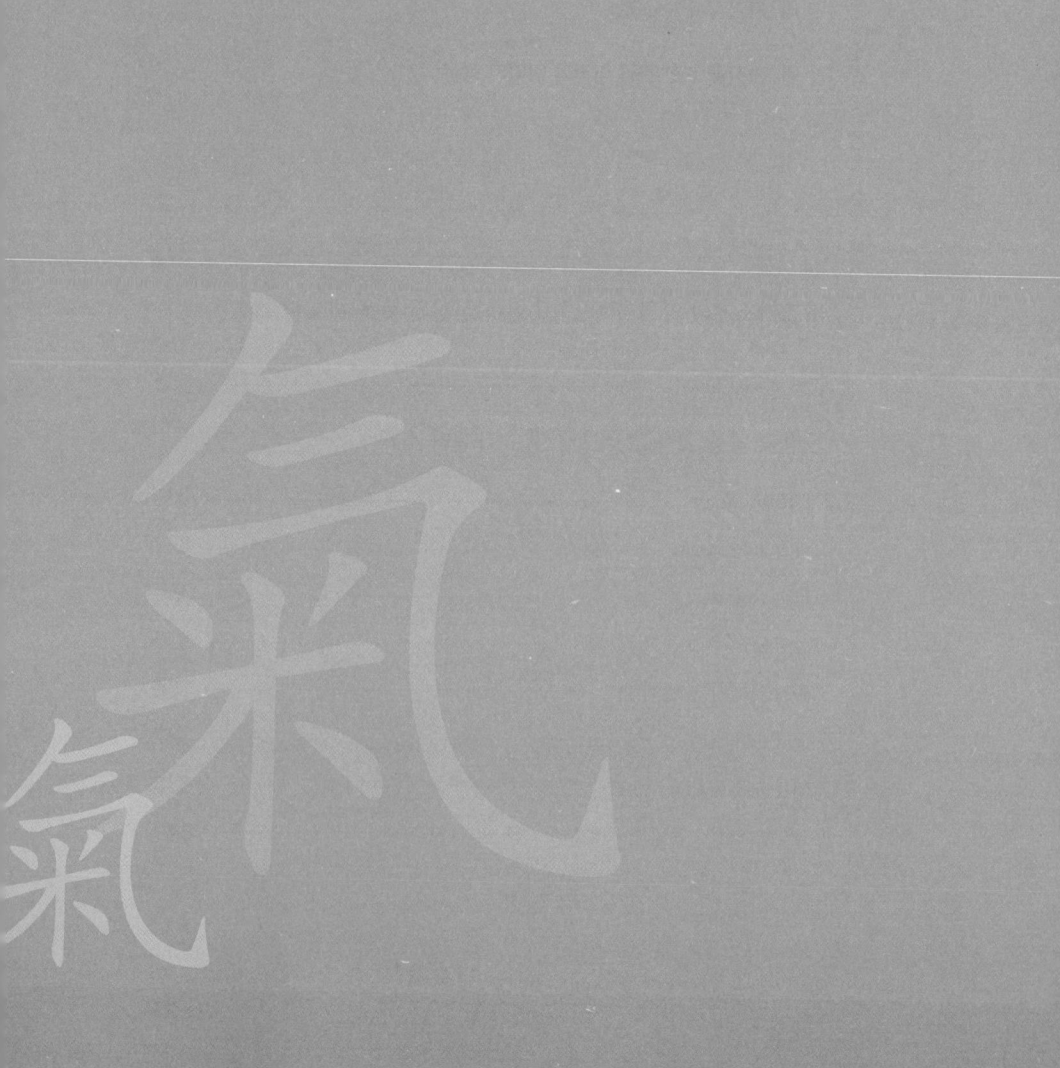

이론편

제1장 | 심기신 수련이란 무엇인가?

제2장 | 4H 몸맘숨 명상이란 무엇인가?

제3장 | 심기신 수련을 권하는 이유

제4장 | 심기신 수련의 효능

제1장 | **심기신 수련이란 무엇인가**

1. 심기신 수련을 잘하려면?
2. 심기신 수련은 생활 속에서 하는 자연건강법
3. 건강관리의 패러다임을 바꾸자
4. 기를 활용하는 수련
5. 기란 무엇인가?―기는 기다
6. 기의 관점에서 본 생명과 병-기는 나다
7. 정신통일(精神統一)이란 무엇인가?
8. 호연지기(浩然之氣)

1 심기신 수련을 잘 하려면?

가. 궁극의 질문

먼저 다음과 같이 질문을 스스로에게 해보자.

나는 누구인가

나는 무엇을 원하는가?

나는 어떻게 사는가?

나는 왜 지금 이 책을 손에 들고 읽고 있는가?

나는 왜 수련을 하려고 하는가?

사람을 영어로 'man'이라고 하는데, 원래 이 단어는 무엇을 뜻하는 'what'과 같다고 한다. 그러니까 사람이란 "이게 무엇이지?" 하고 묻는 존재라는 것이다. 불교의 대표적 선문답 중에 "이 뭐꼬?"라는 유명한 말이 있다. "이것이 무엇이냐?" "내가 무엇이냐?"를 끊임없이 묻는 것이다. Man, 즉 사람이란 수시로 "내가 무엇이지?"라고 질문하며 살아야 하는 존재라는 뜻이다. 그리고 그 답은 이미 자기 자신에게 주어져 있다. 자신에게 있는 답을 찾아가는 것이 바로 몸맘숨 명상이요, 심기신 수련이다.

심신수련을 한 지 3년쯤 되었을 때 우연하게 동양학 강좌를 알게 되었다. 하루에 네 시간씩 1개월간 요가, 참선, 주역, 풍수지리, 도덕경, 한의학 등을 배우는 강좌였다. 게다가 평소에 궁금해했던 '뿐' 선생(뿐 철학을 만든 첼로리스트 장규상)까지 강사로 나와 음악과 도에 대해 이야기하는 시간도 있어서 전 과목을 수강하게 되었다.

강의 중에 수강생이 질문을 하니 강사가 그 질문을 되받아 묻는다. "그 질문의 답을 얻으면 어디다 쓰려고 질문을 하십니까?" 수강생이 머뭇거리자 강사는 이런 요지로 대답했다.

"우리는 쓸데없는 질문을 하는 경우가 많습니다. 무릇 공부를 잘 하려면 질문을 잘 해야 하는데, 질문의 으뜸 기준은 쓸데가 있느냐, 아니면 쓸데가 없느냐 하는 것입니다. 그리고 정말 중요한 것은 먼저 자기 자신에게 수없이 질문을 해보는 것입니다. 그런 후에 답답함이 사무치면 그때 다른 사람에게 질문을 하는 것입니다."

나는 이 강사에게 질문하는 자세와 중요성을 배웠다. 이 강사가 나에게 심신수련, 명상, 마음공부의 두 번째 스승이다. 이분에 관한 이야기를 좀 더 해보자.

이분은 모든 질문에 "답을 할 수 있다"고 말한다. 왜냐하면 답을 모르면 "지금은 모르겠다"는 솔직한 고백이 최고의 답이라는 것이다. 그러고는 "제가 좀 더 공부한 후에 답을 드리겠습니다"라고 답을 하고 열심히 공부하여 짧은 시간에 모든 질문에 답을 하며 살아왔다. 그러다 대학생일 때 중학교 3학년 여학생을 과외지도 하는데, 그 학생이 "선생님, 인생이 무엇이에요?"라는 질문을 던졌다고 한다. 그런데 모른다고 답을 하지도 못하고, 또 공부하고 며칠 뒤에 답을 해주겠다고도 하지 못해서 얼굴이 붉어지며 가슴이 답답해졌다는 것이다. 그때까지 살면서 받았던 가장 어려운 질문이었고, 그래서 그 여학생을 최고의 자기 스승으로 간직한단다.

질문이 공부의 처음이요 끝이다. 성공한 사람들의 공통점도 모르는 게 있으면 부끄럼을 무릅쓰고 답답해서 질문을 했다는 것이다. 인생에서 가장 위대한 시도와 실험은 질문이다. 그런데 좋은 질문이어야 한다. 좋은 질문이란 쓸데가 있는 질문이다. 많은 사람들은 "인생은 무엇인가? 나는 누구인가? 나는 왜 사는가?" 같은 질문을 쓸데없는 질문으로 여긴다. 학생들이 "인생이 뭐에요? 왜 공부해야죠?"라고 질문하면 대부분의 부모나 선생님들이 쓸데없는 질문하지 말고 영어와 수학 공부나 열심히 하라고 한다. 가장 으뜸 되는 공부를 위한 질문을 쓸데없는 질문으로 여기는 세상이 되었다. 옛날에는 이런 궁극적인 질문을 하면 선생님들이 이제 철이 든다고 기뻐했다. 철 드는 공부를 하며 어른이 된 사람이 선비였다.

어른이 되어도 철이 들지 않으면 '철부지'라고 했다. 영어 공부를 가장 잘 가르치는 선생님은 학생에게 영어를 가르쳐주기 전에 '왜 영어공부를 해야 하는가' 하는 동기 강화에 먼저 초점을 둔다. 인생을 잘 살려면 인생이 무엇인지 알아야 한다. 만약 인생의 목적이 행복이라면 행복이 무엇인지, 어떻게 얻는지 알아야 한다.

목적이 분명하고 그 필요성을 확실히 해야 몰입하며 아까운 인생을 허비하지 않게 된다. 마찬가지로 이 책을 읽고 원하는 목적을 얻으려면 심신수련이 무엇이고, 어떻게 해야 하는지도 알아야 하지만 그보다 더 중요한 것은 심신수련도 내가 해야 하기에 먼저 '나는 누구인가?' 또 '나는 이 수련을 하여 무엇을 얻고자 하는가?'를 분명히 할 필요가 있다.

다음의 다섯 가지 질문은 수련, 더 나아가 삶과 동떨어져 있는 별개의 질문이 아니라 결국 수련을 잘하고, 원하는 목적을 제대로 얻기 위해서 필요한 질문이다. 또한 수련이나 명상의 궁극적 목표도 결국은 내가 누구고, 무엇을 하고, 어떻게 살까를 제대로 알기 위함이다. 다음의 질문들에 답을 머리(이성)로 사색한 후 종이에 써보자. 그 다음에 가슴(감성)으로 쓴 답을 읽고 느껴본다. 그리고 나서 다음 단락의 글을 읽기를 권한다. (이러한 질문들은 수시로 해보아야 하고 그때마다 답과 느낌은 달라지기 마련이다. 답이 중요한 것이 아니라 쓰는 과정과 쓰고 난 후의 느낌이 중요하다. 명상은 느낌에 깨어 있는 것이다.)

나는 누구인가

나는 무엇을 원하는가?

나는 어떻게 사는가?

나는 왜 지금 이 책을 손에 들고 읽고 있는가?

나는 왜 수련을 하려고 하는가?

| 사 색 하 기 |

철부지

철부지란 한자 절부지(節不知)에서 나온 말이다. 사시사철이란 말이 있듯이 철은 절(節)이다. 계절(季節)이란 1년을 기후 현상에 따라 나눈 철이다. 크게 봄, 여름, 가을, 겨울 사철이 있다. 더 세분하면 24절기가 있다. 각 철(절기)마다 자연의 변화와 이치에 따라 해야 할 일이 있다. 해야 할 것을 꼭 하라고 선조들은 지혜롭게 세시풍속을 만들어 명절이라 하여 각종 이름을 붙였다.

봄(망종)에 씨를 뿌려야지 겨울철에 씨를 뿌리면 죽는다. 사람의 일생에도 철이 있다. 철마다 해야 할 일이 있다. 철마다 해야 할 일을 알아 행하는 자를 철났다고 하고, 이를 모르고 천방지축 까불면 철부지라고 한다. 심기신 수련에서 철(절)이 중요한 것은 철마다 기(氣)가, 흐르는 기운이 달라지기 때문이다. 24절기라 할 때 절기의 한자는 節氣다. 즉 기에 마디가 생겨 기가 변한 것이다. 인생의 중요한 절기는 태어나고 죽을 때, 병이 들 때와 회복할 때, 공부할 때와 일할 때, 나아가고 물러날 때 등이다. 물러날 때를 몰라서 귀거래사(歸去來辭)가 지금까지 애절한 심경으로 전해 내려오는 것이리라.

　물러날 때보다 더 힘든 것이 죽을 때이다. 기절(氣節)이란 정신을 잃고 기가 끊기는 것이다. 영원히 기가 절하는 것, 끊기는 것이 죽음이다. 필자에게 수련이 갖는 중요한 의미 중 하나는 수련을 통해 죽을 때를 아는 것이다. 그리하여 죽음을 두려워하지 않고 반가이 맞이한다. 옛 도인들처럼 "나 이제 간다" 하면서 수련을 통해 기를 영원히 스스로 끊는 경지에 이르고 싶다. 가정에서는 조상이 죽은 날이 그 집안의 기가 끊긴 가장 나쁜 날이다. 제사는 원래 후손들의 건강과 행복을 위하여 기의 쇠약함을 보충하기 위해 나온 미풍양속이다.

　지혜로운 조상이 후손을 위하여 천지의 기운이 변하는 것에 맞추어 만든 것이 갖가지 세시풍속이나 미풍양속이다. 그런데 이것이 내용은 사라지고 형식으로만 치우쳐 며느리들을 생고생 시키는 날로 변질하며 가까운 가족들이 서로 다투는 형국이 되었으니 아쉽기 짝이 없다. 집안 제사, 마을 제사, 나라 제사 같은 공동체 제사들이 현대 문명생활에 맞게 되살아나기를 바란다.

　제사라는 용어가 종교적으로 갈등이 생긴다면 명칭을 달리 사용해도 무방하다. 사실 제사가 요즘 말로는 기도나 명상일 것이다. 조상들이 제사라는 형식을 빌려 후손들로 하여금 기도하고 명상을 하게 하여 뭔가를 깨우쳐주기를 바랐다면 그것은 과연 무엇일까? 철이 들기를, 철나기를 바랐을 것이다. 신주를 모셔놓고 일렬로 선 후손들에게 "너희들은 한 핏줄, 한 형제로 하나이다. 그러니 조그마한 재물이나 생각이 다르다고 다투지 말라"고 조상은 가르치고 싶을 것이다. 더 훌륭한 조상이라면 가정의 행복을 넘어 후손들이 더 큰 인물이 되어 백성과 나라를 위해 철들기를 바랄 것이다.

제사라는 의식은, 조만간 닥칠 죽음을 앞에 놓고 살아가고 있는 후손들이 '나는 누구이고, 나는 무엇을 위해 살고, 그래서 나는 어떻게 살 것인가'를 깨우치기를 간절히 바라는 마음에서 나온 형식이다. 이런 깨우침이 있어야 철부지에서 벗어나 철에 따라 해야 할 일을 지혜롭게 할 수 있다. 심신수련이나 명상은 이런 깨우침에 이르는 좋은 방법 중의 하나이다.

나. 몸에 눈뜨기

동양의 심기신 수련은 육체와 정신의 건강, 인격 도야 및 깨달음 등을 얻기 위한 방편으로 활용되었다. 육체와 정신의 건강을 이루기 위한 이러한 방편들은 민간요법의 차원으로 생활 속에서 면면히 전수되어 왔다. 해탈, 깨달음, 신선 등의 경지에 오르고자 할 때는 주로 여러 종교, 무술 단체 등의 특정한 문파를 통해 그 이론과 실제 수행법을 배우고 익힐 수 있었다. 동양의 전통 수련법이 서양에 비해 특징적인 것은 고대 동양인은 나를 알고, 사람을 알고, 세상을 알고, 자연을 알고, 진리를 알아서 올바른 삶을 실천하기 위한 방법을 초월적인 인격신에 의지하거나 형이상학적 사유를 통해 획득하기보다는 몸을 통해 터득하려고 했다는 점이다. 즉 자신의 육체적 생명을 존중, 고양하고 주체적 노력을 통해 심신을 변화시키는 관점에서 다양한 수행법을 개발해왔던 것이다.

이진수 교수의 『한국 양생사상 연구』에 소개된 글에 따르면 한국 4대 양서 중 하나인 조탁(曺倬)의 『이양편(二養編)』에서는 "나의 신체가 바로 나의 마음이다. 생이란 기로 이루어진 형체이다. 기는 하늘로부터 부여 받은 것이니 사람의 신체는 천지의 신체이기도 하다. 따라서 천지만물의 이치는 궁구하면서 제 몸의 장부와 근골, 혈맥에 대해서는 전혀 모르고 있다"고 지적하면서 육체의 중요성과 몸에 대한 공부를 강조하고 있다.

또 중국의 『여씨춘추(呂氏春秋)』에는 정기(精氣)를 설명하면서 "모든 일의 근본은 반드시 먼저 육체를 다스리는 것이다. 그 육체적 정기를 사랑하고 새로운 기를 사용하여 묵은 기를 버리면 살결에까지 통하고 정기가 날로 새롭고 사기(邪氣)가 버려져서 천수에 이르게 되니 이것을 진인(眞人)이라고 한다"며 육체적 정기를 중요시 했다.

서양의 신부로서 일본에서 참선수행을 한 윌리엄 존슨[William Johnson]은 『그리스도인의 참선』에서 "동양종교에서 몸에 쏟는 관심은 특별나다. 몸과 더불어 매사가 시작되고 명상도 눈과 폐와 복부와 척추 등의 응용을 가르치는 예술이다. 이에 비해 서양 사람들은 자기의 머리를 쓰지 않으면 명상이 되지 않는다고 생각한다. 서양식 기도는 이성적인 머리로 하는 기도이기에 영적 에너지가 발생하는 몸의 더 깊은 단계에서의 기도가 아니다"고 하면서 몸 수련의 중요성을 갈파하고 있다

이렇게 마음보다는 몸의 중요성을 강조하는 수행법이 현재 여러 이름으로 알려져 있다. 심신수련, 심기신 수련, 명상, 요가, 참선, 기공, 단전호흡, 선도, 단학, 도인법, 행기법, 성명쌍수, 태극권, 팔괘장, 위파사나, MBSR 등이 바로 이런 수행법에 해당한다. 이중에는 참선, 위파사나처럼 전통적인 수련법을 바르게 계승하고 있다고 표방한 것도 있고, MBSR처럼 시대의 변화나 분야별 응용에 따라 현대화된 수련법임을 내세우는 경우도 있다. 그에 따라 구체적 수련 방법을 뒷받침하는 이론들도 매우 다양해서 그 특징과 한계를 객관적으로 파악하기가 매우 어려운 실정이다. 그래서 이 분야에 대한 객관적이고 학문적인 검토를 통해 심신수련을 바르게 인식하고 올바른 방향

을 모색하는 것이 절실한 과제로 대두되고 있다.

그럼에도 불구하고 이런 다양한 수련법의 중요한 큰 특징은 몸, 몸에 있는 원초적 느낌―생명감, 몸의 움직임, 마음에 따른 몸의 구체적 반응 등을 중요시하며, 몸이 깨어 있는가를 살피고 그에 대한 눈뜨기를 강조하고 있다. 몸이 먼저다. 몸은 거짓말을 하지 않는다.

다. 수련에 임하는 자세

심신수련을 잘 하려면 심신수련에 대한 정확한 인식과 올바른 방향을 잡아야 하며, 그렇게 하기 위해서는 먼저 심신수련에 대해 뚜렷한 목표를 가져야 한다. 예부터 내려오는 심신수련의 궁극적 목표는, 내적으로는 도(道, 진리)를 깨달아 정신적 자유와 평화를 누리고, 외적으로는 도와 덕(德)의 길을 밝히고 더불어 살기 좋은 세상을 만드는 것이다. 하지만 예나 지금이나 사람들이 심신수련을 하는 이유는 현실적으로 다양하다.

인생이 무엇이고, 나란 무엇인가 같은 깨달음이라는 궁극적인 목표를 갖고 수련을 하기도 하지만 대다수는 일상적인 삶에 지장이 없을 정도의 건강이나 무병장수, 혹은 일시적인 삶의 좌절로 인해 잃어버린 마음의 건강을 되찾기 위해 각종 심신수련 단체를 찾는다. 어떤 이유든 다 쓸데가 있어서 수련을 시작했을 텐데, 심신수련의 과정과 결과 그리고 그 효과에 대한 과대 포장에 현혹되어 도중에 수련의 본질은 잊어버리고 시간은 시간대로 낭비하면서 돌이킬 수 없는 나락으로 떨어지는 경우가 적지 않은 것이 문제이다.

심신수련 과정 중에는 실로 다양한 현상들이 일어난다. 병이 치료되고 몸과 마음이 건강해지는 것은 물론 간혹 일상에서는 겪기 힘든 신비로운 체험을 한다. 그러한 체험 속에서 일시적으로 병을 치유하는 능력이나 각종 초능력을 발휘하는 공력을 얻기도 한다.

필자도 그랬다. 필자는 1980년부터 5년 동안 각종 질병—간경화, 감기, 천식, 가래, 피부병, 눈 질환, 변비와 설사의 반복, 불면증, 만성피로에 시달리다가 끝내는 허리디스크까지 생겨 거의 누워서 살았다. 많은 병원이나 한의원을 찾았지만 좀처럼 낫지 않았다. 그런 몸의 각종 질병이 수련을 시작하면서 점차 치료되었고, 시력도 회복하여 안경도 벗게 되었다. 그래서 나중에는 마음껏 달리며 축구도 다시 할 수 있게 되었다.

몸의 건강뿐 아니라 수련 초기부터 다양한 신비체험을 하기도 했다. 명상수련 중에 한 번도 배우지 않은 무술 동작을 저절로 할 수 있게 되었고, 엄청난 힘이 생기기도 하였다. 이런 체험 속에서 고질적인 질병도 완치되었을 뿐 아니라 체질도 완전히 바뀌었다. 천국이나 무릉도원이 따로 없었다. 거기서 그치지 않고 내 눈에 다른 사람이 앓고 있는 병이 보이고, 그들이 안고 있는 고민이나 문제점들이 보이기 시작했다. 날마다 남의 병이나 문제점을 상담해주고 치유해줌으로써 주위에서 찬탄의 소리를 듣기도 했다.

그렇게 몇 개월을 보내던 어느 날 문득 회의가 왔다. '나는 지금 무엇을 하고 있나? 이것이 진정 내가 바라던 삶인가?' 나는 기(氣)치료사인가? 애당초 삶의 목적이 남의 몸을 치료해주는 데 있다면 의학공부를 했을 것이다. 도가에서 일컫듯이 세상을 등지고 산 속에서 이슬과 솔잎을 먹으며 신선으로 살아야 하나, 아니면 세속의 기치료사가 되어야 하나?

그러나 나는 그 모든 것이 내 삶과 수련의 목표가 아닐 뿐 아니라 심신수련 수행자로서의 진정한 길이라고 생각하지 않았다. 마침내 나는 다른 사람의 병과 고민을 들여다보는 눈을 내 스스로 닫았다.

필자의 경우처럼 신비체험이나 그러한 능력을 스스로 끊어버리기란 말처럼 쉽지가 않다. 많은 수련자가 다양한 신비체험의 욕구를 키우고 있으며, 결국 그 덫에 걸려 스스로를 망치는 경우를 수없이 보아왔다. 그러므로 심신수련은 이런 부작용을 줄이기 위해 무엇보다 마음공부가 중요하다. 수련의 과정이나 결과에 대한 반응은 수련자의 마음 상태, 마음 씀씀이와 밀접한 관련이 있다. 그래서 "예로부터 자격 있는 사람이 아니면 수련법을 전하지 않는다"고 한 것도 이러한 이유 때문이다.

현대는 정보화 사회다. 입문자가 심신수련의 목적을 단순한 건강이나 무병장수에 두든, 또는 궁극적 목적인 깨달음을 얻어 그 힘으로 세상에 선한 영향력을 끼치는 데에 두든, 자신이 원하는 바대로 할 수 있다. 그리고 세상의 많은 수련법들을 여러 경로를 통해 쉽고 빠르게 접할 수 있다. 그로 인해 얻을 수 있는 유익함도 있지만 반면 잘못된 정보로 인한 부작용도 생기기 마련이다. 귀중한 시간만 헛되이 낭비하는 일이 다반사이고 잘못하면 큰 망신을 당할 뿐 아니라 목숨을 잃는 경우도 있다.

　자본주의 경쟁의 틀 안에 있는 각종 수련 단체도 자신들의 생존과 돈벌이 수단으로 수련의 효과에 대해 과대광고를 하는 경우도 많다. 이런 광고의 소재로 신비체험이나 초능력, 과장된 병 치료 능력은 단골이다. 심지어는 미래를 예측한다거나 주식투자를 잘 할 수 있는 능력까지 가르쳐줄 수 있다고 소개한다. 입문자가 처음에는 심신의 건강만을 목표로 수련하다가 수련 단체나 수련서의 허황된 광고에 현혹되어 스스로 조절할 수 없는 예상치 못한 체험을 겪기도 하면서 정상적인 삶을 포기하는 경우가 적지 않다.

　따라서 수련을 처음 하는 사람은 수련의 목적과 방향을 분명히 설정해야 하고, 또 수련 중에 나타나는 현상, 수련 효과나 효능에 대한 올바른 이해가 있어야 한다. 정확한 이해가 부족하면 심신수련이나 기체험을 무조건 미신과 무속 차원으로만 생각하거나 그와는 반대로 맹목적인 과장이나 신비에 빠져 인생을 허비하기 쉽다.

　심신수련에 임하는 자세는 무엇보다 합리적이고 상식적이어야 한다. 먼저 여러 가지 초능력—먼 곳 보기, 먼 곳으로부터 듣기, 인체가 공중에 뜨기, 바람처럼 빨리 가기, 눈을 감고 색깔을 맞추거나 글자 읽기, 남의 마음을 알기—에 호기심을 가지면 곤란하다. 또 영원히 늙지도 죽지도 않는 신선이나 도사가 되겠다는 생각이나, 쇳조각을 구부리거나 번개나 천둥과 같은 엄청난 에너지를 동반할 수 있는 무술의 경지에 이르고자 하는 허황된 욕구를 가져서도 곤란하다. 그 밖에 심신수련 중에 나타나는 진동(몸의 흔들림), 환시나 환각(잘못 보고, 잘못 듣는 것) 현상, 무속적인 체험, 종교적 신비체험 등에 현혹되어도 안 된다.

물론 수련의 부작용은 시중에 나와 있는 여러 서적이나 수련을 지도하는 단체가 수련자를 잘못 이끌어온 것에서 기인하는 경우가 많다. 따라서 그들의 책임이 크다고 하지 않을 수 없다. 그러나 궁극적인 책임은 결국 수련자 본인에게 있다. NLP $^{\text{Neuro-linguistic programming}}$의 원리대로 에너지는 관심이 가는 곳으로 흐르며, 수련 과정에서 겪는 체험도 결국 무엇에 마음을 두느냐에 따라 달라지기 때문이다. 수련자에게 허황된 욕심이 없다면 심신수련의 원리, 과정, 반응 등을 자연의 이치에 따르지 않고 무조건 신비하게 과장하는 데에 그리 쉽게 현혹되지 않는다.

지금도 생각나는 한 수련생이 있다. 수련의 목적이 눈을 감고 남의 답안지를 볼 수 있는 능력이나 쇠로 된 수저를 구부리는 능력을 얻는 것이라고 장난삼아 이야기하곤 했다. 그래서 "시험을 잘 보려면 열심히 공부하는 것이 최선의 방법이다. 그리고 쇳조각을 구부리는 능력을 얻기 위한 수련은 몸을 망가뜨리기 십상이다. 쇳조각을 다루려면 다른 도구를 이용하면 된다"고 아무리 설득해도 결국은 필자의 수련 도수를 의심하며 인체가 공중에 뜨는 것을 가르친다고 선전하는 다른 수련 단체로 떠났다.

심신수련의 목적은 자기의 몸과 마음을 주체적으로 관리하는 것이다. 전문가나 약물에만 의존하는 의타적인 생활에서 벗어나 심신을 스스로 건강하게 관리하겠다는 자각, 내 자신이 내 몸과 마음의 주인이라는 확고하고도 주체적인 의지가 우선되어야 한다.

다시 질문해본다.

1. 나는 지금 누구인가?
2. 나는 지금 무엇을 원하고 있는가?
3. 나는 지금 어떻게 사는가?
4. 나는 왜 지금 이 책을 손에 들고 읽고 있는가?
5. 나는 왜 지금 수련을 하려고 하는가?

이 질문들은 현재형이고 답도 현재형으로 해야 한다는 데에 유념하자. 늘 우리는 현존만 있을 뿐이다.

2 심기신 수련은 생활 속에서 하는 자연건강법

몸과 마음을 어떻게 단련하여 건강하게 할 것인가? 먼저 다음의 질문에 대해 답을 해보자.

1. 몸과 마음이 아프면 무엇을 하는가?

―――――――――――――――――――――――――――――――

2. 생명과 심신의 건강에 가장 중요하게 영향을 끼치는 것은 무엇인가?

―――――――――――――――――――――――――――――――

3. 건강이란 무엇인가?

―――――――――――――――――――――――――――――――

4. 건강한 몸과 마음으로 진정 무엇을 하고 싶은가?

―――――――――――――――――――――――――――――――

• 반드시 위의 질문에 대해 나름대로 답을 쓰고, 읽고, 느낀 후에 아래 글을 읽어주기 바란다. 정답을 쓰는 것이 아니라 이런 과정을 하는 느낌에 깨어 있어야 한다.

심기신 수련은 신선이나 도사가 되겠다는 신비스런 신선술이 결코 아니다. 따라서 심산유곡에 들어가 일생을 면벽하면서 수도하는 것도 아니다. 일상생활을 하면서 몸, 마음, 숨(기)을 단련하는 것이다. 몸 운동을 할 때 가정을 벗어난 별다른 장소나 도구가 필요한 것도 아니다. 지금 머무는 곳에서 내 몸과 마음, 숨을 갖고 하면 된다.

흔히들 몸을 단련한다고 하면 많은 사람들이 헬스클럽에 가서 여러 도구를 이용하여 운동하는 모습을 떠올리는 경우가 많다. 또 축구나 야구, 농구 같은 구기 종목이나 마라톤, 수영, 등산 같은 운동을 떠올리기도 한다. 또 약간 다르긴 하지만 식이요법이나 영양제를 이용하는 경우도 있다. 모두 건강을 위한 좋은 방법이라고 할 수 있지만, 심기신 수련의 입장에서 보면 자연스럽거나 근본적인 건강관리법이라고 하기는 어렵다.

자연의 이치에 따르면서도 생활 속에서 쉽고 편하게, 언제 어디서든 건강을 단련시키는 방법을 알려면 사람이 태어나서 몸으로 하는 것을 살펴보면 된다. 갓 태어나서 서기까지 1년여 동안 아기는 울고 웃고 복식호흡을 하고 잠자며, 모유를 비롯해 물을 마시고 똥오줌을 배설하며, 침을 흘리고 하품하고 기지개를 펴며 몸을 이리저리 움직이다가 드디어 선다. 즉 우리가 생명력을 키우고 건강하려면 혹은 잘못

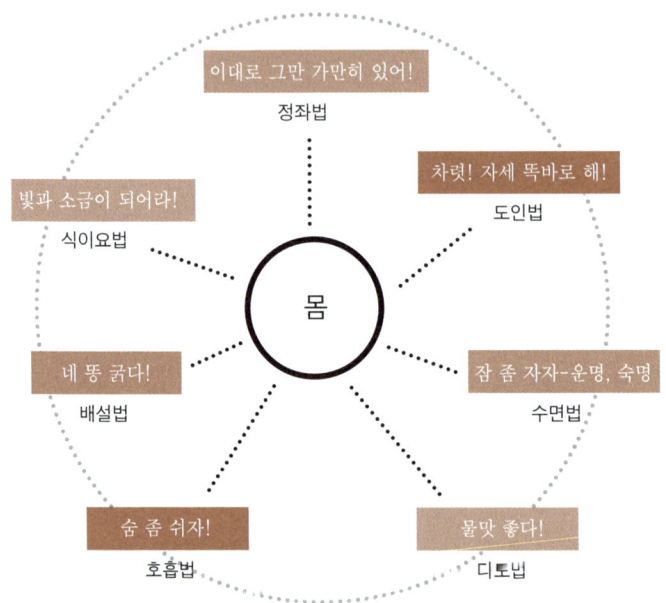

된 생활로 생명력이 약해져서 병이 났을 때 다시 건강해지려면 아기가 하는 일을 다시 하면 된다. 아기가 하는 일은 배워서 하는 인위적인 게 아니다. 태어날 때부터 자연스럽게 주어진 선물이다. 우리는 태어날 때부터 몸 안에 이미 생명력, 자연치유력, 면역력을 갖고 있다. 이를 증강, 유지, 복원시키면 된다. 자연(생명)의 이치에 따라 생활 속에서 건강을 되찾고 유지하는 건강법이 생활 속 자연건강법이다.

우리 인간의 일상생활은 먹고, 자고, 싸고, 움직이고 머리를 쓰는 것이다. 무병장수를 하려면 맑은 공기를 길고 깊게 마시고(단전호흡법), 깨끗한 물을 천천히 마시면서 혀의 기능을 살려서 혀에서 끌리는 대로 먹어야 한다.(다도법) 또 소금과 설탕 등 각종 음식물을 입으로 어떻게 먹는지 알아야 할 뿐 아니라 햇빛, 달빛과 같이 몸(피부)으로 들어오는 것도 알아야 한다.(식이요법) 또한 잘 싸고(배설법), 잘 자며(수면법), 하품과 기지개를 수시로 하면서 몸을 활기차게 하고(도인법-기체조), 울고 웃으면서 희로애락의 감정도 잘 다스려서 마음도 건강하게 해야 한다. 그리고 무병장수를 위해 무엇보다 제일 중요한 것은 창조적 휴식이다.

예나 지금이나 사람들은 성공하기 위해 행위 중심으로 산다. 목표를 세우고 이를 달성하기 위해 몰입하며 성실히 사는 것은 중요한 덕목이다. 하지만 하루에 한 번 내지 세 번 정도는 홀로 고요한 시간을 내어 아무것도 하지 않고 바른 자세로 앉아 있어야 한다.(정좌법, 명상) 이것이 예로부터 선인이나 선비가 행한 하루에 세 번은 성찰하며 산다는 일일삼성(一日三省)이다. 건강한 몸과 올바른 마음을 갖고 있어야 사람이 된다.

사람이란 전후좌우의 네(사四) 곳을 살필(람覽) 줄 안다는 뜻이다. 즉 나만 바라보며, 나만의 이익만 추구하며 사는 인생이 아니라 전후좌우의 사정을 두루 둘러보며 역지사지(易地思之) 하여 나를 넘어 우리를 위해 사는 사람이 바로 사람(四覽)이다. 그런데 사람도 되지 못하고, 사람 구실도 못하고 사는 대다수의 경우는 심신이 아플 때이다. 아프게 되면 나쁜 사람이 된다. '나쁜'이란 '나뿐'으로, '우리'를 생각지 못하고 '나'만 생각하게 되고 나만 보살펴달라고 징징거리는 '나뿐'인 '나쁜 놈'이 된다. 몸과 마음이 아픈 사람이 나뿐인 사람, 나쁜 놈이다.

예로부터 우리나라에는 심신이 하나로 통일되고 인간과 자연이 조화를 이루며 하나가 되는 자연스러운 생활건강법이 있었다. 바로 한방(韓方)이다. 한방이라 하면 모두가 양의학(洋醫學)이니 한의학(韓醫學)이니 할 때의 한방을 생각할 것이다. 현재 한의사들이 하고 있는 의료 행위는 침놓고 치료약이나 보약 조제가 대다수이다. 이것은 엄밀히 말하면 옛날 궁중에서 전수되어 내려온 궁중요법 의학이다.

여기에서 필자가 말하고자 하는 한방은 민간에서 내려온 건강관리법이다. 즉 민간요법의 한방이다. 민간요법이란 무엇인가. 이것에 대해서 먼저 사고의 대전환이 필요하다. 민간요법이라 하면 대개가 미신이고 비과학적이며 천박하다고 여기며, 면허가 없는 돌팔이가 무식하고도 위험스럽게 행하는 치료 행위 정도로 인식하고 있다.

과연 그런가? 그렇지 않다. 민간요법이란 아버지가 아들에게, 어머니가 딸에게, 시어머니가 며느리에게, 동네의 존경스런 어른이 젊은이들에게, 가족과 이웃의 무병장수와 질병치료를 위해 전수해온 건강관리법이다. 여기에서는 의학을 빙자하여 출세와 명예와 부를 획득하려는 술책이 있을 리 없다. 부모님이 자식의 무병장수를 위해 무언가를 알려준다고 할 때, 과연 잘못된 방법을 가르쳐줄까? 민간요법이야말로 사랑에 기반을 둔 확실한 치료 방법이자 건강관리법이다. 이것이 한반도에 살고 있는 우리 한민족에게 한방이란 이름으로 전해 내려왔다. 동양에 전해 내려오는 전통의학으로 인도에는 아유르베다(Ayurveda), 중국에는 중의(中醫)가 있다.

한반도에는 침 맞고 보약 짓는 대증요법(증세에만 대처하는 요법)의 한방(韓方)을 뛰어넘는 민간요법의 한방이 있다. '한'에는 '하나'라는 뜻이 있다. 몸과 마음이, 너와 내가, 인간과 우주가 하나라는 '한 사상, 천지인 사상'이란 고유의 철학이 한국에 있다. 한방은 건강에 있어 '하나'란 뜻이 내포된 통합적인 방법이다. 한방에는 우리가 꼭 지켜야 할 방법(方法)들이 있다. 여기서 법(法)이란 물(氵)이 자연스럽게 아래로 흘러가는 것(去)이 순리이듯이, 반드시 지켜야 하는 자연의 이치, 생명의 이치이다. 물론 수천 년 동안 민간에서 구두로 내려오는 한방법(민간요법)이기에 그 내용 중 일부가 잘못 전해진 것도 사실이다. 또한 농경생활이 아닌 지금처럼 기계문명이 발달한 현대사회에 맞지 않는 것도 많다. 그러니 한방의 옥석은 의학이나 과학계에서 임상실험을 통하여 가려야 한다. 그리고 현대사회에 맞게 재응용되어야 한다.

그렇다면 한방에는 구체적으로 어떤 법이 있는지 알아보자.

우리가 입이나 코, 몸 등을 통해 체내에 들어는 것을 도표화하면 다음과 같다. 공기와 빛(햇빛, 달빛, 별빛) 등이 제일 많고 그다음이 물이다. 입으로 먹는 각종 음식물의 양을 식물성, 동물성, 광물성의 순으로 분류할 수 있다. 이중 어느 것이 인체의 생명력과 건강에 가장 중요한 영향을 끼칠까?

이 세상에서 흔한 것은 대부분 생명력이 강하며 또한 우리 인체에도 가장 크게 영향을 미친다. 이 세상에서 가장 흔한 것이 공기이며 물이다. 그리고 매일 세끼 밥상에 올라오는 음식물이다. 생각해보라. 어떤 음식물이 가장 더운 지방과 가장 추운 지방, 즉 세상 어느 곳에든지 살고 있다면 그것이 가장 생명력이 강할 것이다. 이런 면에서 우리가 피곤하거나 병에 걸렸을 때는 가장 먼저 공기, 물, 밥상에 올라오는 음식물에 신경을 써야 한다. 그런데 우리는 힘이 없거나 병에 걸리면, 그것도 중병에 걸릴수록 100년 묵은 산삼 같은 귀한 것만 찾아 헤맨다. 그렇게 해서는 무병장수는커녕 가벼운 질병도 올바르게 치료하지 못한다.

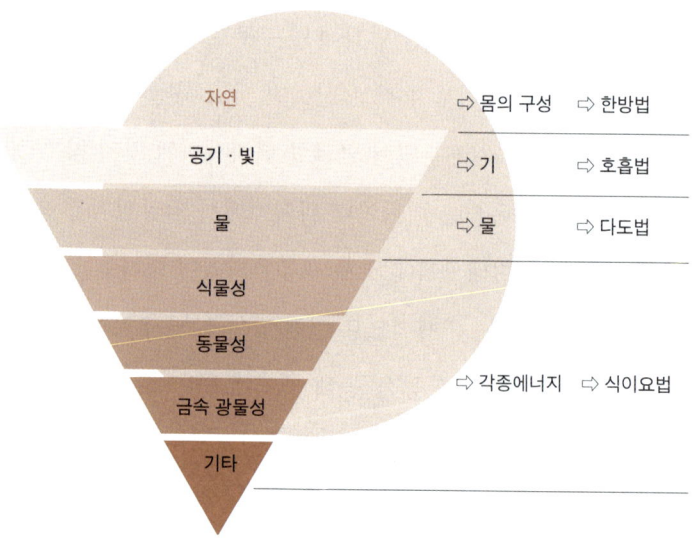

자연에 있는 공기와 물은 인체의 기(氣)와 피(血)와 관련이 있다. 공기는 어느 곳에나 있으며 우리는 잠시도 쉬지 않고 24시간 동안 숨을 쉰다. 이는 인체의 건강에 호흡이 제일 중요하다는 뜻이다. 그래서 한방에서는 공기의 공(산소)과 기를 잘 마시고(흡기), 모으고(축기), 돌리며(운기), 몸의 기를 맑게 하는 단전호흡법(丹田呼吸法)을 제일 중요하게 여긴다.

공기 다음으로 흔하고 중요한 것이 물이다. 인체의 70~80%가 물로 이루어져 있다. 물을 마시지 않으면 생명을 지속할 수 없다. 한방에는 물을 잘 마셔서 몸의 피를 깨끗이 하는 다도법(茶道法)이 있다. 다도는 평양 기생이 한양 양반에게 잘 보이려고 나온 예법이 아니다. 예를 들면, 오미자차는 불순한 음식물과 바르지 못한 생각과 말로 인해 중독된 혀를 정화하고 혀의 다섯 가지 기능을 살리기 위해 나온 것이다.

지역에 따라 차의 종류가 달라지는 이유는 단순히 향과 맛, 모양의 아름다움을 각양각색으로 취하고자 하는 데서 비롯된 것만은 아니다. 어느 지역의 물이든 그 지역에서 나온 식물을 이용하여 물을 정화하고 몸에 좋은 성분을 첨가하여 마시기 위해 지역마다 특산 차가 있는 것이다. 그리고 하루 세끼 밥상에 올라오는 식물성, 동물성, 광물성 등의 음식물을 먹는 우리 나름의 식이요법이 있다. 그리고 민간요법의 한방에는 음식물을 소화시키고 땀, 오줌, 똥으로 제때에 배출하기 위한 배설법, 해와 달의 움직임에 의해 생기는 낮과 밤의 시간에 따라 일하고, 잠을 자면서 몸과 마음을 매일 새롭게 창조하는 수면법, 기와 혈을 머리에서 발끝까지 원활하게 순환시키는 운동인 도인법(導引法), 그리고 자세를 바르게 하여 고요함을 추구하고 심신의 안정을 도모하며, 생명의 실상과 참 나를 찾는 정좌법(正坐法 또는 靜坐法, 지금 용어로는 명상법) 등이 있다.

이러한 방법은 일상생활 속에서 자연의 이치를 따른다. 자연의 순리를 지키고 살면 인간이 수명대로 건강하게 살다 돌아가며, 지키지 못하면 수명을 재촉하고 병들어 죽게 된다. 심기신 수련(몸맘숨 명상)의 주요 방법은 이런 한방을 기초로 하여 만든 것이다.

| 사 색 하 기

한민족의 먹는 문화

한방의 식이(먹는) 문화는, 첫째로 자연과의 조화에 기반을 두고 있다.

   자연과 조화를 이루며 자연과 인간이 더불어 사는 공생의 원리로 우리나라는 천지인(天地人) 사상이 있다. 식이요법을 천지인 원리에 입각하여 설명하면, 코로 호흡을 통해 하늘(허공)의 기(天氣)를 마시고, 입으로 음식물을 통해 땅과 물의 기(地氣)를 먹고, 이웃에게 사랑과 자비, 덕을 많이 베풀어 좋은 사람을 만나 그들과 따뜻한 사랑의 기를 교류하는 것(人氣)이 천지인의 기를 만나는 방법이다.

   따라서 우리 민족이 음식물을 먹는다는 것은 단순히 칼로리, 영양가, 필수 아미노산, 단백질, 비타민 등을 섭취해서 몸을 유지하는 차원이 아니라 하늘과 땅과 하나가 되는 성스러운 행위로 간주하여 먹는 문화를 발달시켜왔다. 땅에서 나는 음식을 먹는다는 것은 아기가 엄마의 젖을 빠는 것처럼 아름답고 고귀한 일로 여기며 신성시 했다. 그래서 지구 환경을 파괴하고 공해를 만들어내는 음식문화는 있을 수 없었다.

둘째로 참다운 인간이 되기 위한 인격 수양의 방법이다.

"먹는 것이 나"라는 말이 있다. 먹는 것과 먹는 방법에 따라 그 사람의 개성, 특성, 인격이 달라진다. 단순하게 몸에 필요한 영양분을 공급하기 위해서만 먹는 것이 아니다. 우리나라의 건국 신화인 단군신화에는 먹는 이야기가 나온다. 곰이 사람이 되기 위하여 마늘과 쑥만 먹으며 21일을 수련하는 내용이 있다. 이는 곰이 정말로 마늘과 쑥을 먹으면 사람이 된다는 것이 아니다. 신화나 설화는 그 속에 중요한 의미를 함축하고 있다. 곰이란 동물같이 난폭한 사람, 인격이 덜 성숙된 사람을 뜻한다. 이런 사람이 식이요법(마늘, 쑥)과 심신수련 등을 통하여 몸과 마음이 건강한 젊은이로 성장하여 결혼했다는 뜻이다. 그리하여 사회활동을 통해 성통공완(性通功完)을 이루며 산다.

자연의 원리에 순응하고 참 인간(眞人)이 되기 위해 먹기 때문에 우리나라에서는 음식을 먹는 데도 예절이 있다. 자세를 바르게 하며 먹는 것, 식사 중 소리 내지 않고 침묵 속에서 먹는 것 등은 먹는 과정을 통해 인간이 갖추어야 할 예절(올바른 마음가짐, 똑바른 몸자세)로서 조상의 지혜에서 비롯된 것이다. 땅과 물에 감사하고, 그것과 사랑과 기를 나누는 행위였다.

서양의 의사가 개발한 스트레스 해소 프로그램인 MBSR (메사추세츠 대학 의료원의 존 카밧진[John Kabat Zinn] 박사가 개발한 마음챙김에 기반을 둔 스트레스 감소Mindfulness based stress reduction 명상법)에서 처음 실시하는 명상법이 건포도 요법이다. 건포도를 먹기 전이나 과정이나 후에도 건포도에 눈, 코, 귀, 입, 몸과 의식을 시종일관 집중시켜 건포도와 그 먹는 행위가 하나가 되어 몸과 의식에서 일어나는 것을 알아차리고 수용하는 명상법이다. 그런데 우리에게는 이미 생활 속에 더 정교한 명상법이 있다. 먹을 때에 큰 숟가락이나 나이프를 사용한 것이 아니라 두 개가 하나가 되어야 음식을 집을 수 있는 젓가락과 음식물을 흘리기 쉬운 얇은 숟가락을 이용하는 수저문화가 있다. 얇은 숟가락으로 국물을 떠먹으면 어릴 적이나 정신이 산만하면 흘리기 일쑤이다. 정신을 집중하여 조심스럽게 천천히 움직여야 한다.

두 젓가락을 이용하는 것도 고도의 정신집중을 요구한다. 뿐만 아니라 두 개가 조화를 이루어야 하나가 되는, 즉 몸과 마음이 하나, 너와 내가 하나라는 의식을 젓가락을 사용하는 가운데 무의식적으로 가르쳐주고 있는 것이다.

이런 숟가락과 젓가락을 사용하는 것이 얼마나 힘이 드는가? 왜 우리 선조는 자식을 고생시켜가며 이런 수저를 고수했겠는가? 음식물을 씹는 소리도 내지 못하고 조심스럽게 먹었다. 밥상에서는 말도 하지 못하게 했다. 즉 온전히 먹는 것에 집중하게 한 것이다. 먹는 행위 자체가 이미 MBSR 명상인 것이다. 이것이 생활명상이다.

구체적으로 먹는 방법에는 크게 세 가지가 있다.

첫째, 흔한 것을 잘 먹어라. 둘째, 제철에 나는 것을 먹어라. 셋째, 제 고장에서 나는 것을 먹어라.

이중 두 번째와 세 번째는 요즘 슬로푸드[slow food] 운동과 함께 각광을 받고 있다. 자기 고장에서 생산하는 먹을거리를 제철에 먹는 것만큼 환경 친화적이고 건강에 좋은 것도 많지 않다. 몸과 자연의 이치에 맞는 것이다. 그리고 첫째 사항은 시대가 변해도 만고불변의 진리이다. 흔한 먹을거리가 갖고 있는 가치를 살펴보자.

첫째로 부작용이 없다. 우리가 먹는 것이 잘못되어 병에 걸리는 경우는 두 가지 이유가 있다. 하나는 못 먹어서 영양실조에 걸려 병이 생기는 경우, 또 하나는 너무 많이 먹거나 적당히 먹더라도 소화가 안 되어 병이 나는 경우이다. 적어도 이 글을 읽는 독자의 경우에는 영양가가 부족해서 병이 걸리는 사람은 거의 없을 것이다. 혹여나 못 먹어서 영양실조가 되어서 병이 생겼다면 그 해결책은 간단하다. 먹으면 된다. 그러나 현대병, 성인병의 대다수가 너무 잘 먹고 소화나 배설을 못 시키는, 몸에 영양분이 과잉인 경우 병이 난다. 먹은 것을 생명 에너지로 쓰고 그 나머지를 똥, 오줌, 땀 등으로 제대로 배설, 순환시키면 병은 쉽사리 찾아오지 않는다.

과잉의 영영분이 소화가 되지 않은 채 몸속에 있기 때문에 탈이 생긴다. 우리 조상은 무병장수하기 위해서 몸에 무리를 주지 않고, 장부(臟腑)에 부담을 주지 않으며, 배설하기에 부작용이 없는 음식물을 먹기 권했다. 이것이 바로 흔한 먹을거리이다. 흔한 것은 몸에 부작용이 없으며, 소화나 배설이 잘 되는 음식물이다.

둘째로 생명력이 강하다. 병을 이기고 오래 살기 위해서는 생명력이 강해야 한다. 이 세상에 흔한 것이 생명력이 강한 것이다. 예를 들어보자. 우리는 이 세상에 존재하는 동식물을 먹는다. A라는 동식물은 더운 사하라 사막 같은 열대지방에만 존재하고, B라는 동식물은 추운 알래스카 같은 한대지방에만 존재하고, C라는 동식물은 세계 어느 곳곳에 존재한다고 해보자. 그러면 A, B, C 중 어느 것이 생명력이 강하고 질긴 것인가? 당연히 C이다. C는 흔한 것이다. 그래서 우리 민족은 생명력이 강하고 먹어도 부작용이 없이 배설이 잘 되는 흔한 것을 잘 먹기 위한 식이요법을 개발해왔다.

흔한 것은 맛이 별로 없는 채소 같은 식물성이기 때문에 잘 먹기 위해 양념을 발달시켜 입맛에 맞는 반찬으로 만들어 먹었다. 늘 먹어도 질리지 않고 탈을 일으키지 않는 가장 으뜸가는 약이 밥상에 올라왔던 것이다. 즉 밥상에 올라오는 하루 세끼 밥과 반찬이 최고의 상약이고 최고의 강장제이다. 밥상에 올라오지 못하는 것은 생명력의 강화와는 별로 관계없는 순간적인 땜질을 해주는 대증요법의 하약이다.

이 세상에 흔한 것을 공기, 물, 식물성, 동물성, 광물성 등으로 순서를 매길 수 있다. 공기는 몇 분만 들이마시지 않으면 죽을 뿐 아니라 인간에게 우주의 무한한 기를 주는 것으로 이 기를 잘 모으고 순환시키기 위해 단전호흡법이 개발되었다. 물이 중요하다는 사실은 새삼 언급할 필요조차 없을 것이다. 물은 생명을 유지하는 데 필수불가결한 요소이며, 특히 피의 주원료이기도 하다. 그래서 물을 잘 마시는 것이 중요해서 다도법이 개발되었다. 동물성 먹을거리는 평생 섭취하지 않아도 생명활동에는 지장이 없지만, 식물성인 풀, 나물, 과일 등은 우리에게 없어서는 안 될 음식물이다.

우리나라는 음식이나 약이 안 되는 풀이 하나도 없을 만큼 거의 모든 풀을 식이요법으로 이용해왔다. 또 음식물을 골고루 균형 있게 먹는다는 것은 짠맛, 단맛, 신맛, 쓴맛, 매운맛 등을 고루 먹는다는 의미이기도 하다. 이러한 맛은 인간의 신체를 구성하는 오장육부(五臟六腑)와 밀접하게 연결이 되어 있다. 이런 맛이 골고루 들어 있는 것 또한 흔한 식물성 풀이나 과일들이다. 우리는 이것을 각종 반찬으로 만들어 먹었다.

흔한 것을 좀 더 분석해보면 공기에는 빛이 있고, 모든 물이 흘러들어가는 바다에는 소금이 있다. 즉 공기, 빛, 물, 소금이 우리 인체는 물론 정신에까지 가장 중요한 역할을 하는 것이다. 우리 민족은 일찍부터 소금을 이용한 발효음식을 만들어 먹었다. 소금이 인체에 중요한 작용을 할지라도 반대로 나쁜 소금, 오염

된 소금을 많이 먹으면 인체에 치명적인 병을 유발하기 때문에 깨끗한 소금을 만들어 먹기 위해 노력해왔다. 그렇게 개발된 것이 우리 고유의 김치, 된장, 고추장, 간장, 젓갈류 같은 음식물들이다.

우리나라는 금수강산으로 삼면이 바다이고 강과 산으로 뒤덮여 있다. 즉 공기 좋고 물이 맑다. 또 사계절이 뚜렷한 지역이다. 사계절의 모든 기운을 받으면서 자란 동식물이고 공기 좋고 물 맑은 곳에서 자란 동식물이다. 그래서 한국에서 난 인삼이나 은행잎이 최고인 것이다. 우리의 심신 건강을 잘 지키기 위해서는 이런 음식물을 자라게 하는 금수강산을 잘 보존해야 할 것이다.

3 건강관리의 패러다임을 바꾸자

심기신 수련은 생명력 건강관리Life care인 양생법(養生法)이다. 사람은 몸과 마음을 함께 지닌 존재이다. 그러므로 몸 위주의 건강관리를 생명력 관리의 양생 차원으로 끌어올려야 한다.

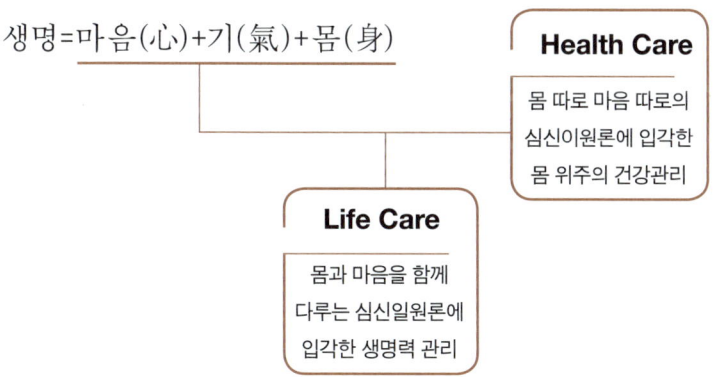

심기신 수련이란 한마디로 기로 마음과 몸을 동시에 수련하는 것이다. 인간은 마음과 몸으로 이루어져 있다. 마음과 몸은 분리될 수 없는 하나이다. 몸이 아프면 마음에 짜증이 나고 마음이 상하면 몸에 병이 생긴다. "건강한 신체에 건강한 정신"이라는 말이 있다. 몸이 불편하면 대체로 바른 마음, 올바른 생각을 갖거나 유지하기 어렵다. 예수나 부처 등 성인들의 가르침을 언뜻 보면, 사랑이나 자비 같은 바른 마음을 갖고 살라는 정신적 교훈만 준 것 같지만 결코 그렇지 않다. 그들은 몸과 마음이 하나라는 관계를 철저히 인지하고 있었다.

예수는 "이웃을 네 몸처럼 사랑하라"고 하였고, 석가도 6년간의 고행 끝에 자신의 수행법이 그릇된 것임을 깨닫고 첫째, 목욕을 하였고, 둘째, 우유죽을 들었으며, 셋째, 부드럽고 넓은 풀을 누울 자리에 깔았다. 이는 육체의 건강함이 결코 몸 자체에만 있지 않고 마음에까지 영향을 미친다는 육체 건강의 중요성을 절실히 깨달은 단적인 예이다.

반대로 마음이 육체의 병을 만들고 고치는 경우를 보자. 우리가 심한 스트레스를 받을 경우, 예를 들면 큰 사고를 겪거나 직장 등에서 퇴직을 하게 되면 무기력해지고 만성피로에 시달리며 나아가 신체의 어느 부위가 아파오고 심하면 죽음에까지 이르기도 한다. 자율신경실조증이나 심인성 질환이 구체적으로 우리의 오장육부, 뼈, 관절 및 근육에 병을 초래한다. 암을 비롯한 각종 현대 성인병이나 문화병의 원인을 심리적인 요인에서 규명하려는 노력이 현대의학의 중요한 흐름 중 하나인 것은 이미 주지의 사실이다. 오늘날 병원을 찾는 많은 환자들은 '마음의 병'이나 '마음에서 비롯된 몸의 병'으로 고생하고 있다.

오랜 세월 서양의학은 놀랄 만큼 많이 발전했지만, 극도로 세분화, 전문화되어 종합적인 치료는 아직까지 제대로 이루어지지 못하고 있는 실정이다. 이는 데카르트와 뉴턴 이후 서양의 과학문명이 역학을 자연의 기본 법칙으로 생각하고, 자연과 인간을 기계로 여기는 기계론적 자연과학에 바탕을 둔 심신이원론(心身二元論)에 기인한 탓이 크다. 하지만 오늘날 전 세계적으로 서양의학도 '심신(상관) 의학' '정신의학' '대체의학' '통합의학'이라고 하여 질병이라는 것이 얼마만큼 마음의 작용에서 비롯된 것인가, 그리고 몸의 이상이 어떻게 마음을 왜곡시켜 사람을 괴롭히는가 하는 것에 대해 관심을 갖게 되었다.

몸과 마음의 관계에 대해 『병은 마음으로 고쳐라』(이성언)에 소개된 사례를 하나 살펴보자.

> 어느 천식 환자가 한밤중에 심한 발작을 일으켜 숨이 막힐 것 같았다. 어둠 속에서 창문을 두드려 깼다. 즉각 시원한 밤공기가 흘러 들어와 숨을 편히 쉴 수 있었다. 그리고 나서 "아아 좋다. 뒤처리는 내일 아침에 하지"라고 생각하며 침대에 도로 들어가 잤다. 다음날 아침, 잠에서 깨어나 확인한 사실은 깨진 것은 유리 창문이 아니라 책장의 유리문이었다. 신선한 밤공기가 들어올 까닭이 없는데 그렇다고 생각한 것만으로 천식 발작이 가라앉고 호흡이 편해졌다.

이 사례는 기관지 천식이 마음과 크게 관련이 있다는 증거이다.

또 시험 때만 되면 두드러기가 나는 학생의 사례도 있다. 피부는 정신계통과 밀접한 조직이기 때문에 피부과 환자 중에는 심인성으로 발병하는 사례가 적지 않다.

필자의 경우도 수련하기 전에 심한 스트레스를 받으면 몸에 두드러기가 나고 가려웠다. 몸살감기도 과로나 면역성의 저하 때문에만 오는 것이 아니다. 필자의 장인은 오랫동안 청렴하게 공직생활을 하시다가 퇴직하셨다. 60세가 넘어 명예롭게 정년퇴직을 하기 전까지는 감기조차 걸린 적 없을 만큼 건강하고 부지런하게 생활을 하셨다. 그런데 퇴직을 한 해에 네 차례나 감기를 앓으셨다. 축복받은 퇴직임에도 불구하고 마음의 허전함에서 오는 몸의 반응이었을 것으로 짐작된다.

이처럼 심신은 분리될 수 없는 것이다. 심신이 분리되는 것이 아님을 극적으로 보여주는 원효대사의 해골바가지 이야기도 우리가 어릴 때부터 알고 있는 단적인 일화이다.

원효대사는 잠결에 바가지에 들어 있는 물을 마셨다. 그런데 아침에 일어나 보니 그 물이 해골바가지에 들어 있었다. 그 사실을 알고 구토를 하다 큰 깨달음을 얻었다.

"해골에 담긴 물은 어젯밤과 오늘 아침 모두 똑같은데, 어찌하여 어제는 달콤하였고 오늘은 구역질을 하는 것인가? 바로 이것이다! 어제와 오늘 사이 달라진 것은 물이 아니라 나의 마음이다. 진리는 밖에 있는 것이 아니라 내 안에 있다. 일체유심조(一切唯心造), 모든 것이 마음먹기에 달렸다."

이 일화에서 알 수 있는 것처럼 몸과 마음은 둘이 아닌 하나인 것이다. 몸의 움직임은 마음을 움직이고, 마음의 작용은 반드시 몸과 물질에 영향을 미친다. 오늘날에는 원효대사 이야기와 같은, 마음의 작용에 대한 관심이 높아지면서 서양의 심신이원론에 바탕을 둔 '몸 따로 마음 따로'의 인간관과 의학에 반성의 바람이 일고 있다.

2016년에 한국어로 번역, 출간된 하버드 대학 경영대학원 에이미 커디$^{Amy\ Cuddy}$ 교수의 『프레즌스^{Presence}』라는 책이 있다. 사회심리학 분야의 세계적인 권위자인 저자는 이 책에서 마음보다는 몸의 이야기를 깊이 있게 다루고 있다. 커디 교수는 마음이 몸을 바꾸듯 몸이 마음을 바꾼다고 주장하면서, 마음을 지배하는 몸의 자세와 행동의 중요성을 강조하고 있다.

사람은 몸과 마음을 함께 지닌 존재이다. 그러므로 몸과 마음을 따로 떼어놓을 것이 아니라 같이 놓고 보아야 하는 것은 자명한 이치나. 시금까지 몸 위주로 해왔던 '건강관리'$^{health\ care}$를 몸과 마음을 함께 다루는 '생명력 관리'$^{life\ care}$의 차원으로 끌어올려야 한다.

생명력 관리의 수련법을 동양에서는 생명을 기르는 법이라 하여 양생법이라고 하였다. 고전적인 양생법을 현대인에 맞게 재개발하여 새로운 건강관리 패러다임으로 제시한 것이 심기신 수련이다. 여기에는 자연환경과 인간의 생명을 사랑하며 언제^{Anytime}, 어디서나^{Anywhere}, 누구나^{Anyone} 생활 속에서 생명관리가 이루어지는 행복한 세상을 창조해 나가겠다는 의지가 내재되어 있다.

4 기를 활용하는 수련

기는 마음과 몸 사이에 있으며 마음의 지시에 따라 움직인다. 그리고 마음에 의해 조정된 기는 몸과 상호작용한다. 동양에서는 심신의 부조화가 생기면 병이 되고, 조화가 이루어지면 건강해지며, 나아가 심신을 단련하면 무병장수할 수 있다는 선조들의 체험적 유산이 있다. 그것이 기수련이다. 심과 신의 조화를 이루게 하는 중심 작용체가 기인 것이다. 기는 보이지 않고 만지지 못하나 기를 통해서 몸을 단련하고 동시에 기의 조화를 통해서 마음을 닦을 수 있다.

　동양에서는 인간을 파악하는 데 단순히 마음과 육체로 구분하는 이분법적 사고를 하지 않았다. 심신의 조화점으로 중(中)의 역할을 하는 상호 작용체인 기를 인지하고, 인간을 심기신 세 가지로 나누어 파악했다. 살아 있는 사람은 심-기-신을 가지고 있고, 생명 작용은 마음-기-몸의 작용 안에서 유기적으로 이루어진다고 보았다.

　마음은 의식(생각)하고, 의지를 내고, 느끼는 작용(감정 등)을 말하고, 몸은 근육과 골격, 오장육부와 피 그리고 그것들의 생리작용을 말한다. 그러나 몸과 마음에 대해서는 이렇게 상식적으로 다들 알고 있지만 기가 무엇인지는 알기 어렵다. 기가 과연 존재하는 것인지, 존재한다면 어떻게 작용하는 것인지 알 수 없으니 신비롭게 여기거나 존재 자체를 아예 무시하기도 한다.

동양사상이나 동양의학 등에서 제일 중요한 개념이 기인데, 그 이유는 바로 기가 중에 해당하기 때문이다. 기가 심-신의 조화력으로 중심 작용체가 되는 것을 일상 언어에서도 찾아볼 수가 있다. 우리가 "기분이 나쁘다", "심기가 불편하다", "신기가 있다"고 할 때는 마음의 상태를 기로 표현한 것이다. 이와는 상대적으로 "기력이 넘친다", "기가

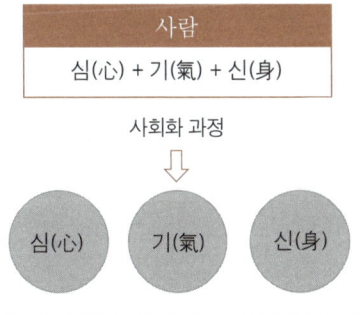

사람은 몸과 마음으로 이루어져 있으며 이들을 연결시키는 중간자적인 무의식적인 준신체 unconscious quasi-body 가 기(氣)다.

몸과 마음과 기가 따로 있는 상태

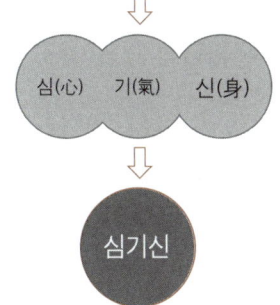

몸과 마음과 기가 어느 정도 연결되어 있는 상태

몸과 마음과 기가 일치하고 있는 상태-정신통일의 상태

막히다", "혈기왕성하다", "기골이 장대하고 늠름하다", "기가 찬다", "기운이 없다"라고 할 때는 육체의 상태를 기로 표현한 것이다. 이처럼 기는 그 자체로 심과 신에 포함되어 있기에 기를 생략하여 사용했던 것이다. 즉 심신이란 심기신의 줄임말이다.

"뼈에 사무친다"라는 표현이 있다. 뼈는 육체이고 사무친다는 마음의 정서적인 표현이다. 사무치도록 아픈 감정이 그냥 뼈에 가서 박히는 것이 아니라, 어떤 상황에 의해 사무치는 마음(감정)이 일어나면 마음에 흐르는 기가 그 상태에 따라 한기, 냉기, 독기로 변하고 그 기가 뼈나 근육(육체)을 시리고 쑤시게 하는 것이다.

"가슴에 못질을 한다"는 표현도 마찬가지이다. 가슴은 마음이고 못질은 육체적, 물질적 행위이다. 못이라는 물질이 마음이란 감정에 직접 못질을 가하지는 못한다. 못질할 정도로 심한 상황이 생기면 몸과 마음의 사이에 있는 평온한 기가 그에 걸맞은 기로 바뀌면서 파장을 일으키면서 가슴(마음)에 영향을 미치는 것이다.

즉 마음에 어떤 생각이나 감정이 일면 마음 안에 있는 기의 분수(기분)가 달라진다. 그 기분에 의해 몸은 반응한다. 거꾸로 몸에 영향을 끼치는 일이 일어나면 몸 안에 있는 기의 흐름(기운)이 달라진다. 그 기운이 마음에 영향을 미친다. 이러한 인체관에 바탕을 두고 기를 활용하는 수련법이 심기신 수련이다.

우리나라에서 기수련의 연원은 선도(仙道)에 있다. 단군시대 전인 환웅 임금 시대에 선도가 체계화되었다는 이론도 있다. 그 이론에 따르면 선도는 신라의 풍월도와 화랑도, 고려의 낭가사상, 조선의 단학 등으로 전수되어왔다고 한다. 최근 우리나라에는 위파사나를 비롯한 각종 명상과 인도의 고전적인 요가가 유행하고 있다. 또 서양에서는 그들의 발달된 과학과 의학을 바탕으로 새롭게 정립한 현대식 요가, 서양심리학과 동양의 전통의학, MBSR, EFT, ACT 등 각종 심리치료 요법 등이 맹위를 떨치고 있다. 이러한 방법들이 사용하는 언어나 개념은 그 시대나 지역의 특수성에 따라 다를 뿐 크게는 다 심기신 수련의 영역이다.

기존 수련들의 공통적인 성격은 심신일원론에 바탕을 두고 기를 활용하여 양생, 즉 생명력을 키워가는 것이다. 또 이름에 따라 수련의 목적이나 방법에 다소 차이가 있지만 근래 8어로 체조, 호흡 명상을 병용한다는 점에서는 차이가 없다. 이런 성격을 포괄적으로 나타내주는 이름이 '심기신 수련'이라는 명칭이다. 이 명칭은 기를 활용하여 심신의 건강을 함께 키워가는 수련의 성격에 부합하는 것이다. 동시에 마음으로 기를 조절하고 마음에 의해 조절된 기로 하여금 몸과 상호작용을 하게 한다는 심과 기와 신의 관계도 잘 나타내고 있다.

이런 심기신 수련을 한글로 풀고, 수련의 대상이 몸이든, 마음이든 숨(숨은 기, 더 나아가 영혼까지 의미)이든 그것을 단순하게 서양식 운동법처럼 따로 하는 것이 아니라 동양식처럼 함께 명상적으로 하자는 뜻에서 수련법을 '몸맘숨 명상'이라고 하였다.

5 기란 무엇인가?-기는 기다

우리는 기란 단어를 많이 쓴다.

기, 공기, 기분, 기운, 기절, 기진맥진, 생기, 활기, 패기. 호연지기, 용기, 기혈순환, 기지개, 운기, 축기, 온기, 열기, 서기, 음기, 양기, 색기, 군기, 사기, 산기, 끈기, 오기, 노기, 살기, 독기, 감기, 광기. 천지기운, 기똥차다, 기가 넘치다, 기막히다. 기절초풍하다, 신기하다.

이처럼 일상생활에서 기를 많이 사용하지만 그 개념이 모호한 것이 사실이다.

"기는 기다"라고 명제를 단정적으로 명쾌하게 규정한 사람은 고 최종현 회장님이다. 최 회장님과 필자는 함께 수련을 하며 기와 명상, 동양철학에 대한 이론을 연구하였다. 공부하는 학생들에게 학문적으로 기를 강의한다고 해도 쉽지 않았을 텐데, 1980년대 중반에 비즈니스맨들을 상대로 합리적이고 상식적으로 기의 실체를 이해시키는 것은 쉽지가 않았다.

그래도 요즘에는 기와 명상에 대한 수련이 많이 보급되었고, 어느 유명 교수가 스스로를 "기철학자"라고 하면서 대중매체를 통해 기에 대해 여러 가지로 이야기한 덕분에 기에 대해 알고 있다는 사람은 말할 것도 없고 그렇지 않은 사람들조차도 기가 존재한다는 사실을 전적으로 부정하지는 않는다. 그럼에도 불구하고 여전히 과학적인 사고에 젖은 현대인들이 기가 무엇인지를 이해하는 것은 결코 쉽지 않다. 직접 느껴보고 수련의 효과를 경험해보기 전에는 어느 누구도 그 존재를 선뜻 인정하기가 쉽지 않고, 설사 체험을 하더라도 다른 사람들에게 기를 설명하는 것은 어려운 일이다. 이런 기를 과학적으로 증명하려는 많은 노력들이 있었다는 것은 주지의 사실이다. 그러나 기는 마치 살아 있는 생명처럼 변화하는 것이므로, 고정된 물질처럼 기를 과학적으로 증명하여 설명하기는 어렵다.

기의 존재는 현재까지 실증과학의 방법으로 증명되지 않는다. 눈에 보이지도 않고 만질 수도 없는 것이 기의 속성이다. 일부에서는 기를 생체 에너지라고 부르며, 전기적인 성질 또는 자기적인 성질을 띤 어떤 것이라 하기도 하며, 이를 입증해보려는 연구도 진행하고 있다. 그러나 이러한 노력들이 아직 기의 실상을 증명하는 단계까지는 완전히 이르지 못했다. 따라서 과학적으로 기를 정의하는 것은 아직 어려운 것이 사실이다.

일본의 이시카와 미쓰오(石川光男)는 「존재로서의 기와 기능으로서의 기」라는 글에서 다음과 같이 기의 과학적 측정에 대한 한계성을 지적하고 있다.

기의 과학적 측정 시도는 존재로서의 기를 과학적 장치로 측정하려는 시도인데 존재로서의 기의 실체를 확인하려면 기의 검출이 필요하나 경락을 따라 흐르는 내기는 인체 내부의 복잡한 생리적 기능과 결부되어 있어 분리 검출이 불가능하다. 결국 기공사가 방사하는 외기의 작용에 의해 적외선이나 전기, 자기 같은 물리력이 검출되나, 물성이 변화하는 물리적인 현상을 가지고 기의 정체를 파악하려는 것은 기의 그림자에 지나지 않는다.

근대과학의 관점에서 보면 기의 개념으로 가장 알기 쉬운 것은 '존재로서의 기'이다. 근대과학에서 존재란 어떤 기구나 장치로 검출할 수 있는 것을 의미한다. 따라서 존재로서의 기를 확인하기 위해서는 과학적인 장치에 의한 기의 검출이 필요하다. 그러나 인체나 동식물의 내부에 존재하는 기는 복잡한 생리학적 기능과 결부되어 있고, 존재로서의 기를 따로 떼어내어서 측정하는 것도 불가능하다. 결국 존재로서의 기는 시간-공간-물질 등을 분리해서 파악하는 종래의 계측 방법으로는 직접적으로 관측할 수 없는 '실재'라고 설명할 수밖에 없다.

조효남 교수는 「기에 대한 과학적 접근의 문제」(『과학사상』 제20호)에서 기에 대해 다음과 같이 말하고 있다.

기는 자연의 물리적인 물질과는 다른 반물질적·초물질적인 에너지의 일종이며 현재의 자연과학 수준으로는 그 정체를 규명할 수 없다. 다만 종래의 기에 대한 자연과학적 접근의 기과학은 기의 실체 규명을 위한 연구가 아닌 기의 기능과 현상에 대한 연구이므로 기와 보건기공, 기와 기공치료, 기와 심신의학, 기의 생체에 대한 생화학적 영향과 생명과학적 효과를 과학적으로 측정하고 그 효과를 과학적으로 체계화하는 방향으로 발전되어야 할 것이다.

이처럼 기의 개념을 둘러싸고 여러 혼란이 일어나는 것은 기 자체의 정체가 명확히 밝혀지지 않았기 때문이기도 하고, 동양문화권에서 이 단어가 사용되는 범위가 너무 넓기 때문이기도 하다. 적어도 현재까지 실체가 밝혀진 그 어떤 것과도 다른 존재이다.

그러나 기는 우리 몸 안에 있으며, 이를 활용하면 몸과 마음을 동시에 균형 있게 관리할 수 있다. 기는 이것이다 하고 눈앞에서 보여줄 수는 없으나 내가 몸으로 직접 느끼듯이 다른 사람도 느낄 수 있다. 철학적인 개념을 빌리면 기의 존재를 경험론적, 유상론(또는 현상론)적으로 인정하는 것이다. 유상론이란 사람은 사물 자체가 아닌 현상만을 인지할 수밖에 없다는 이론으로, 어떤 현상의 배후에 실체나 본질이 있다는 것은 부인하지 않지만 본체는 인식할 수 없다는 것이다.

이는 칸트의 '물 자체'라는 불가지론과도 일맥상통하는 인식이며, 영국의 물리학자인 데이비드 봄[David J. Bohm]의 숨겨진 질서의 가설이 시사하는 입장과 같다. 존재로서의 기는 시간-공간-물질 등을 분리해서 파악하는 수량적 방법으로는 관측할 수 없지만 실재하는 것을 부정하지는 말자는 것이다. 현재의 과학 수준으로 기의 정체를 규명하지 못한다고 해서 기의 존재를 부정하는 것은 옳지 않다.

아직 기에 대한 연구는 과학적 측정에 의한 인체의 물리적 생리적 작용 현상의 효과에 대한 연구이지 기의 존재 규명, 즉 기 자체에 대한 연구가 아니다. 따라서 실증과학이 아무리 발달해도 기를 한마디로 수학처럼 표현할 수 없는 것이다. 그러기에 노자의 도(道)에 대한 설명으로 기를 설명하면, 노자는 도에 대해 "보아도 보이지 않는 것을 이(夷)라 하고, 들어도 들리지 않는 것을 희(希)라 하고, 만져도 만져지지 않는 것을 미(微)라 한다"고 표현했는데, 도(道)가 체(體)라면 용(用)이라 할 수 있는 기(氣)도 보이지도 들리지도 만져지지도 않는 것이다. 따라서 사람은 다만 그 현상만을 인식할 수밖에 없다.

| 사 색 하 기

양자역학으로 본 기의 존재

양자역학은 현재의 과학이 매우 발달한 것 같지만 뒤로 한 걸음 물러서서 인간의 삶 전체를 놓고 보거나 우주적인 차원에서 보면 빙산의 일각에 불과하다고 보고 있다. 따라서 환원주의적 방법론을 절대적인 것으로 보는 서구의 과학 만능적 사고방식이 지닌 한계를 꿰뚫고, 기존 과학적 사고의 지평을 넓혀 유상론적인 입장에서 기의 존재를 포용해야 한다고 피력하고 있다.

양자역학의 부상에 따라 최근 서구에서는 동양의 사상과 문화에 대한 관심이 부쩍 커지고 있다. 이러한 현상은, 발전의 한계를 서서히 드러내고 있는 서양의 역학적, 기계론적, 이원론적, 과학 만능적 사고를 반성하면서 동양의 정신세계에서 새로운 도약의 계기를 찾고 있는 것으로 볼 수 있다.

서구의 과학발달사를 볼 때, 정신과 물질을 각각 독립적 실체로 인정하는 데카르트의 물심이원론과 현상이나 물질을 일정한 기초적 원리, 형식 또는 개념으로 환원시켜 정의하거나 설명하는 것이 가능하다고 생각하는 환원주의, 그리고 환원의 기초가 되는 원리, 형식과 개념들은 경험적으로 해석되어야 한다는 실증주의가 과학발달의 기반이자 근거였다. 따라서 과학은 그 실증적 영역 안에서 분석적인 방법론을 통해 오늘날의 첨단문명을 이루어왔다. 특히 의학은 데카르트 이후 사람의 육체를 단순히 물질로 바라보는 시각을 바탕으로 지난 3백 년 동안 비약적으로 발전해왔다.

그러나 두 차례에 걸친 세계대전을 겪으면서 20세기 중반에 이르러 과학발달의 한계를 인식하게 되자 서구에서도 유상론적 관점에 기반을 둔 동양적 가치와 사고체계에 주목하게 되는데, 이를 적극적으로 수용한 것이 바로 신과학이라 할 수 있다. 이를테면 과학자들은 물질의 구성 요소를 탐구해오면서 분자, 원자, 핵, 전자 등을 발견했고, 나아가 핵을 구성하고 있는 요소로서 양자, 중성자 그리고 최근에는 쿼크라는 입자까지 밝혀냈다. 하지만 물질 근원에 대한 규명은 끝난 것이 아니라 또 다른 시작일 뿐이라는 사실을 연구를 지속하면 할수록 깨닫게 되었다. 『부분과 전체』의 저자로 널리 알려져 있는 양자역학의 창시자 베르너 하이젠베르크$^{\text{Werner K. Heisenberg}}$는 1927년 유명한 '불확정성의 원리'를 발견한다. 간단하게 요약하면, '양자의 위치와 운동량은 항상 정확하게 측정할 수 없고 일정량의 불확실성을 가지게 된다'는 이론이다.

어떤 물체의 운동량과 위치를 한 번에 정확하게 측정할 수 없다는 원리로, 관찰자나 물체의 상태에 따라 항상적인 것이 없다는 것이다. 양자역학은 뉴턴역학에서 말하는 물질들의 위치와 운동은 정확하게 측정가능하다는 인과율에 입각한 결정론적 견해를 부정한다. 데이비드 봄은 배질 힐리Basil Hiley와 함께 "양자 포텐셜quantum potential을 창안한다. 이 개념에는 우주의 모든 존재가 연결되어 있고 부분이 전체를 포함하고 있다는 주장이 들어 있다.

그는 모든 존재는 서로 다르게 존재하고 있지만 궁극에 가서는 '분할할 수 없는 전체성'을 가지고 있다고 간파했다. 그는 "만물은 분할이 불가능한 전체적인 운동이다. 겉으로 보기에는 서로 분리된 것 같지만 실제로는 전체적 운동의 일환일 뿐이다. 다만 상대적 개념으로 보기 때문에 그렇게 서로 다르게 나타난다고 추측하고 있을 따름"이라고 주장했다. 또한 그는 단편적이고 부분적인 관점에서 전체적인 관점으로, 그리고 보이는 것에서 보이지 않는 것으로 자신의 이론을 확장시켰다. 그리하여 모든 것이 인간의 지식으로는 규명할 수 없는 그 무엇, 즉 '감추어진 변수hidden variables로 나타나게 하는 숨겨진 질서implicated order'의 개념을 내놓는다.

영국의 과학자 제임스 러브록James E. Lovelock 박사에 의해 창시된 가이아 이론Gaia theory은 지구를 하나의 유기체로 보고 있다. 1978

년 『지구상의 생명을 보는 새로운 관점』이란 책에서 그는 지구를 단순한 물리화학적 무생물로 보는 것이 아니라 환경과 생물로 구성된 하나의 유기체로 본다. 우리나라에 『현대 물리학과 동양사상』이라는 책으로 널리 알려진 프리초프 카프라 Fritjof Capra는 오스트리아의 물리학자로서, 자신의 저서에서 서구의 과학 만능적 사고방식이 지닌 한계를 꿰뚫어보고 있다. 그의 주장은 동양의 도교나 불교에서 말하는 무위(無爲)나 공(空) 사상, 입정(入靜) 사상과 맥을 같이 하고 있다.

카프라는 관찰자와 객체가 분리돼 있는 것이 아니며 부분과 전체도 분리될 수 없는 것으로 모든 생명이나 우주 물질은 하나이며 서로 분리되어 존재할 수 없다고 주장한다. 그리고 전체는 모든 부분의 종합 이상의 것이라는 점도 간파한다. 동양사상과 동양적 사고방식이 근본적으로 과학적 원리와 맞닿아 있다는 점을 지적하면서 기존 과학계가 사고의 지평을 넓혀야 한다고 역설하는 그의 주장은 서구 지식인 사회에서 큰 반향을 불러일으켰다. 이러한 신과학적 사고는 최근에는 초개인, 자아초월 심리학의 거성인 켄 윌버 Ken Wilber라는 영성 사상가에 의하여 비판, 계승되고 있다.

1949년 미국에서 태어난 윌버는 대학에서 자연과학과 의학을 공부하다 노자의 『도덕경』을 읽게 되면서 동양의 사상에 심취했다고 한다. 1973년 약관 24세의 나이에 『의식의 스펙트럼The Spectrum of Consciousness』이란 저서를 통해 트랜스퍼스널 심리학 분야에 획기적인 사고의 전환을 가져온다. 그 후 동서양의 종교, 사상, 철학, 과학 등 모든 분야를 섭렵하면서 스무 권이 넘는 저서를 내놓은 학자일 뿐 아니라 실제로 명상, 참선 수련을 하는 수행자로 체험과 깨달음에서 오는 초월적 영성세계를 인도하는 영성 지도자로 추앙을 받고 있다.

윌버는 '홀라키적 온 우주론'holarchic holism으로 동양의 공(空)의 세계를 보편화시키는 데 공헌한다. 이 사상은 불교의 공관(空觀), 화엄(華嚴)사상 등에 뿌리를 둔 것이다. "전체는 부분 속에 내포돼 있고, 부분은 전체를 나타낸다는 것, 모든 것은 다른 모든 것과 서로서로 연결됨으로써 나누어질 수 없다"는 그의 통합모형은 불교의 『화엄경』에서 설명한 "한 티끌 안에 우주가 포함되어 있고, 우주 안 모든 존재가 한 그물망같이 포함, 연결되어 있다"는 우주관과 상통한다.

이처럼 현대의 양자역학이나 초월심리학의 가장 큰 특징은, 도가나 불가 같은 동양사상의 원리를 수용하여 환원주의를 넘어서는 전체론을 옹호한다는 점이다. 이러한 입장은 사람을 심신일원적인 존재로 파악하고 "전체는 모든 부분의 총합 이상이다"라는 슬로건을 내세우는 데서 극명하게 나타난다. 돌이켜보면 데카르트가 물심이원론을 체계화할 당시에도 몸과 마음은 긴밀하게 상호 작용을 한다는 반론이 형성되어 있었다. 즉 "대뇌피질에서 심신 사이의 상호 작용이 일어난다"는 주장이 있었지만 실증주의가 지배하던 당시의 세계관 앞에서 사그라지고 말았던 것인데, 그것이 오늘날 양자역학, 뇌과학으로 되살아났다고 할 수 있다.

이런 과학의 입장에서 본다면, 실증과학적으로 기의 존재를 규명하지 못한다고 기가 없다고 단정지을 수는 없는 것이다.

6 기의 관점에서 본 생명과 병-기는 나다

기에 대해 그간 동양과 서양의 의학 분야에서 규명한 바에 의하면, 그 개념이 거의 동일하다. 동양의학의 신체관에는 경락(經絡)과 기가 있다. 이것은 보통 상태에서의 의식과 감각으로는 직접 인지할 수 없다.

동양의학은 신체에는 생리적 작용과 심리적 작용, 즉 몸과 마음 쌍방에 관련된 제3의 시스템인 경락이 있으며, 그 속에 흐르고 있는 것을 기라고 보았다. 즉 기를 생리적인 것과 동시에 심리적인 중간적 성격을 나타내는 일종의 유심적 에너지로 파악했다. 인체를 이렇게 파악하는 것은 동양뿐만 아니라 서양에서도 마찬가지이다.

히포크라테스는 몸과 마음, 유기체와 환경 사이를 연결하면서, 생명활동을 하는 조화력으로써 자연치유력이라는 생명 에너지가 있음을 밝혔다. 그리고 인체를 수많은 부품이 조립된 하나의 기계라고 생각한 데카르트조차도 인체에는 동물 정기라는 어떤 신비한 것이 있어서 이것이 마음과 몸을 매개하고 신경과 혈액에 작용하고 있다고 설명하고 있다. 현대 서양의학에서도 신체에는 심신의 양면성을 가진 중간

자적인 무의식적 '준신체'라는 조직이 있다고 증명한 바 있다. 이를 동적 평형력 또는 생체 기능 항상성^{homeostasis}이라 부르는데 외부의 변화나 내부의 삐뚤어짐에 대응하여 생체 안에서 심신의 균형을 자연적인 상태 그대로 보존하려는 에너지이다.

또 요즘 EFT$^{Emotional\ Freedom\ techniques}$가 심리적 치료 못지않게 육체적 치료에 이용되고 있다. EFT의 핵심 명제는 '모든 부정적 정서의 원인은 신체 에너지 시스템의 혼란이다'이다. EFT는 신체적 에너지 시스템의 불균형이 육체적 통증이나 병을 유발하고, 개인의 마음에 강력하게 영향을 미친다는 원리 아래 신체의 특정한 부위를 두드려서 신체 에너지 시스템의 불균형을 바로잡는다.

여기서 말하는 신체에 흐르는 에너지는 전기적 특성을 갖는다고 하는데 이것이 바로 기에 해당되며, 신체에 흐르는 에너지 순환의 복합적인 체계가 기가 흐르는 경락이다. 따라서 EFT에서 소개하는 두드리는 점은 침이나 뜸을 놓는 중요 혈 자리에 해당한다. 인도 요가의 프라나, 차크라 및 쿤달리니, 히포크라테스의 자연치유력, 데카르트의 동물 정기 및 현대의학에서 말하는 무의식적 준신체, 동적 평형력, 생체 기능 항상성, EFT의 신체 에너지나 신체 에너지 시스템은 모두 기의 존재양식이나 역할, 기능을 표현한 말이다.

이러한 기의 관점에서 바라본 생명이나 병은 무엇인가. 인간뿐 아니라 이 세상에 존재하는 모든 생명체는 모두 완전하다. 그래서 성경에 모든 생명은 "신의 형상대로 완벽하게 지어졌다"고 했고 불경에서도 "불성을 지니지 않은 것이 하나도 없다"고 했다. 그러니 만물의 영장인 인간은 더할 나위 없이 완전하게 태어났으며 천부적으로 주어진 생명력에 의해 똑같은 생명체를 만들 수 있을 뿐만 아니라 스스로를 온전하게 성장시켜갈 수 있는 능력을 지니고 있다. 어떠한 고난이나 장애물을 극복할 수 있는 원초적인 생명 에너지가 있고 자신의 생명을 위협하는 상처가 생기거나 병이 나더라도 이를 극복할 수 있는 자연치유력이 자신 안에 내재해 있다.

사실 동양에서는 병명이 없다. 우리가 무슨 병에 걸렸다고 하면, 그 병에 따른 증상보다 병명의 개념에 따른 주입된 해석에 의해 불안해하는 경우가 많다. 그래서 공포상태로 먼저 빠져들어 쉽게 나을 병도 더디게 낫는다. 그런 이유로 동양에서는 병명을 붙이기보다는 다음과 같은 표현들을 사용했다. "간이 부었다.""심장이 답답하다.""소화가 안 된다.""체했다.""근육이 굳었다.""곪았다.""피가 더러워졌다.""냉기가 많다.""기가 약하다.""기혈순환이 안 된다.""정신이 나갔다". 이런 식으로 심신의 불편함이나 불균형 상태를 표현하였다. 그러니 굳었으면 풀면 되고, 약하면 세게 하고, 체하면 뚫으면 되고, 더러우면 깨끗하게 하면 되고, 많으면 적게 하면 된다. 몸이 불편할 때는 최초에 정자가 난자를 찾아간 그 원력, 생명력, 자연치유력에 맡기면 된다.

더우면 땀이 나고 추우면 소변을 본다. 이렇게 하여 몸의 수분을 빼내 몸이 스스로 체온 조절을 한다. 불결한 것을 먹으면 설사라는 현상으로 몸 안의 독소를 빼낸다. 이런 것들이 자연치유력이고 동적 평형력이며 생체 기능 항상성으로 기 또는 기의 기능이다. 따라서 병이란 생명력, 자연치유력, 동적 평형력, 생체 기능 항상성, 즉 기나 기의 기능이 약해진 것이다. 이를 연구하고 그에 따른 치유법으로 우리나라에는 앞서 설명한 한방이 있다.

그리고 한방에서는 해부학이 필요하지 않다. 서구의 해부학적 신체관과 달리 한방에서는 인간의 신체를 순환하며 흐르는 기의 취태(聚態)로 보았다. 기가 흐르는 유체로서의 신체라는 개념은 한방에서 몸을 이해하기 위한 핵심이며, 그 절정은 경락(기가 흐르는 통로)에 대한 이해이다. 기가 흐르는 유체로서의 신체라는 개념에서는 마음이 몸과 떨어져 있지 않고 내재해 있다. 한방에서는 몸과 마음을 분리하지 않는다. 둘 사이에 감응이 이루어져 상호 출입이 가능하다. 그것은 바로 기 때문이다. 기는 심과 신 사이에 있다. 기분(氣分)이란 마음의 상태를 기로 표현한 말이다. 기운(氣運)이란 몸의 상태를 기로 표현한 말이다. 생명은 기로 이루어진 형체로, 즉 기가 곧 '나'이다. 한방이나 도교의 내단 수련은 이런 나의 기분을 좋게 만들고, 기운을 세게 만들기 위한 것이다. 기분과 기운을 높은 수준으로 올리기 위해서는 축기(蓄氣)와 운기(運氣)가 필요하다.

인간은 일상생활을 통해서 계속 기를 소모한다. 이는 외도(外道)를 추구하는 삶 위주로 살기 때문이다. 외도란 돈을 벌기 위해, 권력과 명예를 차지하기 위해, 갖가지 욕망을 충족하기 위해 직업을 갖는 인생길을 말한다. 직업(職業)이란 "업을 만든다"는 뜻이다. 인간의 대부분의 움직임은 모두 여기에 준한다. 따라서 선천적으로 부여받은 기를 쇠잔시키고, 기가 흐르지(運氣) 않으면 기가 끊기게 된다. 기가 끊긴 것이 기절(氣絶)이며, 기절을 영원히 하는 것이 죽음이다. 이를 중국에서 가장 오래된 의학서의 하나인 『황제내경영추(黃帝內經靈樞)』에서는 다음과 같이 표현하고 있다.

사람이 오십 세가 되면 간의 기가 쇠퇴하기 시작하며 눈이 보이지 않게 되어간다. 육십 세가 되면 심장의 기가 쇠퇴하기 시작하기 때문에 우울하고 슬퍼진다. 칠십 세가 되면 비장의 기가 쇠퇴하고 그 때문에 피부는 윤기를 상실하고 만다. 팔십 세가 되면 폐의 기가 쇠퇴하며 언어에 장애가 일어나게 된다. 구십 세가 되면 신장의 기가 소진하여 장기는 윤기를 잃고 경락은 공허하게 된다. 백 세가 되면 다섯 장기는 모두 공허하게 된다. 거기에 머무는 신기(神氣)는 전부 신체의 밖으로 떠나가고 형체만이 존재하는 형태로 인간의 생을 마치는 것이다.

천지인(天地人) 사상에 입각해 기를 천기(天氣)와 지기(地氣), 인기(人氣)로 나눌 수 있다. 천기란 하늘, 허공의 기다. 허공은 단지 지금의 과학이 밝힌 산소, 질소 등으로만 되어 있는 것이 아니라 텅 빈 허공은 해, 달, 별들의 기운이 오가고 있는 공간이다. 이 기운이 바뀌어 낮과 밤도 만들면서 거대한 바닷물을 내보냈다 끌어들였다 한다. 또 사계절, 24절기도 만들면서 만물을 관장한다.

축기를 위해 필요한 일차적인 방법은 호흡이다. 호흡은 코를 통해서 이루어지지만 기를 몸 안에 끌어들이는 방법은 코를 통해서만 이루어지는 것은 아니다. 명문(命門), 손바닥(掌心), 발바닥(湧泉), 정수리(百會) 더 나아가 전신을 통해 기를 받아들인다. 그래서 『장자(莊子)』「대종사

(大宗師)」편에 "옛날의 진인(眞人)은 발꿈치로 숨을 쉬고 보통 사람은 목구멍으로 숨을 쉰다"고 했다.

지기는 땅의 기이다. 천기의 변화에 땅은 상응한다. 땅 자체의 기도 인체의 생명에 중요하지만 땅에 뿌리를 박고 사는 동식물을 먹는 것도 기에 지대한 영향을 끼친다. 평생에 걸쳐 어떤 식습관을 가지느냐가 건강에 절대적인 영향을 미친다. 이것이 식이요법이다.

인기란 인간의 기이다. 인간의 기에서 중요한 것은 기의 교류이다. 기의 교류를 보는 방법 중의 하나가 궁합이다. 남녀 간 성행위 시 기의 교류가 가장 왕성한데, 이때 일방적으로 한쪽이 다른 한쪽의 기를 빼앗아가기만 한다면 어느 한쪽은 기운이 딸리게 된다. 그래서 옛말에 "부부간에 금실이 너무 좋으면 배우자 중 한 명이 요절을 한다"고 했다. 이를 방지하기 위해 결혼 전에 속궁합을 보았다.

또 축기와 운기가 잘 되어서 기분과 기운이 높은 수준에 오르려면 기분 좋고 기운 센 사람을 만나는 것이 현명하다. "끼리끼리 논다"는 말은 기가 같은 사람끼리 모인다는 뜻이다. 기의 법칙에서 가장 기분 좋고 기운이 센 사람은 사랑의 기―애기(愛氣)를 가진 사람이다. 기가 세다는 것은 단순히 어른 같은 힘을 뜻하는 것이 아니다. 아이나 여자에 비해 남자 어른들은 일반적으로 더 빨리 달리고 더 멀리 던지고 무거운 것을 더 많이 들 수 있다. 이것은 골격이 강하고 근력이 세기 때문이다. 물론 운동 전문가가 아니더라도 생활인으로 이런 힘은 유용하다.

그러나 무병장수를 위한 기가 세다는 것은 몸과 마음이 유연하고 부드럽다는 뜻이다. 그러므로 남자는 여자보다 결코 수명이 평균적으로 갈 수 없다. 왜냐하면 여자가 남자보다 선천적으로 몸과 마음이 더 유연하고 사랑하는 심성이 더 많기 때문이다. 남자는 돈, 권력, 성이란 외도의 추구를 놓고 자기 자식과 겨루지만 여자는 그렇지 않다. 단단한 이빨은 부러지고 썩고 빠지지만 부드러운 혀는 그렇지 않은 것과 같은 이치다.

노자의 『도덕경』에는 기의 표현이 세 곳(10장, 42장, 55장)에 나오는데, 그중 10장은 기수련의 목적이 어린아이처럼 되는 것이라고 말하고 있다.

> 정신(영)과 몸(백)의 기를 합일하면 분리될 수 없다. 기를 온전히 모아 부드러움에 이르면 갓난아이처럼 될 수 있다.

몸 안의 기를 포착하여 놓치지 않고 그 기를 오롯하게 하면 몸과 마음이 어린아이처럼 순백하고 유연해지는 것이 기가 센 것이며, 그렇게 기의 순환이 잘되는 것이 바로 무병장수의 지름길이다. 그래서 옛날에는 집안에 애 울음소리가 그치면 그 집이 망한다고 했다. 애기를 낳고 기르는 것이 제일가는 축기 행위이며, 생명의 길(道)이다. 축기에는 한도가 있기 때문에 기운이 없는 사람은 욕심을 내지 않고 기를 많이 소모하지 않는 것이 바람직하다.

그러나 운기는 한계가 없다. 기가 약하다고 꼭 병이 나는 것은 아니지만 기의 흐름이 막히면 반드시 병이 난다. 흐르는 물은 썩는 일이 없다. 항상 움직이고 있기 때문이다. 사람도 마찬가지이다. 손끝, 발끝까지 기가 잘 흘러야 병이 생기지 않는다. 이러한 운기를 위해 우리가 행하는 것이 기지개(氣肢開)이다. 기(氣)가 사지(肢, 손끝, 발끝)까지 잘 퍼져나가는 것(開)이 기지개이다. 손과 발에 기가 잘 흐르게 하기 위해 나온 민속놀이가 '공기놀이', '제기차기'이다. 여기에도 기(氣) 자가 들어 있다. 인체 내부의 기나 사람끼리의 기를 잘 소통하기 위해 만든 심신 단련 방법이 도인법(導引法, 행기법이라고도 한다)으로, 이것이 심기신 수련의 기체조이다.

무엇보다 병이란 잘못된 생활에서 오는 것이며 따라서 생활 속에서만 치료될 수 있다. 그 병이 당뇨병이든 암이든 마찬가지이다. 병난 곳이 다르고 치료할 곳이 다른 것이 아니다.

우리는 병이 나면 습관적으로 먼저 병원이나 약국에 가서 수술이나 약물로 치료하려고 한다. 그러나 잔병이든 큰 병이든 병의 원인은 생활 속에 있으며 따라서 우선은 생활 태도를 고쳐야 한다. 그리고 몸에 병이 나면 내 몸 안에 그 병을 치료할 수 있는 힘(자연치유력)이 있다는 것을 알아야 한다.

심기신 수련은 생활 태도를 고치는 건강관리법이며, 자연치유력을 증강시켜 병을 고치는 자연치료법이다. 따라서 심기신 수련은 치병(治病)보다는 예방에 중점을 둔 건강관리법이다. 물론 심기신 수련은 건강 방법이나 치유 방법으로 많은 한계가 있다. 사람의 몸과 마음은 우주만큼이나 너무나 오묘하고 신비롭다. 따라서 각종 질환 검사와 치료가 과학적으로 발전한 현대의학을 무시하거나 활용하지 말자는 것이 아니다. 현대의학이 지금과 같은 놀라운 발전을 가져온 것은 인류를 질병의 고통에서 해방시키려는 성인의 마음에서 비롯된 것이다. 다만 의학뿐만 아니라 현대의 기계문명을 잘 활용하는 지혜가 요구되는 것이 또 다른 현실이다.

참다운 건강이란 몸에 병이 없을 뿐만 아니라 마음도 건강하여 주인 의식을 갖고 있는 상태이다. 이러한 사람은 한방의 방법―양생법들에 입각해 스스로 건강을 관리하며, 병을 치료하고, 또한 이 세상에서 가장 어려운 일에도 도전할 수 있는 자신감(뱃심, 배짱)을 갖고 있다. 가장 어려운 일이란 극기로 자기의 생각이나 고정 관념, 관습 등을 이기고 다스려, 남과 더불어 조화롭게 살면서도 창조적인 삶(和而不同)을 영위하는 것이다.

이러한 삶의 형태를 불교에서는 누진통(漏盡通), 기독교에서는 부활, 유교에서는 극기복례(克己復禮)의 지천명(地天命)이라고 설명한다. 우리는 이를 풍류도(風流道)라 했고 이런 사람을 선인(仙人), 도사(道士), 선비라 했다. 모름지기 지성과 호연지기를 지닌 한민족의 후예라면 그간 역사의 단절 속에서 외래 문명의 범람 하에 끊겼던 한민족의 양생법인 심신수련의 맥을 잇는 일에 동참해야 한다. 이는 심기신 수련만이 최고이며 유일하다는 아집을 갖겠다는 것이 아니다. 어찌 오래된 중병이 심신수련이나 명상으로만 치유되겠는가?

바라건대 양의학과 한의학이 전래로 내려오는 민간요법(심신수련, 양생법 등)을 과학적으로 연구, 활용하여 인류의 건강과 행복에 조금 더 보탬이 되었으면 좋겠다.

필자는 한국의 양의학, 한의학, 운동지도사, 영양사, 한방(민간요법)

의 전문가들에게 열린 마음으로 서로 협력하여 각각의 장단점을 보완, 수정하여 명실상부한 대체의학, 심신통합의학을 개발하자고 부탁하고 싶다. 그리하여 인류가 심신의 질병과 고통에서 벗어나 건강하고 행복하게 살게끔 하는 데 선도적인 역할을 하자고 제안한다. 이런 선도적 역할을 세계의 어느 국가보다 한국이 잘 할 수 있으리라 믿는다.

7 정신통일(精神統一)이란 무엇인가?

동양에서는 정신과 물질을 나누어 보지 않고 상호 밀접한 연관 체계가 있는 것으로 보고 있다. 즉 현상계에 존재하고 있는 삼라만상은 물질과 정신적 요소를 동시에 갖추고 있다는 것이다. 인체에 대해서도 마찬가지인데 고전적인 도가의 내단수련에서는 인체를 약탕관으로 보고, 인체 내부에 있는 정기신(精氣神) 세 가지를 보약으로 여기며 달인다고 말한다. 이를 인체의 삼보(三寶)라 한다.

> 신(身, 몸) + 기(氣) = 정(精)
> 심(心, 마음) + 기(氣) = 신(神)

심기신 수련은 동(動, 움직임)과 정(靜, 고요함)을 결합하여 밖으로는 근골을 단련하고 안으로는 정기신을 단련한다. 호흡과 의념의 훈련을 통해 정·기·신을 체내에 모아, 그것을 녹여 하나로 융합시킨다.

사람의 생명활동과 관련된 정기신을 자연계의 만물이 생명을 유지하는 데 필수적인 해와 달과 별, 바람과 불과 물을 빌려 설명하기도 한다. 하늘의 삼보는 해와 달과 별이고, 땅의 삼보는 바람과 불과 물이며 사람에게 삼보는 정과 기와 신이라 말한다.

우리나라에서 예로부터 내려오는 경전인 『삼일신고(三一神誥)』를 통해 심기신과 정기신의 관계를 살펴볼 수 있다. 이 책의 인간관이나 건강법에 의하면 "인간은 착하고 악함(善惡), 맑고 흐림(淸濁), 두텁고 엷음(厚薄)이 서로 섞여서 여러 상태의 삶을 이루는데, 선악은 심에서, 청탁은 기에서, 후박은 신에서 나오는 것이다"라고 한다. 또한 지감, 조식, 금촉의 수련법을 제시하면서 정기신(심기신)의 관계를 밝히고 있는데, 이들 관계를 도표화하면 다음과 같다.

정(精)은 초의 유지(油脂)에 해당되는 몸 덩이리(身)이고, 기는 심지

인간	심(心)	기(氣)	신(身)
삼일신고의 삼진(三眞)	성(性)	명(命)	정(精)
수련용어	神(神明)	氣(氣壯)	精(精充)
음양중 삼합	양(陽)	중(中)	음(陰)
삶의 양식	善福惡禍 (마음이 선하면 복 받고 악하면 화가 미친다)	淸壽濁妖 (기가 맑으면 장수하고 탁하면 요절한다)	厚貴薄賤 (정이 후하면 귀하고 적으면 천하다)
수련법	지감(조심)	조식	금촉(조신)

에 타오르는 불꽃(화염, 火焰)에 해당되는 생명력이며, 신은 불꽃으로부터 나오는 불빛(火光)에 해당되는 심성(心性)이다. 즉 초의 유지가 튼튼

하고 양질이어야(정충) 초가 휘지 않고 불꽃을 크고 고르게 낼 수 있으며(기장) 불꽃이 크고 강해야 주위를 밝게 비출 수(신명) 있다.

육체적인 정(精)은 미(米)와 청(靑)으로 구성되어 있다. 미(米)는 쌀, 즉 곡식을 뜻하는 것으로 우주 공간에 형태를 갖추고 존재하는 물질(物)을 표현한다. 자연물(自然物)은 푸른 공간(靑-공기)이 있으면 생명활동을 시작한다. 이것이 정이다. 따라서 정이란 생명의 근본 물질을 표현하는 것이다. 인간의 생명활동에 국한하여 설명하면 미(米)는 땅에서 나는 곡식 및 물 등을 뜻하는 지기(地氣)이고, 청(靑)은 하늘에 존재하는 맑은 공기와 햇빛 등으로 호흡을 통해 흡수되는 천기(天氣)이다. 인간에게 먹고(米) 숨쉬는(靑) 것—천기와 지기를 흡수하는 것—은 생명활동의 기초이다.

따라서 정이란 먹고 숨 쉬는 생명활동을 하는 생명체로 인간에게는 육체를 상징하는 것이며, 정이 살아 있는 인간에게 최초로 유형화, 물질화한 것이 정액(精液, Sexual energy)이다. 정(精)으로 육체를 표현한 것은 우리의 언어 쓰임새를 봐도 잘 알 수 있다.

앞의 표에 의하면 정을 후귀박천(厚貴薄賤)으로 표현하는데, 우리가 "저 젊은이 생김새가 귀골이야", "그 사람 후한 인상이야" "그 친구 천박하게 생겨먹었다" 할 적에 후귀박천의 모습을 육체의 생김새(정의 충만)에서 찾아 쓴 것이다. 따라서 정은 육체이다. 그런데 수련의 입장에서는 단순한 육체가 아니라 기로 단련된 몸이 정이다. 즉 심기신 수련을 하여 기운(기를 돌릴 수 있는 힘)이 최고의 경지에 간 것을 정이 충만(充滿)하다고 한 것이다.

마음인 신은 현실에서 여러 가지 뜻으로 쓰이고 있다. 여기서 신은 기독교에서 말하는 하느님(God)이나 절대자가 아니며 흔히 쓰는 정신의 신이다. 그러나 보통 정신은 마음, 즉 심리상태를 가리키는 말로만 사용하는데 수련에 있어서 신이나 정신은 좀 더 구분할 필요가 있다. 수련의 관점에서 신은 그냥 마음이 아니라 기로 단련된 마음이다. 즉 심기신 수련을 하여 마음의 상태인 기분이 최고조인 것이 신이 명한 상태(神明, 신이 밝은 상태)인 것이다. 신이 명한 신명 상태의 마음은 내가 나의 마음을 명확히 알고, 타인도 투명하게 알 수 있는 상태이다. 마음이 열려 있고 개방된 상태다. 마음을 속이거나 속을 수 없다. 그런 마음의 상태를 그래서 우리는 "신명났다", "신난다", "신들렸다", "신바람 났다"고 했다.

기로 단련된 몸이 정이고 기로 단련된 마음이 신이다. 따라서 정신(精神)이라는 것은 기로 단련된 심신의 상태이다. 정신이란 말 속에 이미 심신일여, 신형일체의 의미가 들어 있는 것이다. "정신 차려", "정신 집중"은 기로 몸과 마음을 일체화시켜 한 가지에 심신을 통일하라는 말이다. 이러한 경지가 정신일도 하사불성(精神一倒 何事不成)이다. 일본에서는 "차려!", "정신 차려!"를 "きを付け"라고 쓴다. "기를 갖다 붙여라"라는 말이다. 어디에? 심신에! 그러면 정신통일이 된다.

이처럼 심기신 수련은 정을 충만하게 하고 기를 장하게 하며 신을 밝게(精充氣壯神明) 하는 것으로 기로 정과 신을 하나로 일체화시켜 정신일도 하사불성을 하는 정신통일 수련법이다.

8 호연지기(浩然之氣)

나의 소원

내가 원하는 우리 민족의 사업은 결코 세계를 무력으로 정복하거나 경제력으로 지배하려는 것이 아니다. 오직 사랑의 문화, 평화의 문화로 우리 스스로 잘 살고 인류 전체가 의좋고 즐겁게 살도록 하는 일을 하자는 것이다. 어느 민족도 일찍 그러한 일을 한 이가 없었으니 그것은 공상이라고 하지 말라. 일찍 아무도 한 자가 없길래 우리가 하자는 것이다. 이 큰일은 하늘이 우리를 위하여 남겨놓으신 것임을 깨달을 때에 우리 민족은 비로소 제 길을 찾고 제 일을 알아본 것이다.

나는 우리나라가 세계에서 가장 아름다운 나라가 되기를 원한다. 가장 부강한 나라가 되기를 원하는 것은 아니다. 내가 남의 침략에 가슴이 아팠으니 내 나라가 남을 침략하는 것을 원치 아니한다. 우리의 부력(富力)은 우리의 생활을 풍족히 할 만하고 우리의 강력(強力)은 남의 침략을 막을 만하면 족하다. 오직 한없이 가지고 싶은 것은 높은 문화의 힘이다. 문화의 힘은 우리

자신을 행복하게 하고 나아가서 남에게 행복을 주겠기 때문이다.

지금 인류에게 부족한 것은 무력도 아니요 경제력도 아니다. 자연과학의 힘은 아무리 많아도 좋으나 인류 전체로 보면 현재의 자연과학만 가지고도 편안히 살아가기에 넉넉하다. 인류가 현재에 불행한 근본 이유는 인의가 부족하고 자비가 부족하고 사랑이 부족한 때문이다. 이 마음만 발달이 되면 현재의 물질력으로 20억이 다 편안히 살아갈 수 있을 것이다. 인류의 이 정신을 배양하는 것은 오직 문화이다.

나는 우리나라가 남의 것을 모방하는 나라가 되지 말고 이러한 높고 새로운 문화의 근원이 되고 목표가 되고 모범이 되기를 원한다. 그래서 진정한 세계의 평화가 우리나라에서, 우리나라로 말미암아서 세계에 실현되기를 원한다. 홍익인간이라는 우리 국조 단군의 이상이 이것이라고 믿는다.

또 우리 민족의 재주와 정신과 과거의 단련이 이 사명을 달성하기에 넉넉하고, 우리 국토의 위치와 기타 지리적 조건이 그러하며, 또 1차, 2차의 세계대전을 치른 인류의 요구가 그러하며, 이러한 시대에 새로 나라를 고쳐 세우는 우리가 서 있는 시기가 그러하다고 믿는다. 우리 민족이 주연 배우로 세계 무대에 등장할 날이 눈앞에 보이지 아니하는가.

최고 문화 건설의 사명을 달한 민족은 일언이폐지하면 모두 성인(聖人)을 만드는 데 있다.

백범 김구 선생의 〈나의 소원〉이다. 선생이 제시한 통일된 강한 한국은 군사적, 경제적 강국이 아니다. 문화가 높은 강국이다. 한국인 모두가 성인이 되는 영성 국가를 꿈꾸었다. 가장 높은 문화는 숭고한 영성에서 나온다. 한국을 으뜸가는 문화국으로 만들기 위해 한국인은 영성, 영성 지능이 뛰어나야 한다. 영성이 높다는 것을 기로 표현하면 '호연지기'가 넘친다고 할 수 있다.

심기신 수련으로 호연지기의 기상을 갖자. 성인이 되어보자. 그래야 개인과 사회, 국가가 자기 이익에만 혈안이 되어 무한경쟁만을 강조하지 않고 소아적 민족주의에서 벗어날 수 있는 자기 초월적 힘을 가질 수 있다. 호연지기를 지닌 자가 21세기를 리드해나갈 인재이며, 이런 인재가 넘치는 나라가 진정한 선진문화국가로 발전할 것이다.

선진유가(先秦儒家)에서 기를 통한 심신수련의 중요성을 맨 처음 강조힌 사람은 맹자(孟子)였다. 그는 호연지기의 확충, 곧 양기(養氣, 기를 기르는 것)를 논하였다. 호연지기의 사전적 의미는 대개 다음과 같다.

첫째, 하늘과 땅 사이에 가득 찬 넓고 큰 기운. 둘째, 도의에 뿌리를 박고 공명정대하여 조금도 부끄러운 바 없는 용기. 셋째, 세속의 잡다한 이해관계나 사물에서 벗어난 자유롭고 즐거운 마음.

언뜻 보면 호연지기의 요체를 용기, 정의감 등을 포함한 도덕 정신과 밀접한 관련이 있는 것으로 파악할 수 있다. 그래서 다산 정약용도 두 아들에 보내는 편지에서 호연지기를 다음과 같이 말했다.

무릇 하늘이나 사람에게 부끄러운 짓을 아예 저지르지 않는다면 자연히 마음이 넓어지고 몸이 안정되어 호연지기가 저절로 우러나온다. 만약 포목 몇 자, 동전 몇 닢 정도의 사소한 것들에 잠깐만이라도 양심을 저버린 일이 있다면 이것이 기상을 쭈그러들게 하여 정신적으로 위축을 받게 되니 너희는 정말로 주의하여라.

호연지기는 맹자와 공손추(公孫丑)가 나눈 대화를 보면 도덕 이상의 뜻이 있음을 알 수 있다. 나이 마흔이 넘으면 마음은 세속적 이해 때문에 흔들리지 않는 부동심과 천지간에 넘치는 우주 자연과 합일되는 우아(宇我) 일체감을 갖고, 생활은 자연의 순리대로 사는 삶이 되어야 한다. 즉 천인합일이 된 경지에서 부동심으로 천지자연의 이치대로 자유롭고 즐겁게 사는 삶을 뒷받침해주는 힘이 호연지기이다.

우리는 무슨 일인가를 한다. 학생은 공부를, 어른은 일을 한다. 그런데 일과 싸우면 목적을 달성해도 기쁨은 잠시요 더 큰 일과 목적을 위해 싸우다가 결국은 스트레스와 분노에 시달리게 된다. 일과 싸우는 행위는 결국 지겹고 도망가고 싶게 만들고 심신을 병들게 한다. 일과 하나가 되어야 한다. 천지자연의 이치와 하나가 되는 것, 삶과 하나가 되는 것, 일과 하나가 되는 것이 지금 현재를 즐기는 것이다. 이것이 즐거움이고 자유로움이며 마음에 번뇌가 없는 부동심의 경지이다. 이런 경지를 『장자』「달생편」에서 볼 수 있다.

공자가 여량에서 놀다가 폭포를 발견한다. 높이가 240척이나 되고, 물보라의 휘날림이 40리에 이른다. 격류가 너무 세어서 거북이나 악어조차도 헤엄치기 힘든 곳이다. 그런데 그 폭포의 격류 속에 뛰어드는 한 남자를 발견한다. 공자는 자살하려고 하는 사람인 줄 알고 제자를 시켜 구출하게 한다. 그런데 그 남자는 수백 보를 떠내려가더니 강둑으로 헤엄쳐 나와 머리를 풀어헤친 채 유유히 노래를 부르며 노닐고 있었다. 공자가 따라가 "그대가 귀신인 줄 알았는데 자세히 보니 사람이구려. 헤엄치는 데도 무슨 도가 있소?" 하고 물으니 그 사람이 "나에게 도라고 하는 것이 없소. 소용돌이 속에 같이 들어가고, 용솟음치는 파도와 함께 나오고, 물의 흐름에 따라 흘러갈 뿐이오. 내가 물속에 있다는 생각조차 없기 때문에 억지로 허우적거리지 않을 뿐이오. 나는 고(故)에서 시(始)하고, 성(性)에서 장(長)하고, 명(命)에서 성(成)하오"라고 대답했다. 공자가 마지막 문구의 뜻을 물으니 그가 다음과 같이 대답했다.

"내가 폭포가 있는 동네에 태어나 이런 환경에서 편안함을 느끼는 것이 내 고요, 물속에서 자라서 물이라면 아무 두려움이 없는 것이 나의 성이요, 내가 어떻게 헤엄치는지를 모르면서 헤엄치는 것이 나의 명이오."

수천 길의 폭포에 뛰어들면서도 두려워서 발버둥치지 않는 행동, 물속에서 물길 따라 움직여 물속에 있는 자기를 잊어버리는 자연스러운 움직임, 이것이 호연지기이다. 호연지기는 패기(覇氣)와 다르다. 패기란 어떤 어려운 일이라도 해내겠다는 의욕과 자신감이다. 더 나아가 승부욕을 가지고 남을 제압하여 으뜸이 되고자 하는 저돌적인 기운을 뜻하기도 한다. 즉 패기는 남보다 잘하려고 남과 경쟁하며 남을 이기는 기질, 일과 싸워서 이기는 기질이다.

패기에는 상대가 있다. 하지만 호연지기는 남과 내가 다름이 아닌 것을 알고 남과 더불어 살려는 호탕한 기질이다. 내가 하는 일이 공부이건 직장 일이건 취미이건 그것과 싸워서 일정한 목표를 달성하는 것이 아니라 그것과 하나가 되어 어우러지고 즐기는 것이다. 나만이 존재한다. 어제의 나보다 더 나은 오늘의 나를 만드는 것이 호연지기이다. 이러한 호연지기를 기르는 것이 심기신 수련이다.

한국인이 심기신 수련을 통하여 영성 지능이 높아져서 김구 선생의 말씀대로 우리 모두가 호연지기가 넘치는 성인이 되는 그날을 그려본다. 우리나라가 영성 한국이 되는 날을 꿈꾸어본다.

이 꿈은 반드시 꿈으로 끝나지 않고 반드시 현실로 이루어진다. 왜냐하면 우리 민족이 이미 5천 년 이상 동안 품었던 꿈이기 때문이다. 이 땅에 처음 나라가 세워졌을 때 우리의 건국이념은 홍익인간(弘益人間)이요, 재세이화(在世理化)였다. 이는 곧 이 세상에 하늘(자연)의 이치를 실현하겠다는 뜻이다. 성경에서 말하는 "뜻이 하늘에서 이루어진 것처럼 땅에서 이루어지이다"와 같은 의미이다. 이런 건국이념 하에 오랜 세월 살아온 우리이기에 지금 이 땅에는 그 이름은 알려져 있지 않지만 농부, 노동자, 시인, 교사, 사업가들 중에 이미 수많은 성인이 있을 것으로 확신한다.

제2장 | **4H 몸맘숨 명상이란 무엇인가?**

1. 기체조
Feeling Stretching

2. 단전호흡
Power Breathing

3. 생활명상
Aware & Relax Meditation

머리글에서 밝혔듯이 심기신 수련의 목적과 방향성을 구체적으로 나타내기 위해 심기신 수련의 명칭을 4H 몸맘숨 명상이라 하였다.

2006년 미국 세도나에 가서 한 달간 머물며 'Seven 요가 지도자 과정'을 공부했다. 이때 내 수련법 또는 브랜드를 무엇이라 할까 결정하기 위해 섭씨 40도가 넘는 뙤약볕을 쬐며 바위에 올라가 명상을 하였다. 이때 떠오른 단어가 '4H'이다

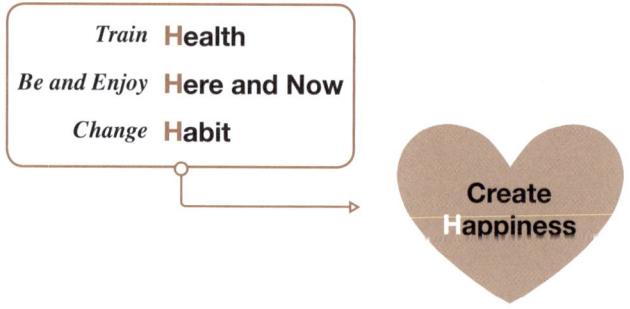

4H란 몸의 차원에서 Train Health(몸을 단련하자), 마음의 차원에서 Be and Enjoy Here & Now(마음은 지금 여기에 머물러 이 순간을 즐긴다), 숨 또는 영성(영혼)의 차원에서 Change Habit(생활습관을 바꾸자), 그리하여 인간관계와 세상적 차원에서 Create Happiness(행복을 창조하자) 하자는 의미이다.

몸, 마음, 숨(기, 영혼)을 단련하기 위해 먼저 해야 할 일은 이것들을 정화해야 한다는 것이다. 그간에 잘못된 먹는 습관, 생각(사고)하는 습관, 숨 쉬는 습관, 감정습관, 행동습관 등을 비롯한 여러 습관에 의해 더러워지고 병이 든 몸, 맘, 숨을 청소해야 한다. 한방의 단전호흡법,

다도법, 배설법, 식이요법, 수면법, 도인법, 정좌법(명상법) 등이 다 이것들을 깨끗하게 정화시키면서 동시에 자연치유력과 면역력을 높이면서 기혈순환, 장부의 기능강화, 근골의 이완과 유연성에 도움을 준다.

더 나아가 과거의 상처, 현재의 갈등, 미래의 불안으로 이루어진 오만 가지 생각과 감정의 늪에서 벗어나 정신의 집중력을 높여서 지금 이 순간에 머물며 즐기는 자유와 평화를 누린다. 궁극적으로는 몸맘숨 명상을 하여 나와 생명의 실상을 알고, 각자의 내면에 숨겨진 찬란한 의식을 드러내어 의식의 꽃봉오리인 영성, 영혼으로 더불어 사는 행복한 세상을 만드는 힘을 갖추는 것이다. 그렇게 하기 위해 몸, 마음, 숨을 수련하는데 몸과 마음, 숨을 따로따로 훈련시키는 것이 아니라 동시적으로 명상적으로 해야 한다.

명상적으로 한다는 것은 일단 무엇을 하든 하는 것을 알아차리고, 알아차린다는 생각을 넘어 느끼고, 느껴지는 것이 싫든 좋든 수용하는 것이다. 수용이란 좋다고 탐닉하고 싫다고 배척하는 것이 아니라 그대로 머무르다가 흐르게 하는 것이다. 엄밀히 말하면 인위적으로 하는 것이 아니라 그렇게 되는 것이다.

몸의 통증이나 쾌감, 생각, 감정, 욕구, 숨의 상태 등을 내 의식에서 알아차리고 느끼게 될 때 그것들은 저절로 생기다가 없어지는 것을 반복하고 있을 뿐이다. 그것만 일단 자각하고 있으면 된다. 이것이 '마음챙김' 명상법의 요체이다.

몸맘숨 명상의 수련에는 크게 다음과 같이 세 가지 영역이 있다. 몸맘숨 명상은 3조 수련이다. 3조는 조식(調息), 조심(調心), 조신(調身)이다.

몸을 바르게 하는 조신으로 기체조, 숨을 고르게 하는 조식으로 단전호흡, 조심이란 마음에서 일어나는 생각과 느낌을 다스리는 것으로 생활명상(여기서부터는 몸과 숨을 분리하여 마음 차원에서만 사용한 명상)으로 구성되어 있다. 그러나 실제로 수련을 하면 이 셋은 나누어지지 않는다. 체조를 할 때도 반드시 마음을 써서 몸을 알아차리고, 마음을 집중하여 호흡을 하면서 체조를 하기 때문에 체조 수련 속에 호흡과 명상이 들어가 있다.

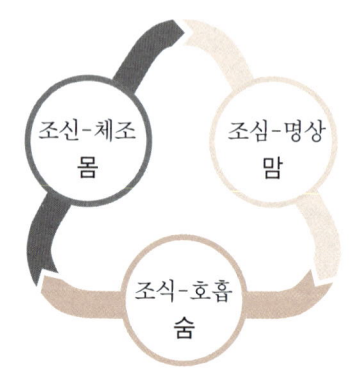

호흡과 명상도 마찬가지이다. 그래서 기공에서는 위의 세 가지 수련을 몸의 움직임의 많고 적음에 따라 정공과 동공으로 나눈다. 체조, 호흡, 명상은 무엇을 위주로 수련하느냐에 따라 편의상 나눌 수 있을 뿐 어떤 수련을 하든 세 가지가 반드시 같이 가야 한다.

명상의 경우는 예외라고 생각하기 쉽지만 명상수련의 시작이나 중간 과정, 그리고 마무리에서도 늘 자기 마음만이 아니라 몸이나 호흡도 잘 관찰하고 알아차리고 느껴야 한다. 마음은 몸 안에 있고 몸을 통해서 나타나고, 몸은 마음에 의해 움직이며, 몸과 마음의 상태에 따라 호흡, 기, 영혼은 곧바로 반응한다.

1 기체조-Feeling Stretching

4H 몸맘숨 명상에서 몸을 단련하는 트레이닝 헬스$^{training\ health}$는 겉으로는 뼈와 근육을 끌고 당겨서(導引) 자세를 바르게 하고, 속으로는 기를 원활하게 운기시키는 기체조이다.

가. 자세의 중요성

먼저 기를 고려하지 않더라도 동서양의 체조에서 가장 중요한 것은 자세이다. 자세를 바르게 하는 것은 몸의 건강뿐만 아니라 마음과 영혼의 건강까지 가져온다.

첫째, 올바른 자세는 몸과 마음을 바르게 한다.

집을 잘 지으려면 우선 터를 잘 닦아야 한다. 집터가 단단히 안정된 후에야 주춧돌을 놓고 대들보를 세우고 지붕을 얹는다. 이를 인체로 비유하자면 주춧돌이 골반이고 대들보는 척추이다. 터가 뭉개지고 주춧돌이 삐뚤어지게 놓여 있으면 그 집의 기둥은 휘어지고 부러져서 무너져버린다. 인체도 마찬가지이다.

육체 건강을 위해서는 골반을 안정시키고 척추를 바르게 세우는 것이 중요하다. 육체의 대들보인 척추를 바르게 보호하며, 척추를 받치고 있는 골반을 안정시키는 것이 도인 수련의 첫 단계이다. 그런데 골반이 안정되고 척추가 바로 서야 한다는 것은 단지 자세(몸가짐)라는 육체적 문제에만 머무는 것이 아니다.

오늘날 우리가 사는 사회를 보면, 마음을 들뜨게 하고 흥분시키는 일들이 많고, 몸을 긴장시키고 바쁘게 하는 생활 위주로 되어 있다. 이러한 사회 속에서 현대인은 마음이 불안정하게 되어 언제나 호흡은 들떠 있으며, 육체의 근육은 항상 긴장되어 있다. 불안정한 생활은 제일 먼저 자세를 그릇되게 만든다. 그릇된 자세는 그릇된 습관을 만들고, 그릇된 습관은 그릇된 행동을 반복시키며, 그릇된 행동의 반복은 그릇된 고정관념, 마음(생각, 정신)을 형성한다. 이와 같이 그릇된 자세와 마음은 상호 밀접한 관계가 있다. 따라서 그릇된 자세를 고치는 도인 수련은 육체의 병만 고치는 것이 아니라 마음의 병까지도 고친다.

둘째, 자율신경(自律神經)의 조화를 이룬다.

현재 많은 생체의학자나 생리학자들의 말처럼 "인간은 본래 건강하게 살아가도록 그 자체 안에 지혜와 능력을 지니고 있다. 원래는 누구든지 건강할 수 있도록 균형이 잡혀 있는 것이다." 이것이 병이 되는 것은 여러 가지 자극에 의해서 마음과 몸의 균형이 깨어지기 때문이다. 이 균형이 파괴된 것 가운데 요즈음 현대병으로 "자율신경실조증"

(自律神經失調症)이라는 것이 있다.

머리가 아프다, 배가 이상하다, 체중이 줄었다, 열이 난다, 잠이 안 온다, 다리가 저리다, 어깨가 결린다, 가슴이 두근거린다, 노곤하다, 어지럽다, 식욕부진, 메스꺼움, 변비, 설사 등 실로 여러 군데를 호소한다고 해서 "부정수소증후군"(不定愁訴症候群)이라는 진단명이 붙기도 하는데 병원을 가보아도 "모르겠다", "별 이상이 없다"는 말만 듣는다. 혹은 "피로해서 그렇습니다", "운동부족입니다", "신경성인데, 요즈음 그런 사람들이 많습니다 신경 쓰지 마세요" 같은 전혀 요령부득(要領不得)의 대답이 돌아오는 경우가 많다.

이런 증상들은 의사에게는 대수롭지 않은 것으로 생각되지만 본인으로서는 아주 절실하여 이 병원, 저 병원을 찾아다니는 '철새 환자'가 되는 대표적인 현대병 중 하나이다.

병원에서 여러 검사를 해도 증상이 잘 나타나지 않는 것은 내장 자체에 이상이 있어서가 아니다. 인간의 내장은 자율신경의 작용을 받고 있다. 자율신경은 글자 그대로 자동적으로 작용하여 마음(의지, 의식)의 지배를 받지 않는다. 그래서 "불수의신경"(不隨意神經)이라고도 부른다. 이에 대해 운동신경은 생각대로 움직이므로 "수의신경"이라고 한다. 우리가 잠자고 있을 때에도 숨은 계속 쉬고, 심장은 멈추지 않으며, 위장이 쉬지 않고 자동적으로 생명활동을 계속하는 것도 이 자율신경의 작용 때문이다. 이 자율신경은 교감(交感)신경과 부교감(副交感)신경이라는 두 종류의 신경으로 되어 있어 서로 협력적으로 작용한다. 이것은 몸의 모든 부분 즉 심장, 위장, 기관지, 혈관, 안구, 피부, 모발 등 어디에나 퍼져 있다. 그들은 한쪽이 확장하면 한쪽은 수축하는 작용을, 한쪽이 촉진하면 한쪽은 제지하는 작용을, 한쪽이 긴장하면 한쪽은 이완하는 작용을 한다.

이처럼 대조되는 두 개의 신경이 서로 균형을 취하고 있을 때에는 건강하고, 균형이 깨어졌을 때는 병적인 반응이 나타난다. 중요한 것은 이 자율신경이 척추를 통하여 내장에까지 뻗어 있다는 것이다. 따라서 척추에 이상이 생기면 자율신경의 조화가 깨어져 여러 가지로 몸에 이상이 생긴다.

척추는 25개의 뼈마디가 접속되어서 그 하나하나로부터 내장과 다른 기관으로 신경이 뻗어나간다. 척추와 신체 기관들이 서로 결부되어 있으므로 척추의 고장은 거의 전신에 영향을 준다. 예를 들면 각 척추 마디마다 관리하는 기관과 내장이 있는데, 눈과 연결되는 시신경은 경추 1~4번을 통과하므로 경추가 잘못되면 시력에 이상이 생긴다. 흉추 3~8번 중에 하나만 잘못되면 위를 관리하는 자율신경이 방해를 받아 위장병이 생긴다. 요추 2번의 이상은 방광염, 맹장염, 생식기 등의 기능장애를 일으키기 쉽고, 허리뼈인 요추 3~4번이 잘못되어 밖으로 밀려나면 무릎과 허리에 신경통과 아울러 성 능력이 감퇴된다. 요추 5번의 이상은 항문병에 걸리기 쉽다.

이처럼 심인성이나 신경성 병들의 대다수가 자율신경과 밀접한 관련이 있는 척추의 이상에서 온다. 따라서 도인 수련을 통하여 자세를 바로 잡고, 척추의 이상을 수정하면 자율신경실조증의 증상은 서서히 없어진다.

셋째, 고요함을 추구한다.

호흡이나 명상을 할 때에 자세를 중요시한다. 자세가 바르면 몸의 근육이나 뼈도 바르게 된다. 그러면 자율신경의 조화도 이루어지고 마음도 안정된다. 또한 기혈순환도 잘 된다. 그러나 이러한 건강의 실용적인 차원에서만 자세를 강조하는 것이 아니다. 바로 입정(入靜)을 위해서이다.

자세를 바르게 하는 방법은 수없이 많지만 바른 자세의 공통된 목적은 입정(고요함)을 구하는 데 있다. 고요함(靜)과 움직임(動)은 서로 대조되는 음(陰)과 양(陽)이다. 그 개념은 크게는 자연계의 물리 현상 속에서 서로 반대되는 상태라고 말할 수 있고, 작게는 인생에서의 정지와 활동, 휴식과 행동이라는 두 가지 상태라고 할 수 있다.

우리는 끊임없이 무엇인가를 추구하며 움직이면서 산다. 몸과 마음을 움직인 만큼 쉼, 비움, 휴식이 필요하다. 그리하여 고요함 속에서 저절로 생겨나는 지혜의 소리—직관을 알아차린다. 침묵에서 떠오르는 지혜를 직관적으로 알아차리려면 고요한 상태에서 바르게 앉고, 서고, 누워야 한다.

나. 도인이란 무엇인가

서양의 맨손 체조는 19세기 후반에 만들어지기 시작해서 지금에 이르기까지 전 세계에 널리 보급되어 있다. 서양 체조는 몸의 자세를 바르게 하여 건강을 증진시키고 몸매를 아름답게 하는 데 중점을 두고 있다. 그에 비해 동양의 체조는 자세를 바르게 하고, 근육과 뼈의 유연성을 높이는 서양 체조의 목적 외에 더 나아가 몸 안의 기혈의 흐름을 원활하게 하고 장부의 독소를 정화시키며 자율신경의 조화를 이루는 데 목적을 두고 있다. 대표적으로 퇴계 이황의 '활인심방'(活人心方)에 나오는 체조나 인도 요가의 아사나, 중국 기공의 오금희, 태극권 등이 있는데 이것들을 다 넓은 범위에서 '도인'이라 부를 수 있다.

몸의 자생력에 의한 트림이나 딸꾹질을 하고 또 방귀를 뀌거나 기지개를 켰을 때 느끼는 시원함은 누구나 경험해본 적이 있을 것이다. 이런 것들도 자연스러운 도인에 대한 경험이라고 할 수 있다. 역사적으로 도인은 농경사회(農耕社會)를 바탕으로 발전하였다. 농경사회에서는 농사를 지으며 집중적으로 활동하는 농번기가 있는 반면 농사를 지을 수 없는 겨울에는 활동이 매우 적어지는 농한기가 있다. 이러한 상반되는 기간의 신체 활동 경험들이 움직이는 상태와 움직이지 않는 상태에 대한 신체의 변화와 느낌들을 체험하게 한다.

예를 들어 한겨울에 움직이지 않고 있으면 몸이 굳거나 불편해서 병이 나기도 하는데 봄이 되어 일을 하다 보면 쓰지 않던 근육과 관절을 사용함으로써 병이 낫는 경험을 하게 된다. 이런 경험들은 사람으로 하여금 인체의 기능에 대해서 생각하고 연구하도록 이끌었는데, 바로 이것이 도인을 탄생하게 한 바탕이 되었다. 도인이란 몸의 팔다리를 비롯한 근육이나 뼈를 끌고 당기는 것으로 오늘날의 체조, 스트레칭에 해당한다.

많은 현대인은 다람쥐가 쳇바퀴를 도는 것처럼 반복되는 생활 속에서 틀에 박힌 기계적인 삶을 영위한다. 그와 같은 기계적인 생활 때문에 육체의 움직임도 자연히 범위가 좁아지게 된다. 육체 중 일부만 사용하는 관계로 사용하지 않는 부분은 자연적으로 퇴화하여 육체 건강의 균형은 깨어지고 만다. 따라서 육체 건강을 위해서는 모든 지체의 움직임과 역할을 확실히 알고 조절할 수 있어야 한다. 사용하지 않아서 도태되는 세포 및 지체에 자극을 줌으로써 생기를 불어넣어주고, 건강 밸런스를 유지할 수 있도록 해주는 것이 도인이다.

따라서 잠자고 일어나 아침에 활짝 기지개를 펴는 것도 도인이고, 뒤로 걷는 것도 도인이고, 하품을 하는 것도 도인이다. 사람을 만났을 때 합장(合掌)을 하고 고개를 숙이는 것과, 가슴과 머리에 손으로 십자(十字)를 긋고 손을 모아 기도를 하는 것도 좋은 도인이다. 이는 두 손을 모아 서로 겹침으로써 마음을 가라앉히며, 기가 손에 모아지기 때문에 기가 머리 위로 올라가는 것을 막아주고, 상기(上氣)된 것을 내려준다.

이 밖에도 글만 쓰는 사람은 육체 활동을 하는 것이 도인이고, 앉아서 일하는 사람은 걷는 게 도인이다. 반대로 조깅이 건강에 아무리 좋다고 하더라도 하루 종일 걸어 다니는 세일즈맨에게는 조깅이 오히려 건강을 해칠 수도 있다. 이들에게는 편히 앉아 쉬는 것이 도인이다.

결국 요가의 수정 체조(아사나), 불교 참선(參禪)의 선(禪) 체조, 그리고 민족 고유의 수련법에서 양생술(養生術)로 도인법이 나오게 된 이유도 오랜 시간 앉아서 수도(修道)를 하다 보니 관절이 상하고 근육이 굳어서 몸이 허약해지고 따라서 정신 집중도 되지 않아 중도에서 포기하게 되는 경우가 나타나 움직임의 필요성을 깨달았기 때문이다. 널리 알려진 화타(華佗)의 오금희(五禽戱)나 달마대사의 소림사 무술, 태극권 등이 이와 같은 이치의 대표적 예가 될 것이다.

이러한 도인법은 호흡에 맞추어 몸을 늘이고 당겨줌으로써 기혈의 흐름을 원활하게 하는 일종의 체조라고 할 수 있다. 도인법은 근육이나 골격을 강하게 하기보다는 신체의 뒤틀림을 교정하고, 호흡에 맞춤으로써 기를 닦는 준비 단계이며, 이때 마음과 정신의 이완 및 집중을 가져오는 효과를 얻을 수 있다. 그래서 행기법(行氣法)이라고도 한다.

평상시에 쓰지 않던 근육 및 지체에 의식적으로 자극을 가함으로써 노쇠해가는 육체에 화기를 주고, 밸런스를 회복시켜주며, 비뚤어진 자세를 올바르게 수정해준다. 체조 동작들은 여러 운동의 준비 운동이나 마무리 운동으로 활용하면 좋다. 뿐만 아니라 일상생활 속에서 먹고 자고 배설하는 것처럼 습관을 붙이도록 하자.

그러나 인위적인 동작을 만들어 습관화하는 것보다 도인의 동작으로 이미 우리에게 천부적으로 주어진 것이 있다. 아기 때는 생명력을 강화하고 자라나기 위해, 나이가 들어가며 피곤해질 때 저절로 이루어지는 도인 동작이 있다. 정자가 난자를 찾아간 최초의 생명력에는 우리가 피곤하거나 병이 들기 전 기계의 상황판처럼 미리 증상의 조짐을 보여주는 현상이 있다. 경고뿐만 아니라 그런 행위를 하면서 피곤을 없애고 병을 치료하는 자연치유력이다. 대표적인 것이 기지개이고 하품이다.

가장 좋은 도인이 기를 팔다리까지 보내어 연다는 기지개이다. 피곤하거나 졸릴 때, 뇌의 기능을 향상시키기 위해 저절로 생명력, 자연치유력 차원에서 나오는 것이 하품이다. 이런 기지개, 하품의 이치를 이용하여 만든 것이 몸맘숨 명상에서 소개하는 기체조이다. 이를 영어로 "Feeling Stretching"이라고 표현한 것은 체조를 할 때도 마음을 집중하고 호흡에 맞추어 하는 것뿐만 아니라 체조 중에 몸의 감각을 느끼면서 하며, 몸의 감각에 대한 중요성을 강조하기 위해서이다.

다. 도인법의 기능

도인법은 도인에 수행과 자연의 이치라는 점을 강조하기 위해 법을 붙인 용어다. 도인법의 기능은 인체를 원래의 타고난 건강상태로 되돌리고 그 기능을 향상시키는 것이다. 우리 몸의 표피(表皮), 근육(筋肉), 내장(內臟), 뼈(骨) 등이 굳어져 움직이지 않거나 그 기능이 약화되면 다른 부분과의 소통을 이루지 못하는 불통(不通)의 상태에 놓이게 된다. 이렇게 되면 우리의 몸은 부분적인 죽음을 맞이하게 되고, 병을 일으키는 원인이 된다. 그래서 허준도 통하면 살고 불통하면 죽는다는 점을 강조하며 『동의보감』을 집필했다. 이러한 인체의 불통의 부분을 태(胎)라고 한다. 그렇기에 도인의 목적은 환골탈태에 있다.

태의 모습은 고인 물과 같다. 고인 물은 내버려두면 결국 썩을 수밖에 없고, 썩은 물은 그 주변까지 좋지 않은 문제들을 일으킨다. 몸도 마찬가지다. 현대인들이 많은 병에 시달리고 계속해서 새로운 병이 생기는 큰 요인은 신체활동이 극히 적어지고, 신체의 활용이 일정 부분에만 편중되기 때문이다.

몸의 일정 부분의 기능이 저하되면 그 부분만 문제가 생기는 것이 아니라 관련된 다른 부위에까지 문제를 일으킨다. 예를 들어 어깨가 안쪽으로 감긴 모양으로 굳으면 팔꿈치 부위가 움츠러들게 되고 갈비뼈 부위가 가라앉게 된다. 그러면 상체의 전반적인 모양새가 앞으로 움츠린 형태를 취하게 되어 무게 중심이 앞으로 쏠리게 되며, 호흡은 짧아지게 된다.

도인법을 수련하면 이렇게 굳어져 기능하지 못하는 부분들이 천천히 움직이기 시작하며 다시 각 부분들 간의 소통이 이루어져 제 기능을 찾게 된다. 이는 구르는 돌에 이끼가 끼지 않는 것과 같다. 이런 작용을 옛사람들은 "기(氣)가 통한다", "동(動)한다" 같은 식으로 표현하였기에 도인법을 행기법이라고도 했다.

도인법에 의한 신체 기능의 정상화 및 계발에 대한 이해가 깊어지면 인체의 구성과 그 작용에 대한 이해도 섬세해진다.

예를 들어, 간의 기능을 향상시키고 싶으면 오른손을 높이 올려 팔이 귀에 닿도록 한다. 이 상태에서 겨드랑이, 팔꿈치, 손가락을 쫙 펴면 갈비뼈가 드러나게 된다. 그다음에 왼손바닥을 오목하게 만들어 갈비뼈 아래 간 부위를 두드린다. 그냥 두드리면 근육이 긴장해서 아프지만 오목하게 하고 공명(共鳴)을 주어 두드리면 부지불식간에 진동이 안으로 전달되어 간에 자극을 주고, 그 기능이 되살아난다. 이렇게 동작을 반복하면 나중에는 자세만 취하고 직접 두드리지 않아도 속에서 스스로 진동을 한다. 또 저절로 꺽 하고 트림을 하고, 방귀도 나오면서 몸속의 탁기가 배출된다.

상기(上氣)가 됐을 때 편안히 앉아서 찬물이 이마에서 떨어져서 타고 내려간다고 상상을 하며 이마에서부터 아랫배까지 의식을 집중하면 위에서 정체된 것들이 의념의 작용으로 내려가게 된다. 이는 의념으로 하는 도인법이다.

소리를 활용하는 방법도 있는데, "쉬"라는 소리를 내면 에너지의 작용이 방광으로 가고 "끄응"하는 소리를 내면 에너지가 아랫배 뒤쪽으로 흐른다. 이와 같이 도인법은 인체의 작용에 대한 깊은 이해를 바탕에 두고 다양한 방법으로 건강을 추구하는 실용수련법이다.

필자와 함께 도인법 연구회를 만들어 함께 연구하고 수련하며 일반인들을 지도하는 곳이 있는데 이 책의 부록에 소개해놓았다. 참조하기 바란다.

2 단전호흡-Power Breathing

4H 몸맘숨 명상에서 생활습관을 바꾸는 체인지 해빗$^{change\ habit}$의 첫 번째 대상은 숨이다. 흔히들 습관이라고 하면 먹는 습관, 자는 습관, 시간 습관 같은 것부터 떠올리지만 더 중요한 것이 매 순간마다 일어나는 숨을 알아차리고, 숨의 형태를 바르게 하는 것이다. 올바르게 숨을 쉬는 습관이 무병장수와 마음의 안정, 더 나아가 성스러운 영혼을 밝히는 핵심적인 역할을 한다.

가. 현대 과학이 밝힌 호흡

숨을 쉬는 목적은 두 가지다. 몸으로 산소를 받아들이고, 이산화탄소를 내보내는 것이다. 1분마다 5~6리터의 공기가 허파를 드나든다. 허파 속에 들어간 공기 중에서 산소는 적혈구 속의 헤모글로빈과 결합한다. 산소를 포함한 혈액은 심장으로 가고 심장에서 동맥을 타고 각 조직에 공급된다. 그리고 신진대사를 하여 에너지와 이산화탄소가 발생된다. 에너지는 각 조직과 세포에 공급되고, 이산화탄소는 정맥을 따라 심장으로 돌아와 숨을 내쉴 때 폐를 통해 몸 밖으로 배출된다. 여기에서 유의할 점이 세 가지가 있다.

첫 번째는 단순한 외호흡이 아니라 내호흡이 잘 이루어져야 한다. 일반적으로 호흡이라 하면 단순히 허파에서 산소와 이산화탄소의 교환으로 본다. 이것은 외호흡이다. 내호흡은 조직 세포 호흡으로 세포 내에서 영양 물질이 소화되는 과정이다. 몸 밖에서 산소를 받아들여 폐로 보내고 폐에서 혈액을 통하여 산소를 조직 세포에 공급해주고 정반대의 과정으로 조직 세포 내에서 세포 호흡의 결과 발생한 이산화탄소를 몸 밖으로 내보내는 것이다. 이를 잘하기 위해서는 폐포(肺胞)의 환기량이 높아야 한다. 그렇게 높이기 위해서는 길고 느린 숨쉬기가 필요하다. 힘없이 헐떡거리는 호흡은 신선한 산소를 폐포에 제대로 공급할 수 없다.

두 번째는 횡격막 호흡이다. 횡격막(가로막)은 호흡운동을 보조하는 근육질의 얇은 막이다. 폐는 1분에 17~18번 호흡하는데, 그것은 흉강과 복강을 가로지르는 가로막(횡격막)과 갈비뼈 근육(늑간근)의 신축에 의해 일어나는 수동적인 운동이다. 즉 갈비뼈가 올라가고 가로막이 내려가면 흉강의 기압이 낮아져서 기압이 높은 바깥 공기가 허파로 저절로 들어오고(들숨, 흡기), 반대로 갈비뼈가 내려가고 가로막이 올라오면 기압이 높아져서 공기가 밀려나가는 것(날숨, 호기)이다. 마치 대장간의 풀무와 그 원리가 같다. 횡격막 상하운동에 도움이 되는 호흡 운동이 필요하다.

세 번째는 콧구멍과 목의 정화이다. 숨을 쉴 때마다 공기는 코 안(비강)을 지나면서 더워지고 먼지를 거르고 축축해진다. 이런 공기는 목(인두)과 기도(기관)를 지나 허파에 도달한다. 코는 외부 환경과 직접적이고 지속적으로 상호작용하는 주요한 기관이다. 정화 위주의 '크리야Kriya 요가'뿐만 아니라 인도의 모든 종류의 요가가 코를 정화하는 네티를 중요시한다.

이상과 같은 세 가지에 유의하여 코를 통해 횡격막의 상하운동을 극대화시키면서 내호흡이 완전하게 이루어지도록 하는 것이 요즘 유행하는 단전호흡이다.

단전호흡에는 고전적으로 내려오는 심신수련의 여러 유파의 호흡법과 요가에서 소개하는 호흡법이 있다. 또 수많은 심신수련 단체에서 각각의 특징을 가지면서 대상별, 증상별로 셀 수 없을 정도로 많은 호흡수련 방법을 소개하고 있다.

필자는 이 세상에 호흡법이 60억 가지가 있다고 말할 수 있다. 왜냐하면 사람의 호흡은 개인에 따라 다르고 개인의 호흡도 시공간의 환경과 심신의 상황에 따라 각기 다르기 때문이다. 또 수련의 목적에 따라서도 다르다. 결국 최상의 호흡이란 각자에 따라 다르며 가장 좋은 호흡수련법은 매 순간 자신의 호흡에 늘 깨어서 관심을 갖고 각자에 맞는 호흡수련법을 개발, 창조하는 수밖에 없다.

또 달리 생각해보면 호흡수련을 한다든지 수련법을 개발한다는 것이 합당한 생각이 아닐 수도 있다. 지금 본인이 하고 있는 호흡이란 결국 각자의 심신 상태나 환경에 적응하여 심신을 최상의 조건으로 만들려는 자연치유력이 만들어내는 호흡이기 때문이다. 따라서 우리가 생각하는 바람직한 호흡이 되기 위해서는 본인의 몸과 마음의 상태나 환경을 먼저 바꾸어주어야 한다. 그럼에도 불구하고 역으로 바람직한 심신 상태나 환경을 창조하기 위해 인위적인 호흡수련을 할 필요는 있다. 그래서 이 책에서는 가장 기본적이고도 보편적인 단전호흡 방법으로 부작용이 생기지 않는 범위에서 수련 방법을 소개한다.

나. 호흡법의 원리

1) 호흡과 웃음

우리 속담에 "일소일소(一笑一少) 일노일노(一怒一老)"가 있다. 웃고 화내는 행위는 호흡과 밀접한 관계가 있다. 웃을 때는 배에서부터 "하하하" 혹은 "호호호"하면서 내뿜는 호를 위주로 복식호흡을 한다. 복식호흡을 하기 때문에 웃으면서 "배 아프다, 그만 웃겨라" 또는 "배꼽이 빠지는 줄 알았다"는 표현을 쓴다. 반대로 화가 났을 때의 호흡을 살펴보면 '씩씩'거리며 들이마시는 호흡을 위주로 흉식호흡을 한다.

이렇게 흉식호흡을 하기 때문에 열기(화기)가 위로 뻗쳐 가슴이 답답하고, 목이 뻣뻣해지면서 머리가 아프다. 그래서 "화가 치밀어 오른다" 또는 "가슴이 답답하다"면서 가슴을 친다. 이처럼 웃고 화내는 것도 호흡과 밀접한 관련이 있다. 박장대소, 요절복통, 포복절도식의 웃음이 화기를 밑으로 내리는 가장 좋은 호흡수련이다.

2) 호흡하는 법은 각자 다르다

우주에는 리듬이 있다. 태양에도 리듬이 있고 지구에도 리듬이 있으며 인간의 생명활동에도 리듬이 있다. 그리고 공기(우주)와 '하나'가 되는 인간의 호흡에도 리듬이 있다. 모든 리듬은 정-반-합(음-양-중)의 관계를 지닌다. 호는 양이고 흡은 음이다. 양이 많아 지나친 활동을 할 때는 많이 들이마시는 흡을 위주로 하고, 음이 많아 움직이기 싫을 때는 길게 내뿜는 호를 하여 게으름을 방지해줌으로써 음-양의 조화를 이룬다. 따라서 올바른 호흡이란 호흡의 길이가 시시각각으로 변화하여 음양의 조화를 필요에 따라 적절히 맞추어 중(中)으로 가는 것이다.

각 개인의 체질을 무시해서도 안 된다. 어린아이와 어른, 노인이 호흡이 똑같을 수 없다. 일반적으로 어릴수록 양 체질이고 나이가 많을수록 음 체질이다. 따라서 어린아이는 음을 필요로 하기 때문에 흡을 위주로 하고, 노인은 양을 필요로 하기 때문에 호를 위주로 한다. 이런 원리는 노래를 살펴봐도 알 수가 있다.

노래에는 두 가지 종류가 있다. 하나는 양기를 보충하는 호흡법으로, 민요, 염불, 창 등이 이에 해당된다. 이것은 짧게 들이마시고 길게 내뿜는 노래로써 중년이나 노인들이 즐겨 부른다. 또 하나는 음기를 보충하는 호흡법으로 리듬이 빠른 노래다. 이는 마음을 들뜨게 하고 흥겹게 하는 호흡법으로 젊은 층이 즐겨 부르는 랩이나 빠른 댄스 음악들이 여기에 해당한다. 젊은이들이 창 같은 느린 음악보다는 상대적으로 랩이나 댄스 음악을 더 좋아하는 이유는 그들에게 양기가 많아서 생기는 자연스런 현상이다. 노인들이 목욕탕에서 길게 내뿜으면서 시조를 읊조리는 것도 양기를 보충하여 건강을 얻고자 하는 자연스런 모습이다.

이러한 자연스러움을 이해하지 못하면 노래만으로도 '세대 차'를 운운하면서 편견에 빠지는 우(愚)를 범하게 된다. 또한 건강한 사람의 호흡과 탈(병)이 생긴 사람의 호흡이 다르다. 탈이 생긴 사람 중에서도 화병인 양이 많아서 생긴 사람과 냉병인 음이 많아서 생긴 사람의 치유호흡법(治癒呼吸法)이 같을 수 없다. 그런데 현재 호흡을 지도하는 단체나 책에서 소개하는 호흡법은 너무 단편적이고 일방적인 지식에 치우쳐져 있는 경우가 적지 않다. 어쩌다 자기 체질에 맞았던 호흡법만이 무조건 최고라고 소개하는 것도 문제가 아닐 수 없다. 이는 호흡의 리듬에 대하여 이해하지 못한 무지에서 생긴 과오이다.

3) 호가 먼저이고 흡이 나중이다

인간이 세상에 처음 태어날 때의 호흡을 보면 "앙" 하고 숨을 내뿜는다. 그렇게 삶을 시작한다. 그 반면 인간이 세상을 떠나는 마지막 순간에는 숨을 들이마시는 '흡'을 하고 내뿜는 '호'를 못한다. 이를 보통 "숨을 거두었다"라고 하며 죽음을 표현한다. 그러므로 호흡법은 생사법이다. 따라서 인간에게 중요한 것은 흡보다 호이다. 호흡이란 단어 상으로도 호를 먼저 쓰고 흡을 나중에 쓴 이유도 여기에 있을 것이다.

대개 우리가 먹는 음식물을 보더라도 먹을 때는 유익하고 해로운 두 가지 성분이 모두 들어가지만 빠져나가는 대소변은 거의가 유해한 성분이다. 호흡 역시 들이마시는 것보다는 내쉬는 것에 유해한 성분이 많이 있다는 것은 자명한 이치이므로 내쉬는 숨이 더 중요하다. 따라서 들이마실 때는 우주의 맑은 기가 들어와 내 몸을 청소해주고 내뿜을 때는 내 몸의 탁한 기가 모두 빠져나가는 모습을 상상하면서 단전 호흡을 하면 그 효과는 더욱 높아진다.

우리는 날씨가 추워 손이 시리면 "하" 하고 입으로 더운 공기를 뿜어 따스하게 한다. 반대로 뜨거운 것을 식힐 때는 "후" 하고 차가운 공기를 내뿜는다. 그러므로 열이 많아서 생기는 열병은 "하" 하고 몸 안의 화기를 뽑아냄으로써 치유하고, 냉기가 많아서 생기는 냉병은 차가운 냉기를 내뿜는 "후" 하는 호흡을 많이 함으로써 치유한다는 아주 간단하고 손쉬운 호흡법을 건강에 응용할 수 있다. 결국 내뿜을 때 "하" 함으로써 양이 나오고 "후" 함으로써 음이 나오는 것인데, 분명한 것은 오래 길게 내뿜는 것이 우리 몸에 이로운 영향을 준다는 사실이다.

여러 운동에서도 어렵고 중요한 동작을 할 때는 반드시 숨을 내뿜으면서 서서히 몸을 움직여나간다. 특히 태권도, 유도, 검도 등에서는 호흡의 원리를 기초로 다룬다. 즉 적이 숨을 들이마시는 순간 공격을 가한다거나 또는 상대방에게 허점을 보이지 않기 위해서는 짧게 들이마시고 길게 내 뿜는 호흡 원리를 승부 결정의 도구로 최대한 이용한다. 예를 들면 권투 선수 중에 숨을 들이마시는 순간 타격을 받아 KO가 되는 경우가 종종 있다.

호흡수련에서 가장 중요한 것은 자신의 체질 및 상태를 무시한 채

책이나 타인의 말에 의존하여 특정한 호흡법을 맹목적으로 받아들이기보다는 자신의 호흡에 애정을 갖고 관찰하는 습관부터 가지는 것이다. 병이 나거나 몸이 불편할 때 무엇을 잘못 먹었나 생각하는 것처럼, 호흡이 지금 이 순간 어떻게 이루어지고 있나 관심을 갖게 되면 단전호흡은 성공하게 된다.

다. 단전(丹田)호흡이란 무엇인가?

1) 단과 단전

인체 내의 단전이란 호흡하는 곳을 말한다. 호흡이란 글자 그대로 호-보내고, 흡-받는 것이다. 인체 내에서 주고받는 작용을 하는 곳이 코와 폐만 있는 것이 아니다. 심장도 피를 보내고 받으며 위장도 음식물을 받아서 소화시켜 영양물과 배설물로 분리시킨 후 각각을 몸 안과 밖으로 보낸다. 신장도 물(피)과 기를 받아서 깨끗이 정화시킨 후 깨끗한 것과 더러운 것으로 분리한 후 각각을 몸 안과 밖으로 보낸다. 이 모든 곳이 단전이다.

단전을 글자 그대로 해석하면 '붉음'(丹)이 있는 '밭'(田)이다. '붉음'은 충만한 생명, 왕성한 에너지를 상징하는 것이며, '밭'은 생명의 씨를 받는 곳이다. 따라서 '붉은 밭'이란 좋은 밭을 뜻하는 것으로 씨를 하나 심으면 질도 좋아지고 양도 수백수천으로 많아지는 밭이다. 그래서 단전호흡을 영어로 "Power Breathing"이라 칭했다.

우리가 이미 잘 알고 있는 것처럼 하루 동안 우리가 섭취한 음식물의 영양을 총열량으로 환산하면 아무리 잘 먹었다 해도 기껏해야 3천 칼로리 정도다. 그러나 우리 인간들이 해내는 일을 보면 실로 수십 수만 칼로리의 엄청난 일을 하루에 해낸다. 이는 우리 몸속에 있는 수많은 단전이 하나의 에너지를 백으로 천으로 만으로 증폭시키지 않고서는 불가능한 일이다.

인체 내의 이러한 기능을 하는 곳이 대표적으로 배꼽 밑 아랫배, 신장, 뇌, 폐, 심장, 위장, 간장 등이며 중국은 이를 "장기"(臟器)라 칭하였고, 우리는 "단전"이라 하였다. 따라서 단전호흡이란 인체 내의 오장육부 등 단전들이 어떻게 호흡—보내고 받는 것—하느냐인데, 이것이 지금에 이르러서는 수련상의 의미로 단전 중 제일 중요한 단전인 배꼽 밑 아랫배(하단전 下丹田, 한의서나 민경月經에서는 배꼽 이래 및 안쪽으로 한 치 세 푼 되는 곳이라 함)로 숨 쉬는 법의 대명사가 되었다.

내단수련의 단이란 호흡수련에 의해 인간의 생명 요소인 정기신이 모이고 응결된 상태로, 생명력의 정수인 약물(藥物)이다. 천기(天氣, 하늘의 햇빛, 공기 등)와 지기(地氣, 땅에서 얻은 곡식과 물 등 입으로 들어오는 음식물 등)에 의해 이루어진 정(精)이 마음의 작용(神)에 의해 정기신의 합일된 기가 강력한 에너지로 화한 것을 단(丹)이라 하고, 그것이 모인 곳(밭)이 단전이다.

농사를 짓는 데 필요한 물을 저수지에 모았다가 사용하는 것처럼 우리 몸에는 정기신 삼보의 기운을 모아두는 저수지가 있는데 이를 내단수련에서는 단전이라 하고 요가수련에서는 차크라라고 한다. 저수지와 단전의 관계를 도해하면 다음과 같다.

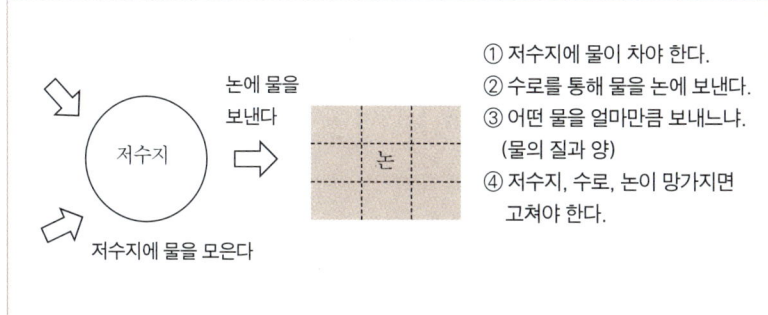

단전과 기의 생명활동의 관계

① 단전(배꼽 밑 아랫배)에 기를 모은다. ⇒ 축기

② 경락을 통해 기를 각 부위에 보낸다. ⇒ 운기

③ 어떤 기를 얼마나 세게 보내느냐.(기의 질과 양) ⇒ 운기

④ 단전(丹田)과 경락(經絡)에 병이 나면 고쳐야 한다. ⇒
   활공(지압, 안마, 마사지 등의 기 치료)

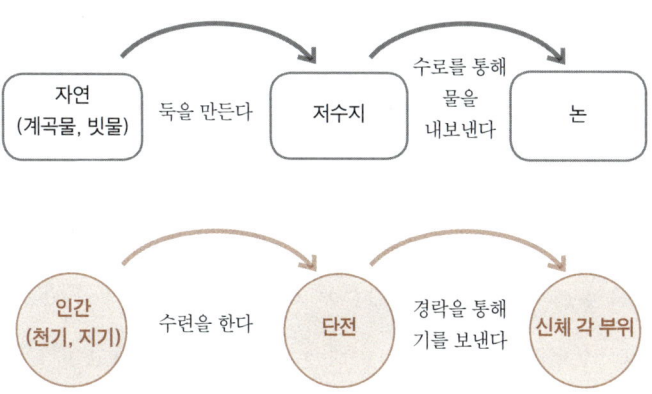

2) 단전의 위치

기를 활용하는 수련에서는 단전이 항상 중요한 역할을 담당한다. 단전은 일반적으로 상단전, 중단전, 하단전 셋으로 나뉜다. 그런데 이 셋의 위치를 말할 때 전문가나 유파에 따라 의견이 다르다.

상단전이 뇌 안에 있다는 주장이 있고, 양미간의 중앙에 있다는 주장이 있다. 중단전의 위치도 심장과 배꼽 사이로 보는 사람이 있고, 두 젖꼭지 사이의 가운데로 보는 사람이 있다. 하단전도 마찬가지이다. 배꼽 밑 7센티미터에서 1센티미터 사이의 피부 표면에 있다는 의견과 그 안쪽이라는 의견도 있으며, 10센티미터보다 더 아래쪽이라는 등 여러 주장이 있다.

이처럼 단전의 위치에 대한 의견이 다른 것은 기나 경락(經絡) 또는 삼초(三焦)처럼 단전 또한 눈에 보이지 않고 만질 수도 없기 때문이다. 이 같이 눈에 보이지 않는 것을 두고 그 위치가 어디냐를 해부학적으로 따지는 것은 큰 의미가 없으며 기능적으로 파악해야 한다.

머리 정수리의 백회혈(百會穴)과 음낭과 항문 사이의 회음혈(會陰穴)이 수직이 되도록 바로 앉은 상태에서, 그 수직선이 지나가는 곳에 세 단전이 있다. 백회혈과 회음혈을 잇는 수직선이 정좌선(正坐線)이다.

정좌선에서 인당이라고 불리는 양미간의 한가운데에서 머릿속으로 들어가는 수평선을 그었을 때, 그 수평선이 정좌선과 만나는 곳에 상단전이 있다. 중단전은 양 젖꼭지 사이의 한가운데에서 가슴속으로 들어가는 수평선이 정좌선과 만나는 곳에 있다. 그리고 배꼽과 치골 사이의 중간 지점에서 아랫배 속으로 들어가는 수평선이 역시 정좌선

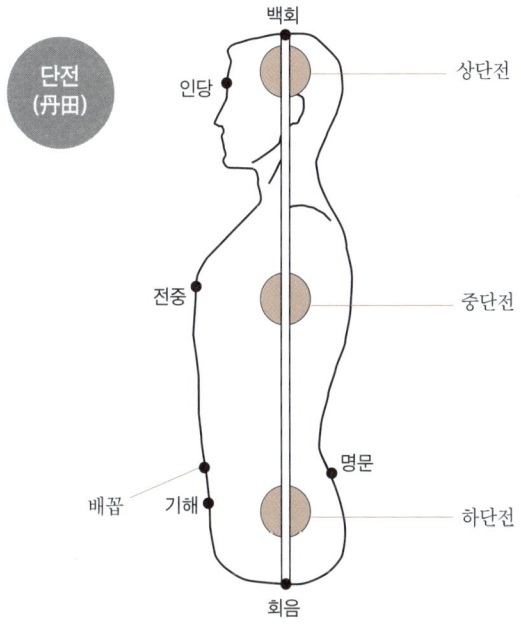

과 직각으로 만나는 곳에 하단전이 있다. 그러나 거듭 부연하면 단전은 구조적인 위치가 아니라 수련을 통해 느껴지는 기능적 위치이다.

3) 기호흡

단전호흡이란 가슴으로 하는 호흡을 단전으로 바꾸어서 하는 호흡이다. 일반적으로 사람들은 폐를 사용하여 가슴으로 얕게 호흡을 한다. 반면에 단전을 통하여 깊숙이 자연적인 심호흡이 이루어지도록 유도하는 것이 단전호흡이다.

인간은 태아로서 모체 내에 있을 때에는 배꼽의 탯줄을 통하여 모체와 연결되고, 단전으로 호흡을 하면서 모체로부터 기혈을 흡수하여 필요한 양분과 기운을 받아들인다. 그러나 세상에 태어나면서부터는 배꼽을 통해서 하던 단전호흡은 일단 중지되고, 폐를 통해서 하는 흉식호흡을 하게 된다.

어린아이들은 태아 때의 선천적인 습관에 의해서 얼마간은 단전호흡 및 복식호흡을 하기 때문에, 신체의 중심이 아랫배에 있어서 육체적으로는 쉽게 피로를 느끼지 않을 뿐 아니라, 항상 신선한 생동감이 넘쳐흐르며, 정신적으로도 평온하고 천진한 심성을 그대로 유지한다.

잠을 자고 있는 어린아이를 보면 아랫배가 오르락내리락 한다. 그러나 점차 성장을 하면서 과도한 사고와 두뇌의 발달로 인한 시비, 분별력의 증대로 점차 기가 위로 올라가면서(상기되면서) 심신의 중심이 아랫배 단전에서 가슴, 머리로 올라간다. 따라서 호흡도 단전이나 복식호흡은 시시히 잊혀지고 가슴으로 하는 흉식호흡으로 전화하게 된다. 슬픔 등으로 감정이 격해지거나 격렬한 운동을 할 때는 어깨호흡을 한다. 그리고 죽음에 직면할수록 목과 코에 가까운 호흡을 한다.

노인들이나 병약자들의 호흡은 목에서 숨이 왔다 갔다 한다. 그래서 죽으면 목숨(목의 숨)이 끊어졌다고 표현하는 것이다. 이처럼 호흡의 길이와 깊이는 우리의 건강과 수명에 지대한 영향을 미친다. 더 나아가 호흡은 성격이나 기질과도 관계가 깊다. 항상 숨이 차고 가슴으로 헐떡이는 짧고 얕은 호흡을 하는 사람은 성격이 급하고 경망하며, 화를 잘 내고 깊은 생각을 못해 멀리 볼 수 있는 안목이 부족하다. 반면 잔잔하고 깊은 호흡을 하는 사람은 건강하고 차분하며 사려가 깊다.

중요한 것은 단전호흡이 이루어져야 기호흡이 될 수 있다는 것이다. 일반적으로 호흡이라 하면 공기 중의 산소를 취하고 체내에 축적된 탄산가스를 배출하는 것으로 알고 있다. 그러나 이는 비효율적인 호흡이라 할 수 있다. 이러한 일상적인 호흡은 '공기' 중의 공(산소나 질소 따위)만을 취하고 기는 취하지 못하기 때문이다. 물론 기는 눈에 보이지 않는다. 그러나 보이지 않는다고 존재하지 않는 것은 아니다. 산소나 전파 따위도 눈에 보이지는 않으나 실제 이용하고 있듯 이것도 그렇게 할 수 있다.

진정한 호흡이란 우주 공간에 존재하는 무한한 생명 에너지인 기를 흡수하는 것이다. 이 무한한 에너지를 우리 몸 안으로 끌어들이는 것이 바로 단전호흡이다. 아랫배 단전에서 어떻게 기가 모이고 쓰이는가는 의식적이든 무의식적이든 생활에서 많이 응용되고 있다.

우리가 어릴 때 날씨가 춥거나, 마음이 불안하거나 허기가 져서 안절부절못하면 흔히 어른들에게서 "야! 이 녀석아 아랫배에 힘을 주고 용기를 내봐!" 하는 말씀을 들어왔다. 실제로 아랫배 깊이 숨을 마시고 힘을 줘보면 마음이 한결 안정되고 추위나 허기도 덜 느낀다.

또 무거운 물건을 들어 올릴 때도 무심코 들어 올리면 힘도 들고 잘못하면 허리를 삐기도 하나, 아랫배까지 깊이 숨을 마시고 아랫배에 힘을 준 상태에서 들어 올리면 훨씬 쉽게 들어 올릴 수 있다. 또 흔히 "뱃심이 좋다", "배짱이 좋다" 하는 말도 뱃가죽이 두텁고 배가 많이 나왔다는 뜻이 아니고, 아랫배 단전의 힘이 좋고 실하다는 것이다. 나이가 들면 허리가 굽는다. 물론 척추 자체의 장애가 원인일 수도 있겠지만 더 근본적인 원인은 자세가 바르지 못한 데에 있는 것이다.

초등학교 때부터 선생님들로부터 항상 허리를 펴고 바르게 앉아야 한다는 말을 많이 들어왔지만 실제로 그렇게 앉기는 힘들어서 5~10분 정도 지나다 보면 자연히 뒤에 기대거나 구부리고 싶다. 그럴 때 척추 자체를 펴려고 하지 말고 숨을 아랫배까지 깊이 마시고 내뿜으면서 단전에 힘을 주고 앉아 있으면 저절로 상체가 바르게 펴진다. 왜냐하면 상체를 받쳐주는 힘이 단전에서 나오기 때문이다.

또 군대에서 흔히 기합(氣合)이라는 말을 쓰는데, 이는 원래 단전에 기를 모아준다는 뜻으로서 긴장을 시키거나 육체적인 제재를 가해서 기합을 주면 일시적으로 자세도 바르게 되고 눈빛도 또렷하게 된다. 이때 자기도 모르게 아랫배에 힘이 가 있다. 이처럼 우리가 일상생활 가운데 갑자기 큰 소리를 지를 때, 고난이나 역경 속에서 긴장과 함께 이를 극복하려고 할 때나 큰 힘을 쓰게 될 때는 무의식적으로 아랫배에 힘을 주면서 단전으로 호흡을 하게 되는 것을 경험한다. 이와 같이 단전호흡은 긴장 해소와 정신능력 계발 및 체력을 배양하는 데 지대한 역할과 효능을 발휘한다.

라. 단전과 단전호흡의 중요성

1) 생명이 최초로 시작된 곳

배꼽과 그 밑의 아랫배가 제일 중요한 단전임은 이곳의 흡입 작용으로 생명이 시작되었기 때문이다. 이곳은 여자의 자궁이 있는 자리로 남자는 생명의 씨를 이곳에 심는다. 자궁은 곧 정자라는 생명의 씨를 심는 밭이다. 생명의 근원은 어른에서 어린아이, 더 나아가서는 결국 어머니 자궁 속에 착상되어 있는 난자와 정자가 일치한 점에 이르게 된다.

그러므로 가장 먼저 생긴 지체가 바로 배꼽이다. 이 사실은 우리에게 중요한 시사를 준다. 왜냐하면 배꼽은 대자연(우주)에서 볼 때에 우리가 소유한 여러 지체 중 가장 가까운 지체이기 때문이다. 다시 말하면 배꼽은 대자연에서 떨어져나간 바로 그 자리이다. 그러므로 이 자리를 건강하게 보존하지 않고서는 대자연과의 일치가 불가능할 뿐만 아니라 육체의 건강도 기대할 수 없다.

현재 우리 모두가 코와 가슴으로 하는 흉식호흡 때문에 배꼽으로 하던 단전호흡은 사장되어가고 있다. 단전호흡이 사장되어감으로 인해 생겨나는 문제점들이 적지 않다. 우리나라 한방에서는 오른손을 기(양)라 하고 왼손을 혈(음)이라 한다. 그리고 이 기는 코를 통해 받아들이고 혈은 입을 통해 받아들인다. 이 받아들인 기와 혈이 조화를 이루면서 전류와 파장이 생기는데 우리는 이때의 전류와 파장을 에너지 또는 힘이라 한다.

우리 인간이 살아가는 데 필요로 하는 모든 에너지는 바로 이 기와 혈의 만남을 통해 이루어지고 있다. 이를 현대의학의 표현을 빌려 설명하면 산소와 영양의 만남에서 생기는 열을 이용하여 우리는 생명을 영위하며 살아간다고 할 수 있다.

그리고 이 세상에 태어나기 이전 태아는 어머니 뱃속에서 기혈을 탯줄이란 관문으로 받아들여 성장을 한다. 즉 공기와 영양을 배꼽으로

흡수하여 각 지체를 만들어간다. 이러한 사실은 우리의 배꼽 부근 어디인가에 산소와 영양을 최초로 받아들이는 흡입 작용을 하는 곳이 있음을 시사한다. 따라서 뇌가 형성되기 이전 이 흡입 작용을 주관한 배꼽이나 그 밑의 아랫배는 생명이 시작되는 최초 자리로서 생명활동 및 건강과 절대적 관계를 맺고 있다고 할 수 있다.

2) 뇌신경세포를 발달시킨다

현재의 뇌신경세포 가운데 작용하고 있는 자율신경의 교감신경과 부교감신경의 역할을 이미 인간은 태내에서 수행했다. 배꼽 부근에서 흡입 작용을 하는 생명체가 계속해서 산소와 영양을 받아들이면서 뇌신경세포를 형성하였고, 이 뇌신경세포를 이용해 더욱 활발히 흡입 작용을 하여 더 많은 산소와 영양을 받아들이며 인간은 성장했다.

그러나 인간이 흉식호흡을 하게 됨에 따라 뇌신경세포 중에서 최초로 사용하던 배꼽 부근의 흡입 작용을 관장한 뇌신경세포, 즉 대자연과 가장 가까운 뇌신경세포는 사용되지 않음으로써 퇴화 상태에 이르렀다. 이 신경세포의 신비가 과학으로 규명되는 날은 두뇌생리학에 획기적인 발전을 가져와 우리가 흔히 말하는 직관 및 영감각 계발의 확실한 방법론을 찾게 될 것이다.

바로 이러한 신경세포를 계발하고 활성화시키면 인간이 창조적인 삶을 영위하는 데 매우 큰 도움과 발전을 이룰 수 있을 것이다. 요컨대 우주 속에 존재하는 가득 찬 신비들, 즉 헤아릴 수 없이 많은 파장들, 진동들을 받아들여 해석하고 이용할 수 있기 때문이다.

3) 피의 순환을 좋게 한다

인간은 동물에게는 없는 여러 질병이 생긴다. 주된 원인으로 첫째, 직립 자세가 되면서 척추에 무리가 가서 척추에 이상이 생기는 것과 둘째, 직립 자세가 되면서 심장이 너무나 과중한 일을 해내야 한다는 것을 들 수 있다. 짐승을 보면 움직이거나 뛸 때마다 척추의 유연성과 아울러 배의 움직임과 몸 전체의 리듬이 심장에 피를 쉽게 공급하도록 많이 도와주는 모습을 볼 수 있다. 왜냐하면 몸에서 피가 제일 많이 모여 있는 곳이 배이기 때문이다. 그래서 사람 역시도 복강 내압의 상태 여하에 따라 건강이 좌우된다.

사람의 피는 절반 이상이 복부에 들어가고 나머지 반이 뇌나 피부 및 각종 근육에 쓰이게 된다. 횡격막이 이완되어 배에 고인 피를 상부(심장 부위)로 밀어 올리지 못하면 복부에 1/2 이상의 피가 고이게 되어 다른 지체에 공급해야 할 피가 부족하게 된다. 피가 공급되지 않은 각 지체들은 제대로 생명활동을 영위할 수가 없다.

배에 피가 고이면 배 자체에도 좋지 않다. 즉 배에 순환되지 못하는 나쁜 피가 고여 있게 되므로, 흐르지 않는 물이 썩듯이 피도 부패하거나 오염이 되어 각종 질병을 유발시킨다. 그러면 배에 고여 있는 피를 압축하여 심장으로 보내려면 어떻게 해야 하는가. 이를 위해서 필요한 것이 상체를 약간 뒤로 젖혀 허리를 자연스럽게 꺾고 아랫배에 살며시 힘주면서 횡격막을 밑으로 낮추는 단전호흡이다. 그러면 아랫배에 고여 있던 피는 복압에 의해 위로 올라간다.

복압이 강하면 강할수록 그만큼 혈액순환은 원활해진다. 더구나 복압의 운동은 정맥혈의 흐름을 촉진하므로 혈액순환을 원활하게 하기 위해서는 복압이 중요한 역할을 한다. 이러한 이유로 복압을 제2의 심장 또는 보조 심장이라고 한다.

4) 머리가 시원해지고 아랫배가 뜨거워진다

우리는 일상생활에서 "울화통이 치밀어 오른다", "화가 치밀어 오른다", "열이 뻗친다" 또는 반대로 "아랫배가 쌀쌀하다", "아랫배가 냉하다"는 말을 자주 쓴다. 일상생활을 하다가 싸우거나, 화나거나, 근심걱정이 많은 때나, 어느 한곳에 정신을 집중하고 일을 할 때 자주 머리가 무거워지고, 화끈거리며, 입속의 침이 마르며 쓴맛이 나고, 목뒤가 뻣뻣해진다. 이때는 입안이 바짝바짝 타면서 호흡이 거칠어진다. 그리고 심해지면 심인성 위장질환을 일으킨다. 또한 배는 차갑다. 이러한 현상은 심신에 수승화강(水昇火降)의 조화가 깨졌기 때문이다.

인체 내에는 그 자체로 생체 기능을 늘 일정하게 유지하려는 생체 기능 항상성이 있는데 이중 우리 몸의 온도를 일정하게 유지하는 작용을 하는 것이 '화기'와 '수기'이다. 동양의학에서 화기는 심장에서 다스린다 하여 '심화'라고 하고, 수기는 신장에서 다스린다 하여 '신수'라 한다. 화기는 밑에 있어 손, 발과 아랫배 단전은 뜨거워야 하며, 수기는 위에 있어 머리는 차갑고 시원해야 한다. 그래서 어른들은 아기를 키울 때에 한여름이라도 머리는 차가운 데 누이고 아랫배는 꼭 수건 한 장이라도 덮어주었던 것이다. 그러나 사회생활과 잘못된 생활습관으로 인하여 수승화강이 되는 것이 아니라 거꾸로 되기가 쉽다. 현대인의 거의 대다수가 머리나 가슴에 열이 나고 아랫배가 쌀쌀하고 냉하다.

호흡이 잔잔하고 깊으면 화기는 밑에 있게 되고, 호흡이 거칠고 짧으면 가슴이나 머리에 있게 된다. 그래서 말 그대로 화난 사람은 숨을 씩씩거리고, 얼굴이 벌겋게 되며, 답답해하면서 가슴을 치거나 머리를 잡아 감싼다. 이때 단전호흡을 하면 아랫배 단전이 속에서 운동을 한다. 운동한다는 것은 열을 동반하는 것으로 단전이 뜨뜻해지지 않을 수가 없다. 이러한 이유로 단전호흡을 하면 자연적으로 인체 내에서 수승화강이 이루어져 머리가 맑아지고, 마음이 편안해지며, 입안에는 향기로운 침(옥수, 감로수, 청진이라고 함)이 가득 차게 되고, 호흡이 잔잔하고 깊어져 항상 조화로운 상태를 유지할 수 있다.

옛말에 "머리를 차갑게 하고 다리를 따뜻하게 하면 병이 없다"(頭寒足熱)는 것이나 요가에서 으뜸으로 여기며 만병통치약이라고 하는 '물구나무서기' 자세도 이러한 이치에서 비롯된 것이다.

3 생활명상 – Aware & Relax Meditation

4H 몸맘숨 명상에서 마음을 다스리는 명상수련의 궁극적이고 현실적인 목적은 마음이 지금 여기에 머물러 이 순간에 몰입하고, 그것을 즐기는 데 있다. 결국 삶이란 지금 이 순간의 연속이다. 지금 이 순간에 깨어 있고, 몰입하는 것이 무엇이냐에 따라 삶의 구체적인 모습은 달라진다.

가. 명상이란 무엇인가?

명상은 "눈을 감고 고요한 가운데 무엇인가를 깊이 생각한다"는 의미이다. 그래서 자기 스스로 명상을 통해 의식의 확충과 변화, 관점의 전환을 가져오는 것이다. 눈, 귀, 코, 몸, 의식 등의 감각과 의식 기관 등이 무의식적으로 찰나지간에 밖으로 향하는데 이를 온전히 그리고 자연스럽게 안으로 몰입시켜 내면의 자아를 찾아가거나 종교적 수행을 위한 정신 집중을 널리 일컫는 말이다.

명상의 주요한 특징은 주의를 비분석적, 무판단적 방식으로 어떤 것에 집중하는 것이다. 명상은 수행하는 목적에 따라 절대적 의미와 상대적 의미로 나눌 수 있다.

절대적 의미의 명상이란 인간이 갖는 제한적인 심신의 조건으로부터 해방된 본성의 절대 자유와 평등에 대한 깨달음, 해탈의 경지, 하느님과 하나 된 신성의 경지, 우주심의 경지에 이르는 것으로 종교적 의미로 주로 사용한다. 상대적 의미의 명상이란 한 개인이 살면서 체험으로부터 갖는 지식, 사고, 가치, 신념과 감정 등을 제한시키는 주관적 편견과 행동 방식에서 벗어나 보다 밝고 자유롭고 신선하게 사람과 사물을 보고 체험하고 관계를 맺게 하는 긍정적 삶을 위한 수련이다. 즉 과거의 상처, 현재의 갈등, 미래의 불안이란 고통의 오만 가지 생각과 감정에 휘둘리지 않고 지금 여기에 깨어 있고 머물고 즐기는 것이다.

명상은 나를 이고득락(離苦得樂) 시키며 온전히 현재에 살도록 한다. 명상을 하면 마음과 생각이 차분히 가라앉으며 사랑과 자비, 감사의 마음이 저절로 생기고, 명상하는 가운데 오는 고요함은 지혜를 피어나게 한다. 거듭 강조하지만 앞서 이야기한 것처럼 수련이나 명상의 목적이나 과정은 신비체험이나 초능력이 결코 아니다.

명상은 자기 스스로 수련한다는 점에서 약물, 도구, 최면 등과 같은 외부적인 요인을 통해 의식의 변화를 꾀하는 방법과 다르다. 비록 전문가의 도움이나 지도를 일시적으로 받을 수 있지만 궁극적으로는 자기 스스로의 노력에 의해 과정을 꾸려나가고 그렇게 함으로써 목적을 달성해야 한다.

최고의 스승은 자기 몸이고 마음이고 자연이다. 그런 면에서 불교에서 말하는 진리에 따르는 법등명(法燈明)보다 스스로 진리를 밝혀나가는 자등명(自燈明)의 수행이다. 결국 명상을 통해 얻는 진리체인 깨달음이란 것도 절대 객관의 진리가 아니고 주관적 체험과 해석이기 때문이다.

나. 명상의 종류

이 세상에는 동서고금의 명상 유형이 헤아릴 수 없이 많다. 한국, 일본, 중국 등에서 회자되는 단학, 기공, 선도, 단전호흡 등의 도가(道家) 계통의 내단수련과 인도의 요가, 동남아 불교의 위파사나, 동북아시아의 참선, 화두선 그리고 가톨릭의 묵상(관상), 개신교의 기도, 이슬람의 수피즘 등이 있다. 이를 바탕으로 개발된 초월 명상, MBSR, NLP, EFT, MC, 아바타 등 명상의 종류가 이루 말할 수 없을 만큼 많다.

각 유형에 따라 구체적인 방법과 과정이 다르고, 그에 따른 행동이나 신체적, 심리적 변화도 다르다. 그러나 명상의 내적 과정에 초점을 두면 크게 집중 명상과 통찰 명상으로 구분할 수 있다. 물론 집중에 통찰이, 통찰에 집중이 완전히 분리되는 것은 아니다.

집중 명상은 변화하지 않는 단일한 대상 또는 반복적인 특정 자극 대상에 능동적인 주의를 집중하는 것으로 '사마디'(Samadhi, 사마타라고도 한다)라고 한다. 간화선, 염불선, 만트라, 만다라 등이 대표적이다. 통찰 명상은 모든 자극에 대해 마음을 열고 순수하게 관찰하여 알아차리는 것이다. 이때 알아차리고 관찰하며 수용할 때 요구되는 것은 비교, 분석, 판단하지 않고 있는 그대로 순수하게 자각하고 바라보는 것으로 '사티'Sati라고 한다. 전통적으로는 위파사나가 있고 MBSR, 마음챙김 명상 등이 이에 속한다.

강조하고 싶은 점은 사마디를 하든 사티를 하든, 두 개를 섞어서 하든, 일상생활 속에서 하라는 것이다. 밥을 먹고, 배설하고, 설거지 하고, 청소하고, 걷고, 일하고, 운동하고, 쉬고, 책을 읽고, 취미생활을 할 때, 언제 어느 때든지 무엇을 하든 사마디나 사티를 할 수 있다. 산속에서 신비롭게 하는 것만이 명상이 아니다.

다. 명상은 종교가 아니라 생활이다

명상이라는 말은 사용하는 사람에 따라 다양하게 쓰인다. 이 세상에는 수없이 많은 종류의 명상법이 있다. 그리고 각각의 명상은 그 목표하는 바가 다르다. 혹자는 명상의 최종 목표가 깨달음, 득도, 진리의 자각, 자아 완성이라고 하면서 이것들은 같은 내용인데 단지 쓰이는 언어만 다를 뿐이라고 하지만 실상에 있어서는 목표에 도달하는 과정이나 체험, 목표들이 다르다. 명상에 있어 이런 일이 벌어지고 있는 것은 명상의 수행법이 대부분의 종교에서 그들이 추구하는 궁극적 세계를 경험하기 위한 통로로 사용되기 때문이다.

이런 까닭에 명상의 목표는 그 종교가 전제하고 있는 궁극의 세계 혹은 존재의 성격에 따라 다르게 나타난다. 이런 이질성은 현세의 속박으로부터 해방을 추구하는 각 고등 종교의 역사, 문화적 이질성을 보여주는 것이기도 하다. 크게 중동과 인도와 중국 문명의 성격을 비교해보면, 우리는 그 지역의 문화적, 종교적 성격이 깊이 관련되어 있음을 확인할 수 있다. 유목 중심의 삶의 토양에서 기인한 유대교 혹은 이슬람교의 유일신 문화는 농경과 상업이 그들의 주된 삶의 양식이었던 인도의 다신교적 또는 단일 신교적henotheism 문화와 뚜렷한 대비를 보인다. 또한 그것들은 신성의 문제가 크게 부각되지 않는 중국을 중심으로 한 동북아 종교의 세계관과는 큰 차이를 보여준다고 허인섭은 「유식불교의 관점에서 본 명상 교육의 도덕적 지평 고찰」(『철학사상』 8)에서 밝히고 있다.

박석의 『명상길라잡이』에서 소개한 유대교의 카발라kabbalah 명상법은 유일신 사상을 지닌 민족의 명상법의 전형을 보여준다. 이 명상법의 첫째 단계는 예소드hesod, 즉 현상적 자아의 관찰이다. 이 관찰을 통해 수행자는 자아에 대한 뚜렷한 인식의 두 번째 단계로 티페렛tiferet에 도달한다. 유대교 전통에 의하면 이 상태에서 수행자는 종교적 신비 경험, 즉 영적인 체험이 가능하다고 한다. 셋째 단계는 마음의 완전 집중 단계인 카바나kavvanah로 설명되는데, 이는 무사념(無思念)의 상태로 초월적 지혜의 관문이다. 이로부터 한 걸음 더 나아가 신의 은총으로 황홀한 경지에 몰입하는 것이 넷째 단계인 다아트daat이다. 마지막 최고 단계는 신에게 의식이 고정되어 항상 신과 함께하는 상태로서 이를 데베쿳davekut이라고 한다.

이러한 명상법은 인간의 한계를 뛰어넘으려는 종교의 이상을 담고 있다. 그러나 절대 유일신에 대한 전제는 그들 명상 경험의 깊이에 피하기 힘든 또 다른 한계로 작용하고 있음을 부인할 수 없다. 그것은 유일신 사상이 지배적이지 않은 인도와 중국의 명상 수행자들의 명상 경험과 비교하면 명백해진다.

인도와 중국의 명상 수행자는 절대자 혹은 우주 근원과의 합일을 명상의 목표로 두고 이의 성취를 위해 끊임없이 노력하는 반면, 유대교는 물론 이와 유사한 명상 전통을 지닌 정통 이슬람, 기독교에서는 이를 이단시한다. 즉 인간이 신과 동격으로 묘사되는 것은 이들 종교에서는 있을 수 없는 일이다. 특히 기독교에서 비기독교적 신비주의를 바라볼 때는 중동 지역의 수피즘sufism을 관능성 또는 자기 최면술 정도로 평가절하한다. 힌두교를 이단적인 범신론이라고 비난하며 요가는 단순히 명상적 황홀 상태를 유도하는 일종의 테크닉으로 간주하고 있다. 또 불교는 단순한 정적주의 또는 비활동적인 것으로 취급한다.

심지어는 기독교 안에서 만나는 것이 아닌 모든 형태의 신비주의를 종종 사탄의 직접적 혹은 간접적인 장난에서 비롯된 것이라고 생각한다. 이러한 생각을 그리스와 러시아 동방정교회의 유명한 신비주의 학교들에까지 적용하고 있다. 아토스 산의 헤시차스트(명상을 통해서 생리학적인 변화까지 가져오는 기도 방식을 행하는 사람)들은 배꼽을 응시하는 사람이라고 경멸과 비방을 하기도 한다.

토마스 머튼Thomas Merton은 『신비주의와 선의 대가들』에서 기독교는 비기독교적 종교들은 모두 내부적으로 타락하고 있으며, 이들 종교들이 최고의 이상 혹은 궁극의 완성으로 주장하는 것들은 사실상 악마의 환상으로 보고 있다고 피력하고 있다.

여기서 필자는 기독교와 비기독교 중 어느 쪽이 맞는가를 따지자는 것이 아니다. 이런 주장들이 나오고 서로 다투는 이유는 다양한 종교적 신념과 기도, 수행, 명상법에 따라 체험하는 양상이 다르다는 것을 이야기하는 것이다. 온몸에 기가 충만한 것을 느끼고, 눈을 감고 있는 상태에서 찬란한 빛을 보고, 귀에 신의 음성이 들리고, 말로 표현할 수 없는 황홀경을 체험하고, 시공을 초월한 무한의식을 느끼는 것이 명상이나 종교적 행위 중에 느끼는 공통적인 체험이라 하더라도 이 딘 힌'ᄂ링에 대한 구체적 감각은 서로 다르다. 그래서 자기들의 체험만이 진실이고 법칙이며 다른 유의 종교 행위나 명상으로 체험하는 현상은 환상이나 환청이며 악령이나 귀신의 장난이라고 배척한다. 그러면서 자기들의 명상법만이 옳다고 주장한다.

명상의 목표가 고도의 정신적, 육체적 자유를 목표로 하고 있는 한 그것의 성취 가능성 여부를 떠나 이러한 제한이 미리 주어지는 것은 명상 수행의 실제 과정에서 큰 장애로 작용할 수 있다. 그래서 몸맘숨 명상에서의 명상은 종교적 명상이 아니고 생활을 명상적으로 해보자는 생활명상임을 먼저 확실히 밝힌다.

명상은 거의 모든 종교에서 이루어지고 있다. 불교에서 인간의 본성을 깨닫고 해탈에 이르기 위해 하는 참선이 그것이며, 기독교에서 하느님과 영적 교류를 위해 하는 기도나 묵상이 또한 그것이다. 그런데 이 같은 종교적인 목적에 따른 명상과는 달리 오로지 심신의 건강과 생활의 지혜를 얻고자 하는 일상적 차원에서 행하는 것이 몸맘숨 명상이다.

명상을 통해 다양한 것을 겪을 수 있지만, 그 속에는 공통점이 있다. 바로 마음을 닦는 것이다. 눈에 보이는 것들을 끝없이 소유하고 지배하고 성취하려고 하는 욕망에 짓눌린 마음을 닦아 본연의 마음을 찾고자 하는 것이다. 존 화이트John White는 『깨달음이란 무엇인가』에서 "외부의 환경이 어떠하든 자기 자신의 본연의 마음을 찾아 고도의 정신적, 육체적 자유를 추구하는 것이 명상에서 추구하는 깨달음의 세계라면 깨달음은 심령 현상이나 초능력의 현란한 과시가 아니다. 또한 우리를 어떤 거룩한 곳으로 데려다주는 환상도 아니다. 무아의 경지에 빠져 꼼짝 않고 앉아 있는 것도 아니고, 매혹적인 색채와 음향이 존재하는 내면세계를 겪으면서 완전히 넋이 나간 상태도 아니다"라고 말하고 있다.

명상은 마음이 어딘가 잘못되고 그로 인해 몸에 해가 된다면, 뒤틀린 마음을 교정하여 자연스런 평정 상태를 유지하는 마음(心)을 닦는 수련이다. 명상수련은 서양의 심리치료와 연관되어 정신의학, 심신의학에서 다각도로 연구되어 활용되고 있다. 명상은 불교의 참선(參禪) 또는 사유수(思惟修)와 기독교의 영세나 세례와 같은 뜻으로서 "닦아내다", "밝히다", "열다", "보다"는 의미를 지니고 있다. 기존의 잘못된 나의 마음(정신, 생각, 사고, 고정관념 등)을 허물고 참된 자기(마음)를 발견하는 것이 명상수련의 궁극적인 목적이다. 그래서 명상은 지식을 배우고 익히는 학업(學業), 학습(學習)이 아니라 지혜를 얻는 닦을 수(修)의 수업, 수습(修習)이다.

우리는 태어나면서부터 성공과 행복을 위해 끊임없이 학습하고 학업을 한다. 즉 습과 업을 배운다. 새로운 것, 외부의 것을 배우는 것만이 살길이라고. 그 결과 우리는 병이 나고 불행해진다. 배운 습과 업 중에는 잘못된 것이 대다수이다. 따라서 배우는 것보다 중요한 것이 버리는 것이다. 이는 '먹는 것보다 중요한 것이 배설이다'는 이치와 같다. 잘못된, 진리가 아닌, 자연의 이치가 아닌 업과 습을 버려야 한다. 이것이 수습이고 수업으로 명상이다.

이런 명상을 통하여 심인성 질환이나 스트레스에서 벗어날 뿐만 아니라 미움까지 벼하여 새로운 행동을 유발시키고 끝내는 운명까지 바꿀 수 있다. 즉 마음에서 사고가 생겨나고, 사고가 행동을 유발하며, 행동은 습관을 만든다. 그리고 습관은 성격을 형성하고, 그 성격이 바로 그 사람의 운명을 결정짓는다. 명상은 바로 잘못된 마음을 닦고 새로운 마음을 형성하는 수련이다.

마음을 수련한다고 하면 흔히 "마음을 비운다"느니 "무념무상"이니 "환허"(還虛)니 해서 어떤 신비하고 고답적인 정신세계를 추구하는 것이라고 생각하기 쉽다. 도교에서 "환허"라 하여 허로 돌아간다고 하는데 이를 바로 이해해야 한다. 왜냐하면 이런 생각이 비약되면 허무주의자가 되기 쉽기 때문이다.

몸맘숨 명상에서 명상의 목적은 비어 있는 무념무상이나 허로 돌아가는 데 있는 것이 아니다. 몸과 마음과 숨을 함께 활용하여 오욕칠정(五欲七情)에 치우쳐 삐뚤어진 마음을 바로잡고, 매사에 자발적이고 의욕적인 마음을 갖게 하는 데 있다. 명상을 한 문장으로 정의한다면 "마음을 알고 다스리고 나누는 방법을 연습하는 것"이다. 마음은 어떤 상황에서 자극이 오면 생각과 감정을 지나 행동으로 반응한다. 자극과 반응 사이를 잘 관찰하고 느끼고, 반응이 올바르게 나타나게끔 마음을 알고, 다스리고, 나누는 지혜와 공력을 쌓는 게 명상이다.

그렇다면 마음을 알고 다스리고 나누는 명상수련을 어디서 해야 할까?

앞서 말한 것처럼 일상생활 속에서 해야 한다. 마음공부하고 명상한다고 옛날처럼 세상을 떠나 산속이나 굴속에 들어가듯이 오늘날에도 산속에 있는 전문 수련단체, 종교기관 등에 들어가는 것을 종종 목격한다. 나름대로 이유가 있고 노력에 따른 효과도 있겠지만 평소의 마음 상태인 평상심(平常心)이 도(道)라고, 일상생활을 정상적으로 하면서 마음공부를 하는 것이 정상적인 방법이다. 숨을 쉬고, 물을 마시고, 식탁을 차리고, 밥을 먹고, 대소변을 보고, 잠을 자고, 일을 하고, 운동을 하고, 공부를 하고, 대화를 나누고, 설거지를 하고, 청소를 하고, 빨래를 할 때에 마음공부, 명상을 한다. 그래서 "생활명상"이라고 했다.

요즘 필자를 기쁘게 한 사건이 하나 있다. 명상과 코칭을 배우러 오는 미혼의 여성 수강생이 있다. 하루는 그녀가 흥분하며 이렇게 말했다. "선생님 오늘 아침에는 어머니가 선생님과 똑같은 말씀을 하는 것을 듣고 왔어요." 무엇이냐고 물었더니, "너는 내가 밥하고, 설거지하고, 청소하고, 다리미질할 때 나에게서 명상하고 셀프코칭 하는 모습이 보이지 않느냐? 이제 그만 명상이니 코칭을 공부한다고 돌아다니지 말고 생활이나 잘해라." 어머니가 결혼은 하지 않고 뭔가에 홀려 쓸데없는 공부를 하는 것이 못마땅해서 한 말일지 모르겠지만 명상이나 코칭의 철학 차원에서는 그 어머니의 말씀이 진리이다.

명상이나 코칭을 그 분야의 전문가와 특별한 공부를 한다는 명목으로 오랜 기간을 함께한다는 것은 합당하지 않다. 명상이나 코칭의 철학을 구현하는 것은 생활 속에 있기에, 수강생을 하루 빨리 정상적인 생활인으로 살게 해주는 것이다. 이 여성은 그날 아침에 어머니가 한 말 속에 크게 울림과 깨달음을 얻어 정상적인 생활인의 길을 걷겠다고 환한 웃음을 지었다.

생활명상을 넣어도 "Aware & Relax Meditation"이라고 한 것은 결국 명상은 일상생활에서 오는 긴장, 스트레스의 느낌을 우선 알아차려서 몸은 가볍고 마음은 편안하게 만드는 것인데, 그 결과는 심신의 이완으로 귀결되기 때문이다.

결론적으로 명상은 생활 속에서 지금 하고 있는 일에 깨어 있고, 그 깨어 있음에 따라 나오는 어떤 생각이나 느낌을 수용하여 지금 이 순간의 행위를 즐기는 것이다.

라. 마음이란 무엇인가?

1) 모든 마음의 작용은 반드시 물질적 현상을 끌어낸다

모든 마음의 작용은 반드시 물질적 현상을 띤다. 마음을 어떻게 먹느냐에 따라 삶은 달라진다. 마음이 무엇인가를 여기에서 학술적으로 설명하지는 않겠다. 생활 속에 있는 분명한 사실로 마음(여기서는 의식, 정신, 사고, 생각, 믿음이 모두 같은 뜻이다)이 행위로 연결되어 어떤 결과를 얻는지 알아보자. 마음이 무엇이고, 마음먹기에 따라 어떤 결과가 나오는지 생활 속에 있는 몇 가지 실화와 심리적 실험에 대한 소개를 통해 마음의 무한성과 위대성을 살펴보자.

가) 위약 효과

일본이 한참 태평양전쟁을 하고 있을 무렵이었다. 필리핀 군도에서 패전하여 식량과 약은 거의 떨어져가고, 아우성치는 환자의 수는 늘어만 가는 위급한 상황이었다. 약이 다 떨어진 상태에서 군의관은 과연 이 일을 어떻게 헤쳐 나가야 하는가 하는 문제에 골몰하였다. 때마침 식당에 얼마간 남은 밀가루가 뇌리에 떠올라 그걸 가져다 모든 환자들에게 약이라고 하고 나누어주었다. 그런데 놀랍게도 시간의 흐름에 따라 많은 환자들이 차츰 건강을 회복하기 시작했다.

참으로 기적 같은 일이 현실로 이루어진 것이다. 이는 군의관이 평소에 쌓은 신뢰와 약을 먹었으니 낫겠지 하는 믿음이 어우러져 결국 병을 이기게 했던 것이다.

이 이야기는 잘 알려진 심리 현상 중 하나인 "위약 효과"placebo effect에 대한 한 예이다. 실제로 2차 세계대전 중에 약이 부족할 때 많이 이용했다고 한다. 의사가 환자에게 가짜 약을 투약했는데도 환자가 의사를 신뢰하고 진짜 약이라고 여기고, 이것을 먹으면 좋아질 것이라고 생각하는 믿음 때문에 병이 낫는 현상이다.

나) 고정관념이 행동에 미치는 영향

두 번째 이야기는, 미국 시카고 대학에서 인간의 고정관념이 행동에 미치는 영향을 분석해보기 위해 커피와 밀크를 사용하여 실험한 사례이다.

실험을 위해 A그룹 20명과 B그룹 20명을 편성하였다. 우선 커피에 함유되어 있는 카페인을 뽑아서 모두 밀크에 넣었다. 그러니까 커피에는 카페인 성분이 전혀 없는 상태이고, 대신 밀크에는 카페인이 많이 함유되어 있었다. 그러고 나서 A그룹에게는 커피를, B그룹에게는 밀크를 마시게 했다. 고정관념이 없는 상태라면 밀크를 마신 그룹이 잠을 이루지 못했어야 한다. 그러나 결과는 커피를 마신 그룹이 잠을 이루지 못한 것으로 나타났다. 이는 "커피를 마시면 잠이 오지 않는다"는 고정관념이 카페인 성분보다 인체에 미치는 영향력이 더 강함을 의미한다. 이 실험은 피그말리온 효과Pygmalion effect의 한 사례와 비슷한 범주의 실험이라고 할 수 있다.

피그말리온 효과는 무언가에 대한 사람의 믿음, 기대, 예측이 실제로 일어나는 경향을 말한다. 최근 심리학자들은 똑같은 단어와 이미지를 반복해서 2백 번에서 2천 번 정도 듣게 되면 무의식적으로 기억되어 여러 가지 잠재 심리를 형성한다고 보고했다. 이것이 바로 세뇌교육의 근본이론이다.

다) 믿음과 지식의 영향

이번에는 실험 과정에서 죽음까지 불러일으킨 심리학 실험이다. 믿음의 위력은 어디까지 미칠 수 있을까, 과연 믿음이 자신을 죽일 수도 있을까 하는 문제를 놓고 미국에서 실시한 실험이다.

사형수들 중에 지원자 한 사람을 뽑아서 다음과 같은 방법으로 실험을 했다. 실험자가 죄수에게 "오늘 우리는 인간에게서 피를 얼마나 뽑아야 죽는지 실험을 해보겠습니다"라고 말한 뒤 준비된 의자에 사형수를 앉힌 다음 두 손을 묶고 눈을 가렸다. 그리고 손목의 동맥을 끊어 피를 흘리게 하여 바닥에 놓인 그릇에 피가 떨어지는 소리가 들리도록 장치했다. 잠시 후 사형수의 손목을 지혈시키고 미리 준비한 피와 유사한 액체를 손목에서 흐르게 해서 사형수가 자신의 피라고 착각하게끔 조작하였다. 죄수는 자신의 손목에서 피가 계속 떨어지고 있다는 환상에 사로잡혀 어느 정도의 시간이 지나자 소량의 피밖에 흘리지 않았는데도 불구하고 그만 죽어버렸다. 이 실험은 윤리적인 문제가 제기되어 세상을 시끄럽게 했다. 이 엄청난 사실이 발표되자 인간 심리의 중요성이 더욱 대두되었다.

이와 비슷한 이야기가 프랑스의 작가 베르나르 베르베르[Bernard Werber]의 소설 『뇌』에도 나온다.

한 선원이 실수로 냉동 컨테이너에 갇혀 있다가 죽은 채 발견되었다. 그런데 사실을 알고 보니 그는 얼어 죽은 게 아니라 스스로 춥다고 생각했기 때문에 죽었다. 그는 컨테이너 벽에 유리조각으로 자기가 느낀 고통을 기록해놓았다. 그는 손과 발이 시시각각 얼어붙는 느낌을 생생하게 묘사했다. 목적지에 도착해서 다른 선원들이 그의 시체를 발견했다. 그런데 선원들은 깜짝 놀랐다. 냉동 컨테이너 속은 별로 춥지 않았다. 그들은 냉동 시스템이 작동되지 않고 있음을 확인했다. 그 선원은 스스로 춥다고 생각했고 그 확신이 그를 죽였다.

우리는 일상생활 중 선입견과 자신이 그동안 배워온 지식으로 사물을 판단하는 경우가 많다. 바로 그런 이유로 어떤 것에 대한 '공포증'이 있는 사람은 실제 상황보다 훨씬 더 무섭게 느껴서 사건이나 병을 더 악화시키는 경우가 많다.

우리는 행복하게 살기 위해 지식을 쌓는데, 오히려 지식이 많아질수록 행복은 멀어진다. 왜냐하면 우리의 지식은 부정적인 것이 많고 그런 지식이 부정적인 가치관을 낳고 있기 때문이다. 그래서 "암에 걸리면 반드시 죽는다"는 지식과 신념의 함정에서 좀처럼 빠져나오지 못한다.

암에 관한 한 사람들은 식자우환(識字憂患)으로 목숨까지 잃는 경우가 적지 않다. 암에 관한 지식이 많은 사람일수록 암 선고를 받고 나면 암세포가 전신에 퍼지기도 전에 공포심으로 먼저 죽고 만다. 암이라는 진단을 받으면 죽을병이라고 지레 짐작하며 뇌에 죽을지도 모른다고 강력하게 각인시킨다. 그러면 공포와 분노로 가슴이 두근거리며 심장이 빨리 뛴다. 이에 따라 피가 급하게 도니 심장에 부담이 가고 연이어 인체의 오장육부가 무리를 한다. 인체에 미치는 암 자체의 파괴력도 크지만 그보다도 환자가 암을 극복하지 못하는 것은 불안한 심리 패턴 때문이다.

현재 우리 주위에서 이른바 불치병으로 죽어간 대부분의 사람들도 상황은 다소 다를 수 있으나 위와 같은 심리 패턴이 형성되어 죽음에 이른 경우가 많으며, 앞으로도 계속 잘못된 믿음과 지식으로 많은 사람들이 피해를 입을 것이다.

암이라는 진단을 받으면 죽을병에 걸렸구나 생각하지 말고 일부러라도 마음수련, 명상수련을 하여 '몹쓸 세포가 잠시 인체에 머물고 있구나. 때가 되면 똥오줌처럼 몸 밖으로 나가겠지' 하고 뇌에 자기암시를 해야 한다.

의사가 아님에도 현대병만이 아니라 시한부 삶을 사는 많은 불치병 환자를 치료한 것으로 유명한 김영길이라는 인물이 있다. 그가 쓴 『누우면 죽고 걸으면 산다』를 보면, 당뇨, 디스크, 비만, 피부병, 암 같이 치료하기 어려운 질환을 병이라고 여기지 않을 정도로 쉽게 치료하는 내용이 소개되어 있다. 이 책을 읽으면 부정적인 마음을 비우고 긍정적인 마음을 만드는 비결, 긍정적인 생각과 걷기 운동으로 병을 치료하고 건강을 유지하는 많은 사례들을 확인할 수 있다. 이런 많은 사례들을 통해 알 수 있는 분명한 사실은, 사실 그 자체보다 중요한 것이 해석이라는 것이다. 사실이란 실체나 사건보다 이를 바라보는 해석이 건강과 행복에 지대한 영향을 미친다. 인생의 역사는 해석사이다.

라) 아인슈타인도 풀지 못한 문제

세계적으로 유명한 미국의 하버드 대학에서 있었던 일이다. 어느 날 한 학생이 수학 시간에 지각을 했다. 강의실에 들어가니 칠판에 그날의 문제가 1번에서 12번까지 씌어 있었다. 지각을 한 학생은 열심히 풀어보았으나 11번과 12번은 도저히 풀 수 없었다. 그런데 이 문제는 적색 분필로 줄이 처져 있었다. 지각한 이 학생은 '오늘 새로 가르쳐준 문제로구나!' 하고 생각했다. 강의실에서 나오면서 교수님에게, "늦어서 죄송합니다. 풀지 못한 두 문제는 일주일 안에 꼭 풀어오겠습니다" 하고 약속하였다.

학생은 집에 돌아가 문제를 열심히 풀어보려 했지만 도저히 답이 나오지 않았다. 오직 문제를 풀어야 한다는 집념으로 머리를 짜낸 결과 일주일이 거의 다 되었을 때 11번 문제를 간신히 풀 수 있었다. 결국 12번 문제는 풀지 못한 상태로 교수님에게 찾아가서 "죄송합니다. 12번 문제는 교수님의 지도가 있어야 하겠습니다" 하고 11번 문제를 푼 노트를 보여주었다.

교수는 노트를 보더니 깜짝 놀라며 "정말 놀라운 일입니다. 그 누구도 해결하지 못한 일을 해냈군요. 참으로 장합니다"라고 말하였다. 사실 두 문제는 아인슈타인도 풀지 못하였던 것으로 세상에는 이처럼 어려운 문제가 대단히 많다는 것을 학생들에게 알려주기 위한 예시로 적어놓은 것이었다.

여기서 짚고 넘어갈 것은 이 학생이 지각을 하는 바람에 교수로부터 "아인슈타인도 풀지 못한 어려운 문제"라는 말을 듣지 않은데다, 칠판에 적혀 있어서 당연히 풀 수 있는 문제로 생각했다는 사실이다. 만약 이 학생이 교수로부터 풀기 어려운 문제라는 정보를 미리 들었더라면 문제풀이는 물론 아예 도전조차 하지 않았을 가능성이 높다.

그 밖에 우리나라의 옛 이야기 중에 바위를 호랑이로 알고 쏘아 화살이 바위에 꽂힌 이야기, 성경에 나오는 물 위를 걷는 이야기 등은 모두가 믿음이 행동에 미친 기적들을 말해주는 것이다. 이처럼 마음(믿음, 신념, 의지, 생각)은 단순하게 추상적, 관념적 사유로 끝나는 것이 아니라 몸이나 현실에 구체적인 물질적 반응을 나타낸다. 그래서 성경에서는 "믿음은 바라는 바 모든 것의 실상"이라 했고, 불경에서는 "일체유심조"라고 했다. 명상수련의 목적 중 하나가 이 같은 위대한 마음을 주체적으로 재창출하는 것이다.

위대한 마음이란 열린 마음, 긍정적이고 적극적인 마음, 베푸는 마음, 관용하는 마음이고 이런 마음이 굳센 의지, 강인한 신념, 건전한 가치관, 고도의 집중력, 열정 등을 이끈다. 이러한 마음이 나 자신의 세속적 성공을 위한 이기적인 목표로 나타나기보다는 좀 더 대의적이고 성인들이 말한 진리나 자연의 이치에 합당하다면 더욱 가치가 빛날 것이다.(이를 위한 구체적인 명상수련은 수련편, 생활명상의 창조명상에서 소개한다.)

2) 느낌(감정)에 눈을 뜨자

마음의 위대함에 이어 생각해볼 것은 감정이다. 어떤 생각, 믿음, 가치관을 갖고 있느냐보다 중요한 것이 감정(느낌, 정서)에 깨어 있어야 한다는 것이다. 강한 신념, 굳은 의지의 소유자가 대개 세상에 영향을 크게 미치고 역사상 큰 업적을 남긴다. 우리들은 이런 사람들을 흔히 "영웅"이라고 부른다.

그러나 영웅들은 힘이 세면 셀수록, 가치관이나 종교관, 이해관계가 다르면 다를수록 지역 간, 민족 간, 국가 간에 분쟁이나 전쟁을 일으키는 경우가 적지 않다. 어떤 생각, 신념, 가치관을 굳건히 가지면 그것이 고정관념으로 발전한다. 그리고 사람들은 학습된 신념을 고정관념으로 만들어 진리처럼 숭상한다. 이런 제한되고 편협한 사고 속에서 옳고 그름을 따져서 편을 가르고, 개인적으로는 고통에 빠지고 집단적으로는 전쟁까지 일으킨다. 그러니 생각, 신념, 가치관이란 마음은 최고의 '은혜'도 되고 '원수'도 된다. 이러한 생각, 신념보다 중요한 것이 정서다. 반드시 어떤 한 생각, 사고에는 그것에 따라오는 느낌이 있다. 편협하고 제한된 신념을 행하면서 겪는 고통이나 불행을 또 다른 신념이나 생각으로 극복할 수 없다. 감정이 생각을 바르게 하고, 잘못된 생각에 따라 생기는 불행을 치유할 수 있다. 그러므로 나와 상대의 느낌을 제대로 감지하고, 수용하고 공감하는 능력을 기르는 것이 마음수련에서 제일 중요하다.

우리는 대화가 잘 되지 않을 때 "내 마음 좀 알아줘" 하면서 소리친다. 이때 "내 마음"이란 전달하고자 하는 사실이나 말, 생각, 신념보다 감정이다. "말 한마디로 천 냥 빚을 갚는다"는 것은 그 사람의 마음을 알아주는 경우인데, 이때도 마음이란 감정이다. 진정 무언가와 소통한다는 것은 느낌을 나누는 것이다. 희로애락의 감정을 표현하고 알아주며 나누는 것이 우리의 삶이다.

사실 자기 마음을 알아달라고 언어(이론)로 이해시키는 것은 결국 어리석은 시도이다. 마음은 보이지 않기 때문이다. 서로의 생각이 다르고 감정이 공감되지 않으면 결국 우리는 벽에 대고 이야기하는 꼴이 된다. 오늘도 세상의 수없이 많은 사람들이 "내 마음 좀 알아줘"하며 속상해하고 다투고 울었을 것이다. 이처럼 우리는 마음이란 단어를 수없이 쓰고, 듣고, 말하고 있다. 우리는 마음을 잘 알고 싶어 한다. 오죽 힘들면 〈내 마음 나도 몰라〉라는 노래가 나왔을까. 모든 노래나 시에서 나오는 마음이란 바로 느낌인 것이다.

지금 이 글을 읽는 순간에도 늘 '나는 지금 무엇을 원하고 있나?'에 깨어 있어야 한다. 그러나 그보다 더 중요한 것은 원하는 것에 대한 생각보다 느낌이다. 내가 지금 원하는 바를 깊이 살펴보면 그 배경에는 어떤 정서(느낌)가 깃들어 있다. 따라서 '나는 지금 어떠한가?'라는 질문에도 생각(머리)보다 느낌(가슴)에 깨어 있어 늘 현재의 정서 상태를 감지하고 있어야 한다.

역사 이래 인생의 목적이 무엇인지 철학자와 신학자는 물론 평범한 사람들도 그 답을 찾기 위해 노력해왔다. 필자가 지금 내놓을 수 있는 대답은 행복이다. 우리는 행복하기 위해 온갖 노력을 한다. 또 '행복이 무엇인가?'에 대해서도 고개를 끄덕거릴 수 있는 여러 대답을 할 수 있겠지만 행복은 좋은 느낌이다. 인생은 고통이라 하지만 우리는 '고통을 피하고 즐거움'(離苦得樂)을 얻기 위해 무엇인가를 하며 산다.

용타 스님이 개발한 '동사섭'(同事攝) 명상은 마음을 크게 둘로 나눈다. 속마음과 겉마음이다. 겉마음은 생각, 믿음, 신념이고, 속마음은 느낌, 감정, 정서이다. 스님은 "인생에서 어떤 일을 하여 업적을 남기거나, 선연과 악연의 인간관계를 형성하는 것은 그러한 일이나 사건, 결과에서 오는 느낌을 궁극적으로 자기가 체험하고 싶어서다"라고 강조한다. 즉 인생은 느낌이며, 행복이란 좋은 느낌이고, 좋은 느낌을 가지려고 사람은 뭔가 저지르고 행한다.

명상을 하여 느낌을 충분히 맛보면 마음이 평온해진다. 좋은 느낌도 탐하지 말고 나쁜 느낌에도 저항하지 말고 지금의 느낌을 있는 그대로 감지하고 맛보는 것이 명상의 중요한 방법이고 목적이다. 고전적인 선(禪) 명상인 위파사나도 느낌을 강조한다.

이를 기반으로 개발되어 현재 세계적으로 널리 보급되어 있는 MBSR, 명상 프로그램의 일종인 아바타, 요즘 인터넷에서 큰 인기를 끌고 있는 차드 멍 탄Chade Meng Tan이 만든 '너의 내면을 검색하라'Search Inside Yourself라는 명상 프로그램 등에서도 '느끼기'를 매우 중요시하고 있다.

마음(생각)이 현재에 머물러 몰입하고, 몰입하고 있는 현재를 느끼고 즐기려면 오만 가지 생각에서 벗어나야 한다. 오만 가지 생각, 그리고 그 생각에 따라 나오는 느낌은 과거의 아픔, 현재의 갈등, 미래의 불안에서 나온다. 인지과학에서는 생각을 바꾸어 느낌을 창조하지만, 마음수련의 명상은 느낌을 다루어 생각을 해방시킨다.

3) 지금 이 순간에 머물러 깨어 있고 즐긴다

-Be and Enjoy Here& Now

마음이 지금 여기에 머물러 이 순간을 즐긴다는 것은 몰입, 정신통일을 뜻한다. 모든 사람이 오욕칠정에 찌든 마음을 잘 다스리려고 힘겹게 노력하고, 다른 사람들과 마음을 잘 나누며 화목하게 살고 싶어 한다. 그러나 대다수는 과거의 상처 때문에 아파하고, 미래의 불안 때문에 두려워하고, 지금 이 순간 무엇을 선택해야 하느냐는 현재의 갈등에 짓눌려 불행하다. 현재 하고 있는 일에 마음을 몰입시키며 즐기고 싶은데 오만 가지 생각과 감정에 시달린다. 도저히 현재에 온전히 머물지 못하고 있다. 그렇다면 현재에 머물러 깨어 있고 즐긴다는 것은 무엇인가? 그것은 느낌이다.

현존하고 있는 것은 느낌이다. 현재에 머물고 관찰하고 알아차리고 즐길 것은 느낌이다. 지금 이 순간의 느낌이 '참 나'이며, 인생에서 할 일은 지금 이 순간의 느낌에 깨어 있고 즐기는 것이다.

몸맘숨 명상에서 첫 번째로 해야 할 공부는 몸과 마음과 숨의 느낌을 알아차리고 다스리고 나누는 것이다. 미국의 심리학자인 칼 로저스 Carl Rogers가 세계 평화를 위해 만든 '엔카운터'Encounter라는 집단 심리 프로그램이 있는데, 일종의 대화를 통한 감수성 훈련이다. 냉전시대에 로저스는 미소 양국이 핵무기 개발 경쟁을 중지하고, 세상에 전쟁을 없애고 평화를 위해 양국의 지도자가 엔카운터식으로 대화 나누기를 촉구했다. 여기서 대화로 나누는 대상은 오로지 지금 이 순간의 느낌이다. 지금 이 순간 흐르고 있는 느낌을 장(場)에 내놓고, 그것을 장에 참여한 사람들이 느끼고 받아들이고 나눈다. 그렇게 하다 보면 고정관념, 각자가 가지고 있는 편협하고 제한된 생각이나 신념이 무너지고 의식이 확장되어 우리가 하나라는 것을 느끼고 체험한다.

지금까지 말한 마음이나 느낌은 이론으로 밝혀지는 것이 아니라 체험이 되어야 이해할 수 있다. 마음을 아는 것은 결국 명상적 수행이나 체험 없이 머리로 알 수 있는 영역이 아니다.

마. 명상수련에 임하는 자세

1) 신뢰를 갖고 인내해야 한다

우리 인간은 모두가 저마다 원하는 바가 있다. 이루고 싶은 것과 하고 싶은 것이 있다. 그런데 그 모든 것을 성취하며 살아가는 사람은 그리 많지 않다. 왜 그런가? 한 마디로 말하면, 원하는 것을 이룰 수 있는 능력이 부족하기 때문이라고 오해하고 있기 때문이다.

우리가 흔히 말하는 성인이라든가 위인이라 부르는 역사적인 인물들도 처음에는 평범한 사람에 지나지 않았다. 다만 이들에게 나타난 공통점은 생활 가운데 일어나는 모든 것을 자신의 능력으로 확인하고 이룰 수 있다는 신념을 경험으로 갖고 있었던 사람들이라는 점이다. 이들은 "무엇 때문"이라고 핑계대지 않고, "그럼에도 불구하고, 무엇 덕분에"라고 하면서 역경을 극복하였다.

흔히 사람에게는 세 가지 지수가 있다고 한다. 첫 번째는 지능지수인 IQ^{Intelligence quotient}다. 두 번째는 감성지수인 EQ^{Emotional quotient}이다. 세 번째는 역경지수인 AQ^{Adversity quotient}이다. 역경지수 이론을 제창한 사람은 폴 스톨츠^{Paul Stoltz} 박사이다. 역경지수는 어떠한 고난, 위기 속에서도 절망하지 않고 애초에 꿈꾸었던 목표를 향하여 뜨거운 열정과 남다른 끈기를 가지고 도전해나가는 덕성을 말한다.

스톨츠 박사의 조사에 따르면, 역경지수가 높은 사람들은 다음 세 가지 특징이 있었다고 한다. 첫 번째는 역경이나 실패 때문에 다른 사람에게 책임을 전가하거나 비난하지 않는다. 두 번째는 역경이나 실패가 자신 때문에 생겼다고 스스로를 비난하거나 비하하지도 않는다. 세 번째는 자신들이 직면한 어려운 문제들은 얼마든지 해결하고 헤쳐나갈 수 있다고 낙관적으로 믿는다.

사실 모든 시련과 역경에는 숨은 뜻이 있다. 그래서 고난이 은총이고 번뇌가 보리(菩堤)이다. 맹자는 이에 대해 다음과 같이 갈파하여 말했다.

하늘이 장차 그 사람에게 큰 사명을 내리려 할 때는 반드시 먼저 그 마음과 뜻을 흔들어 괴롭히고 뼈마디가 꺾어지는 고통을 당하게 하고 그의 몸을 굶주리게 하며 그가 하는 일마다 어지럽게 한다. 이는 그의 타고난 작고 못난 성품을 두들겨서 참을성을 길러주어 지금까지 할 수 없었던 일도 능히 할 수 있게 하기 위함이다.

역경에 대해 이야기한 것은 수련에서도 수없는 역경이 있기 때문이다. 통상적으로 수련은 그다지 재미가 없다. 열심히 수련해도 눈에 띄게 진전되지 않는 경우가 많다. 수련이 잘 될 경우에도 여러 가지 유혹이 마수처럼 달려든다. 그러면 대부분 수련 지도자를 탓하며 수련도 포기하고 남은 인생도 헛되이 보내는 경우가 많다.

대체로 사람들의 사고 세계는 좁고 편파적이고 제한적이다. 역경을 극복한 사람들은 갖가지 시간과 공간을 자기 스스로 만들어 사용하는 반면, 대부분의 사람들은 이미 타인이나 세상이 만들어놓은 일정한 시간과 공간 속에서 살아간다. 그래서 이들은 늘 부모 탓, 조상 탓, 남 탓, 세상 탓을 하며 산다. 자기가 선택하고 결정하는 것이 없다. 자기 삶에 중요하고 크게 영향을 미친 것일수록 더욱 남의 탓으로 돌린다. 내가 삶과 생활의 주인이 되느냐, 아니면 노예가 되느냐 하는 갈림 길이 정해질 만큼 자기 자신의 능력에 대한 신뢰는 스스로에게 중요한 영향을 미친다. 자신과 수련에 대한 긍정적 믿음 속에서 인내를 갖고 꾸준히 하루에 10분만이라도 수련을 해보자.

2) '홀로 있음'으로 외로움을 즐기자

명상수련을 잘하는 데는 여러 가지 필수조건이 있지만 그중에서 빼놓을 수 없는 것이 바로 '고요'이다. 그러면 이 고요는 명상수련을 하는 데에 어떠한 영향을 미치며, 어떠한 의미로 받아들여야 하는가.

우리는 외부 환경에서 오는 자극에 대해 예민한 반응을 보이며 생활하는데, 때에 따라서는 아주 미세한 자극까지도 감지하고 해독해야 할 필요가 있다. 바로 이 예민한 반응을 해독하는 데 첫 번째로 필요한 것이 고요이다. 우리의 일상생활을 둘러싸고 있는 요소 중에는 육체의 감각기관을 통해서는 알 수 없는 아주 미세한 입자들의 진동이 많이 존재한다. 즉 귀에 들리지 않는 소리도 있고, 눈에 보이지 않는 색깔과 사물도 있으며, 코에 느껴지지 않는 냄새와, 입에 감지되지 않는 맛, 그리고 우리의 감각에 전해오지 않는 물체도 있다. 이러한 것들을 감각기관을 통하지 않고 바로 깨달아 아는 것을 직관 혹은 순수직관에 의한 앎(깨달음)이라고 한다. 이러한 감수성 혹은 순수 직관력을 계발하는 산실이 바로 '고요'이다.

이를 물리학적으로 설명하면, 공기 중에는 아주 작은 파장들이 있고 이 작은 파장이 높아지면서 주파수가 형성된다. 우리 귀에 늘리는 소리의 주파수는 대략 20에서 2만 사이클이라고 한다. 이 주파수가 높아지면 눈에 보이는 색깔이 되고, 이 색깔의 주파수보다 더 높아지면 냄새가 되며, 이 냄새의 주파수보다 더 높아지면 맛이 되는 것이다. 우리의 감각기관 중에서 가장 예민한 주파수를 인식하는 것이 귀다. 그런데 가장 예민한 주파수를 인식하는 귀조차도 감지할 수 없는 더 낮은 주파수들이 무수히 존재하고 있는데, 그것을 인지하여 암호를 해독하는 능력이 순수직관력 혹은 관조력이다. 바로 이러한 능력이 우리에게는 무한히 잠재되어 있으므로 이 능력을 계발하기 위해서는 조용한 시간을 자주 가져야 한다.

예를 들어 개미가 장마를 예견하여 집터를 옮기는 순수직관은 우리처럼 지식의 때가 묻지 않은 데에서 나온 것이고, 옥수수가 그 해의 태풍을 예지하여 뿌리를 옆으로 내리는 것도 순수직관에 의한 것이다.

우리 인간은 개미나 옥수수가 가지고 있는 순수직관보다 더 강하고 예민한 높은 순수직관을 가지고 있음에도 불구하고 아는 것(편협한 지식, 고정관념, 주의 주장, 사상)으로부터 막혀 있기 때문에 깨닫지 못하고 있는 것이다.

우선 타인(세상)으로부터 세뇌당한 고정관념, 즉 두뇌에 기록된 모든 지식, 가치관에서 벗어나야 한다. 그러기 위해서는 외롭게 홀로 고요히 앉아서 사색, 기도, 명상하는 시간을 가져야 한다. 오물을 쫓아다니는 파리는 떼거리로 몰려다니면서 소리를 낸다. 하지만 꽃을 쫓는 나비는 홀로 조용히 다닌다.

근대 확률이론을 창시했고, 파스칼의 원리를 제시한 블레즈 파스칼Blaise Pascal도 17세기 당시에 "이 시대 사람들의 가장 큰 고통은 자신의 방 안에서 조용히 앉아 있을 수 없는 것이다"라고 하였다. 명상수련을 통해 예수님이 말씀하신 것처럼 새벽에 홀로 조용히 땀방울이 핏방울이 되게끔 기도하며 고독을 즐기는 힘을 길러보자.

제3장 | 심기신 수련을 권하는 이유

1. 운동과는 다른 수련
2. 영성을 높이는 수련

1 운동과는 다른 수련

운동의 목적은 심신의 건강이지만 간혹 운동 중에 부상을 당하는 경우도 있다. 그리고 일부 운동은 더 빨리 더 높이 더 세게 하려는 욕구 때문에 경쟁에 빠지기 쉽다. 그래서 신체의 기능 일부분을 극대화시켜 기술을 연마하고 시합을 하다 보면 몸을 쓰지 못하게 되는 경우가 비일비재하다. 이에 비해 수련은 무병장수에 초점을 두고 있다.

무병장수를 위해서는 무엇보다 심신이 유연해야 한다. 신념이 강하고, 고집이 세며, 육체미가 있고, 축구를 잘하고, 달리기가 빠르고, 마라톤을 완주할 만큼 인내력이 있고, 무거운 것을 잘 든다고 무병장수하는 것이 아니다. 아이나 여자처럼 육체적 힘이 없더라도 몸이 부드럽고 긴장되어 있지 않으며, 마음은 열려 있고 따스하며 덕이 있으면 육체적 병 없이 오래 살 수 있다. 운동과 수련의 차이점을 도표화하면 다음과 같다.

이분법적으로 운동과 수련을 분류하였지만 물론 이것은 운동에 비해 수련의 장점을 부각시키기 위해 비교해본 것이다. 어찌 마라톤이 어떤 사람들에게는 몸의 건강뿐만 아니라 마음의 건강에도 좋지 않겠는가? 그래서 다소 억지스러운 부분도 있다. 사물의 본질이나 현상 등을 설명하고자 할 때 이변비중(離邊非中)이라고 극단을 피하되 단순히 어중간한 것이 아닌 것이어야 하는데 글이나 말로 제대로 표현하기가 쉽지 않다.

구분	운동(Health-care, 몸 단련)	수련(Life-care, 양생법)
범위	외공: 수의근 단련	내공: 불수의근(오장육부) 조화
목적	더 빨리, 더 높이, 더 세게	심신의 통일과 조화-입정,
방법	직선적이며 빠르다	곡선적이며 느리다
호흡	짧고 거칠다. 무산소 (외호흡: 심장에 압박감)	길고, 깊고, 고요하다. 유산소 (내호흡: 심상에 편안함)
호르몬	도파민, 엔돌핀	세로토닌, 옥시토신, 다이돌핀
활성산소	증가	배출
물	갈증이 남	침이 나옴, 골수
열	머리와 가슴으로 열이 상승 (내부 체온 저하)	배, 손발이 따뜻함(수승화강) (내부 체온 상승)
마음	긴장(타인과 비교, 경쟁)	이완(나를 보고 느끼고 수용)
몸	지친다(피로 누적)	활기차다(피로회복, 무병장수)

운동이든 수련이든 사람에 따라 선천적으로 체질적으로 자기에 맞는 것을 한다면 그것이 어떤 수련이나 운동 종목이든 효과가 클 것이다. 유산소운동이 좋다고 하지만 무산소운동으로도 무병장수를 누릴 수 있다. 엄밀히 말하면 어디까지가 무산소이고 유산소라고 할 수 없는 것이다. 같은 사람이라도 운동이나 수련이나 그 행하는 마음가짐이나 방식에 따라 효과가 다르다.

운동을 하면서도 수련의 효과를 가질 수 있으며, 수련을 하면서도 심신의 부작용을 얼마든지 초래할 수 있다. 따라서 수련이 무조건 운동보다 낫다고 여기기보다 하는 목적과 방식에 유념하는 것이 좋다. 무병장수의 생명력을 강화하기 위해 어떤 목적과 방식으로 몸놀림을 하여 몸을 살려나갈까에 관심을 두어야 한다. 단지 운동에 비해 수련이나 명상이 갖는 독특하고도 중요한 요소와 영향력이 분명히 있기 때문에 인연에 따라, 특히 나이가 들어갈수록 운동보다는 수련에 관심을 기울이는 것이 좋다.

가. 이완

수련의 목적은 심신의 이완이다. 몸과 마음의 긴장을 풀어 심신을 평안한 상태로 유도해 피로를 회복한다. 우선 관절과 근육을 이완시키고 그다음에는 내부의 장부까지도 이완시킨다. 그래서 내공(內功)이라고 한다.

일반적으로 건강을 위해서 하고 있는 대부분의 운동은 구기 종목, 마라톤, 테니스, 바디빌딩 등과 같은 것으로, 이런 운동들은 대부분 근력을 키우고 숨을 격하게 쉬며 몸에 힘이 들어가는 형태이다. 많은 사람들이 이처럼 숨을 헐떡이며 하는 운동을 하고 있는데, 몇 가지 점에서 유의하지 않으면 안 된다.

운동을 할 때는 그 목적이 '더 높이 더 빠르게 더 멀리'에 있다. 올

림픽 슬로건은 "Citius, Altius, Fortius"(보다 빠르게, 보다 높게, 보다 강하게)이다. 바로 이 슬로건 때문에 많은 국가들이 '체력은 국력'이라는 미명 아래 자존심을 건 메달 경쟁을 벌인다.

그러나 이로 인해 체육인들은 수명을 단축하고 있다. 상대보다 또는 일정 수치보다 더 높고 빠르고 강해지려고 운동하다 보면 근육이나 마음에 힘이 들어가서 긴장하고, 동작이 빨라져 호흡이 거칠어지면서 무산소운동이 되기 쉽다. 이로 인해 피로 물질인 젖산 등이 발생하는데 이를 빨리 배출하지 않으면 심신에 무리가 온다. 운동이 끝나고 나면 일시적으로 땀을 흘린 후라 개운하고 상쾌한 느낌이 생기겠지만 금방 피곤하고 졸음이 오는 현상이 생긴다. 이는 운동량을 조절해주면 많이 호전될 수 있지만 보다 근본적으로는 운동 방법을 바꾸어야 한다. 수련은 운동과 달리 하고 나서도 피곤하지 않지만 피곤할 때 해주면 훨씬 더 상쾌하고 가벼운 심신의 상태를 장시간 유지시켜준다.

물론 어떤 운동을 지속적으로 하게 되면 어느 정도까지 효과가 분명히 있다. 하지만 숨이 자꾸 거칠어지는 운동을 할 경우 일정 시점이 넘어서면 도리어 근육과 골격에 무리가 오며 심장에 과도한 부하가 걸려 여러 가지 부작용이 온다. 운동 중 호흡이 고르지 못하며 갈증이 나고 끝난 후 피곤해지며 체온이 떨어지는 현상이 반복되면 활성산소가 증가하여 세포의 재생능력이 떨어지고 장부의 긴장을 일으켜 도리어 건강이 나빠진다.

대부분의 운동은 근육과 골격을 강화시키며 단련하는 것인데 이러한 방법을 수련에서는 외공(外功) 수련이라고 한다. 태권도 같은 무술도 여기에 포함된다. 이와 달리 수련은 운동처럼 근육과 골격을 강화하는 데 치중하지 않고 내부 장부의 독소를 배출하고, 장부의 기능을 조화롭게 하여 무병장수의 건강을 유지하는 데 목적을 두고 있다. 팔과 다리에 병이 있거나, 심지어 어느 한쪽이 없다 해도 불편함은 있겠지만 생명에는 아무런 지장이 없다. 그러나 장기의 이상은 치명적이다. 장부가 건강해야 근육과 골격도 건강해질 수 있다. 장부에 이상이 생기면 이상이 있는 장부와 연관된 모든 조직들이 함께 나빠진다.

장부의 건강을 위해서는 내공을 쌓는 것이 중요하다. 내공 위주의 수련은 천천히 조용하게 몸을 움직이는데, 이 과정에서 운동처럼 겉으로 흐르는 땀과 달리 안에서 열이 나며(이 열만이 암세포를 변화시킬 수 있다.) 입안에서는 감로수와 같은 맑은 이슬의 침이 나온다. 또 심장에 무리를 주지 않으면서 깊고 길고 고르게 호흡을 조절하면서 기혈의 순환을 활발하게 한다.

내공수련에서는 동공(動功, 움직이며 하는 수련)과 정공(靜功, 움직이지 않고 하는 수련)이 있다. 어느 것이든 내공의 원리에 입각해 수련하면 매 순간 단전에 기운을 쌓는 것으로 피로를 느낄 수 없을 뿐만 아니라 피로회복의 차원을 넘어 생명력, 자연치유력을 증강시킨다.

나. 활성산소(活性酸素, Oxygen free radical)

활성산소는 유해(활성)산소라고도 한다. 활성산소가 체내 항산화 능력보다 과잉 생성되면 주된 생체 구성 성분인 단백질, 지질, 혈액, 근육, 뼈들을 산화시킨다. 이렇게 되면 세포막, DNA 등 모든 세포 구조가 파괴되고 조직이나 장기에 영향을 미쳐 각종 질병이나 노화의 원인이 된다.

활성산소는 20세기 의학의 최대 발견 중 하나라고 일컬어지는데, 이는 활성산소를 없애면 질병 없이 오래 살 수 있다고 여기기 때문이다. 현대인의 질병 중 약 90%가 활성산소와 관련이 있다고 알려져 있는데, 실제로 암의 원인 중 90%가 활성산소 때문이라고 하며, 무병장수의 최대 장애 요인으로 꼽는다.

그러나 활성산소가 인체에 유해한 것만은 아니다. 활성산소를 통해서도 우리는 자연의 음양의 이치를 파악할 수 있다. 이 세상에 존재하는 것이 단순히 이분법적으로 좋기만 하거나 나쁘기만 한 것이 아니다. 음 속에 양이 있고 양 속에 음이 있어 음양이 같이 공존하는 것이다. 활성산소는 인체에 나쁜 영향을 끼치게 하기 위해 존재하는 것이 아니다.

활성산소는 생체의 살균과 해독 작용에 기여한다. 생체방어 과정에서 면역체계의 호중구(백혈구 일종)가 활성산소를 많이 발생시켜 바이러스와 박테리아 등을 없애 인체를 보호한다. 또 간장에서의 해독작용에 관여하여 암세포를 죽이기도 한다.

인체는 약 60조 개의 세포로 이루어져 있다. 호흡을 통해 들어온 산소가 세포 안의 미토콘드리아에서 에너지를 만드는 대사과정에서 활성산소가 생성된다. 문제는 과다한 활성산소이다.

과다한 활성산소의 증가는 자외선, 방사선, 대기오염 등의 환경적 요인에서 비롯된다. 스트레스(우울, 초조 등의 정신질환 포함) 및 잘못된 생활습관(흡연, 음주, 과다한 운동, 과식, 인스턴트 식품 과다 섭취)도 활성산소를 증가시킨다. 나아가 환경 호르몬(일회용 용기, 농약 및 오염물질 등), 식품첨가물 및 색소(방부제, 화학조미료 등), 그리고 일부 의약품 및 항암제와 약품 남용, 수술 등도 요인이다.

활성산소의 일반적인 피해로는, 첫째로 세포의 변이^{Mutation}이다. 세포 내 핵산의 DNA 염기서열을 하루에 1만 개 이상 산화시킴으로써 세포 자체의 DNA 수복 유전자와 암 억제 유전자의 기능 이상을 넘는 활성산소의 공격으로 세포의 변질이 일어날 수 있다. DNA에 이상이 생겨 유전 정보에 오류가 발생하면 단백질 합성에 문제가 생겨 세포가 제대로 재생을 하지 못한다.

둘째로 과산화 지질이다. 세포를 둘러싸는 세포막, 세포핵, 미토콘드리아막 등의 생체막들은 주로 지방산으로 만들어져 있다. 이 지방산들이 활성산소의 공격으로 산화되면 과산화지질로 변질되어 세포들이 제 기능을 못하여 각종 질병의 원인이 된다. 혈액 속의 과산화지질은 장기에 침투하거나 혈관 벽에 붙어 혈전을 형성하여 동맥경화증을 유발한다.

셋째로 면역계 질환으로 류마티스성 관절염, 강직성 척추염, 루프스 등이 생긴다.

넷째로 노화 현상이 촉진된다. 피부 탄력이 감소되고 주름, 기미, 검버섯 등이 생긴다.

구체적인 질병으로 밝혀진 것들은 다음과 같은 것이다. 각종 암,

심근경색증, 동맥경화증, 뇌졸중(중풍), 류머티즘성 관절염, 아토피성 피부염, 당뇨병, 간염, 신장염, 백내장, 치매, 파킨스병, 피부질환 등이다.

활성산소를 없애주는 물질인 항산화물에는 비타민C, 비타민E, 비타민A, 셀레늄, 요산, 후라보노이드 등이 포함된다. KBS 텔레비전의 '생로병사' 프로그램에서도 소개했듯이 마늘, 양파, 청국장, 채소, 과일 등에 항산화 물질이 많이 들어 있다. 그리고 소식(小食)을 하면서 과도한 운동을 삼가야 한다.

운동과 활성산소의 관계는 역시 같은 프로그램에서 소개했듯이 원광대 김종인 교수의 「직업별 평균수명 연구」를 통해 알 수 있다. 11개 직업군 중 종교인의 평균 수명이 79.2세로 가장 높았던 반면 언론인은 64.6세로 가장 낮았다. 아마 언론인은 스트레스가 심하기 때문에 단명하리라 여겨진다. 의미 있는 것으로는 누구보다 건강해야 할 체육인의 평균수명이 67.3세로 11개 직업군 중 세 번째로 짧은 것으로 나타났다. 원인은 과도한 운동으로 인한 활성산소 증가로 추정된다.

활성산소는 호흡이 거칠어지는 과격한 운동을 할 때 많이 나오는데, 운동선수들은 이러한 피해를 줄이기 위해 활성산소를 빨리 배출시키는 비타민제와 같은 약을 남용하고 있으며 마사지사의 도움을 받아 손쉽게 피로를 푼다. 이러한 활성산소를 억제시키며 빨리 배출시키기 위해서는 운동의 방법을 바꿔 일정하고 부드럽고 편안하게 호흡하는 내공 위주의 심기신 수련을 해주어야 한다.

다. 심장

몸에 힘이 들어가고 호흡을 거칠게 하는 대부분의 운동은 심장을 강화시키는 효과도 있지만 반대로 심장에 과도한 압박을 주어 심근경색 같은 위험한 질환을 일으키기도 한다.

일반적으로 돌연사를 하는 사람들을 보면 평소 열심히 운동을 하는 사람들이 적지 않다. 심장이 있는 가슴은 펴져 있고 편안하게 안정되어 있어야 한다. 심장이 과도하게 뛰거나 열이 나면 심장과 그 위에 있는 얼굴(뇌)에 뜨거운 화기가 오르며 입안에 침이 바짝 타고 목이 마르게 된다. 심장에 압박을 주거나 통증이 생기는 식으로 운동하는 것은 가급적이면 피해야 한다. 이러한 물리적 압박은 주지 않으면서 심장의 기능을 강화시켜 혈액순환을 원활하게 해주는 운동이 심기신 수련이다.

심기신 수련은 "경안"(輕安)이라 하여 몸은 가볍고 느긋하게, 마음은 편안하고 여유롭게, 숨을 부드럽고 고요하게 하면서 몸과 마음과 숨을 알아차리며 심폐의 기능을 향상시킨다.

라. 체온

건강해지려면 적정 체온을 잘 유지해야 한다. 인간은 온혈동물이다. 우리 몸은 외부의 환경이 어떠하든 자연적으로 일정 온도를 유지하려고 노력한다. 몸에 열이 났을 때 몸 밖으로 땀을 내고 소변을 보는 것도 체온을 일정하게 유지하려는 생명력의 작용이다.

체온이 떨어지면 인간의 육체적, 정신적 능력은 현저하게 위축된다. 일반적으로 36~37도가 정상 체온이다. 저체온은 만병의 원인이다. 저체온은 기본적으로 혈액이 제대로 순환되지 못하거나 신진대사에 장애가 있을 때 발생한다. 몸이 차갑다는 말은 정상적인 신진대사가 이뤄지지 않고 있다는 것을 의미한다. 신진대사가 원활하지 않으면 매사에 의욕이 없고 게을러지며, 특별한 병이 없어도 몸이 쑤시거나 아프다. 몸이 차면 면역력이 떨어진다. 그리고 혈압과 심장박동이 떨어지고 심장의 혈류량도 떨어져서 소화기능도 저하된다. 또 혈관이 좁아지거나 막혀 간이 손상되며 발열기관으로서 제 기능을 수행할 수 없다.

체온이 내려가면 세포나 혈액 중의 노폐물을 처리할 수 없어 물질의 화학반응이 충분히 이뤄지지 못하게 되어 중간 대사물이나 산독물이 생성된다. 그래서 저체온은 암을 유발하는 주요 원인 중 하나로 알려져 있다. 실제로 저체온증을 보이는 사람 중 상당수가 암이나 당뇨, 저혈압, 심장질환을 앓고 있다. 그래서 한의학에서는 암을 "음병"(陰病)이라고 한다.

암은 우리 몸 가운데서 열이 많이 나는 심장과 비장, 소장에는 생기지 않는다. 심장은 체중의 200분의 1밖에 되지 않지만 체열의 9분의 1을 산출할 만큼 열을 내는 기관이다. 비장은 적혈구가 밀접해 있어 붉고 온도가 높다. 소장도 소화를 위해 항상 격렬하게 연동운동을 하기 때문에 열을 많이 낸다. 이와 달리 암이 빈발하는 위, 식도, 폐, 대장, 자궁 등은 속이 비어 있고, 특히 체온보다 낮은 외부와 항상 통해 있기 때문에 차가워지기 쉽다.

여성의 유방도 몸에서 돌출돼 있어 체온이 낮다. 유방암은 유방이 큰 사람일수록 잘 걸린다고 알려져 있다. 이는 유방의 크기와 상관없이 영양을 운반하는 동맥의 수가 같기 때문이다. 다시 말해 유방이 커도 동맥의 수가 많아지지 않기 때문에 온도는 더욱 낮아질 수밖에 없다. 이처럼 암이 저체온과 관련이 있다는 사실이 알려지면서 현대의학에서 "온열 요법"을 도입하고 있다. 사실 민간요법에서는 이미 온열 요법을 널리 쓰고 있었다. 황토방, 맥반석, 반신욕 등이 대표적이다.

이처럼 신진대사를 높이고 면역력을 향상시키며 암을 비롯한 각종 질병을 예방 및 치료하려면 무엇보다 적정 체온을 유지하는 것이 중요하다. 그래서 동양에서는 만병의 원인을 수승화강(水昇火降, 차가운 수의 기운은 위로 오르고 뜨거운 불의 기운은 아래로 내려간다)의 부조화로 보고 있다. 몸의 온도는 적정해야 하고, 특히 가슴과 머리는 차갑고 단전과 손발은 따스해야 무병장수한다.

체온은 죽음과도 밀접한 관련이 있다. 사망률은 하루 중 체온과 기온이 제일 낮은 겨울철 오전 3~5시경에 가장 높다. 예나 지금이나 겨울철 새벽에 항문과 머리에 힘을 힘껏 주면서 대변을 보는 행위는 죽음을 부르는 행위나 마찬가지이다.

저체온의 가장 큰 원인은 운동량 부족이다. 체온의 40% 이상은 근육에서 발생하므로 걷기를 비롯한 다양한 운동으로 항상 몸을 따뜻하게 할 필요가 있다. 운동을 하면 근육에서 열이 만들어지고 체온이 오르며 이들 열에너지는 혈액에 의해 온몸의 세포 곳곳에 분배된다. 특히 운동은 몸이 움직이면서 산소를 받아들여 노폐물인 이산화탄소와 일산화탄소, 휘발성 유해물을 폐에서 방출한다. 또 산소는 지방, 콜레스테롤, 불필요한 노폐물 등을 태워버리고 혈액을 정화시켜 암과 같은 질병을 예방한다.

하지만 현대인들은 몸을 잘 움직이지 않고 오랫동안 앉아 있는 생활습관으로 인해 각종 질병에 시달리고 있다. 운동을 하지 않으면 신신대사율이 떨어지고 열량이 몸에 비축되어 비만으로 이어지기 쉽다. 이와 함께 세포 조직에 산소가 부족한 산소 결핍이 생기게 되고 근육이 딱딱하게 굳는다.

그래서 운동이 중요하다. 그러나 운동을 과도하게 하면 근육의 피로를 회복시키기 위해 많은 피가 장부에서 빠져나가 근육 속으로 들어가게 된다. 이렇게 되면 몸 외부는 열이 나면서 체온이 올라가지만 내부는 굉장히 차가워져 있는 상태가 되기 때문에 건강에 해롭다. 이러한 현상이 반복되면 체질적으로 약한 장기의 기능이 떨어져서 큰 병을 키울 수 있다. 몸 외부의 근육 단련도 좋지만 더 중요한 것은 내부의 장기를 건강하게 하는 것이다. 근육의 체온과 함께 장부의 체온도 높이며 기혈순환을 잘 시키는 운동이 심기신 수련이다.

마. 물

사람 몸은 대략 70% 정도가 물로 이루어져 있다. 골수라 하여 뼈와 관절에도 물기가 있어야 한다. 건강해지려면 물을 충분히 마시는 것이 좋으며, 운동 중에도 흘리는 땀의 양만큼 수분을 보충해주어야 한다. 보통 운동을 하면 갈증이 난다. 그로 인해 물을 마시게 되는데, 대개는 급하게 벌컥벌컥 마신다. 이렇게 마시면 위장이 상할뿐더러 양 조절도 잘 되지 않아 소화 장애를 일으키기도 한다.

수련은 땀을 흘려도 갈증이 나지 않는다. 수련을 하면 입안에 침이 고이고 배와 장부의 물기를 마르게 하지 않는다. 그렇기 때문에 운동을 할 때처럼 수련 중이나 후에 대개는 물을 마시지 않는다. 오히려 골수란 표현에서 알 수 있듯이 뼈에 물기(윤활유)가 있어야 관절이 유연해지는데 수련은 뼈에 물기를 공급한다.

운동을 하고 있는지, 수련을 하고 있는지를 알려면 크게 세 가지를 살펴보면 된다. 운동이든 수련이든 그것을 하고 있는 과정 중이나 끝난 후에 호흡, 목마름과 마음이 어떠한 상태에 있는가를 보자.

운동은 마음이 흥분되어 있기 쉬우나 수련은 늘 마음이 편안하다. 그리고 운동은 운동 중이나 끝난 후에 목이 말라 물을 찾게 되나 수련은 땀이 나든 나지 않든 입안에 침이 돌고 있다. 무엇보다도 호흡은 운동의 경우 대개 목에서 깔딱거리며 거친 상태이나 수련하는 호흡은 늘 고요하고 잔잔하며 길고 깊게 복식호흡으로 심호흡을 하고 있다.

지금까지 운동과 비교하여 상대적으로 수련의 긍정적 효과를 과도

하게 설명한 부분이 있는 것이 사실이다. 그리고 의학이나 체육 분야에서는 운동의 효과를 과학적으로 증명한 연구나 논문이 많지만 심기신 수련(몸맘숨 명상) 분야에서는 아직 그러하지 못하다.

물론 요즈음 서구에서 의료 분야의 전문가들이 요가나 명상의 효능에 대해 지속적으로 소개하고 있지만 아직까지 실증과학적으로 확신하기에는 어려움이 있다. 특히 중국의 기공에 대해서는 중국 내에서 다양한 기공을 통해 많은 병을 치료한 임상 사례가 나오고 있지만 국제 학계에서 아직 인정하지 않고 있는 것도 사실이다. 따라서 이 책의 독자들은 이것이 과학적이냐 사실이냐를 따지기보다는 심기신 수련의 원리와 동양(자연)철학적 의미를 자각하면 좋겠다. 양의학의 검진과 치료도 받고, 서양식 운동에 더하여 심기신 수련이나 명상을 보충하여 활용하면 무방할 것으로 생각한다.

2 영성을 높이는 수련

가. 인간적인 건강

호연지기가 넘치며 영성이 높은 사람이 되려면 심신의 선상이 보통 사람과는 달라야 한다. 우리가 일반적으로 건강하다고 말할 때는 몸이 아프거나 피곤하지 않은 상태를 두고 말한다. 일상적인 삶을 사는 데 장애요인이 없는 상태이다. 이런 상태를 유지하는 것도 결코 쉬운 일이 아니다.

일상적인 생활을 하는 데 지장이 없는 상태의 건강에서 좀 더 나은 건강은 의욕이 충만한 삶을 영위하는 상태이다. 하룻강아지가 범 무서운 줄 모르듯 패기가 충만하여 어떤 일이든 도전의식을 갖고 역경을 극복하며 영웅적인 삶을 전개한다. 흔히 이들을 '천하대장부'라 한다.

그러나 인간적 건강이란 자기 생각(마음)을 다스리고 이기는 것이다. 인간적 건강이란 극기복례(克己復禮) 하여 영성을 높이는 것이다. 수련을 심기신 수련, 또는 몸맘숨 명상이라 했는데 기나 숨은 영, 영혼이라 할 수 있다. 즉 인간은 몸^{body}과 마음^{mind}과 영혼^{sprit}으로 이루어져 있다.

성경 창세기 2장을 보면 "여호와 하느님이 땅의 흙으로 사람을 지으시고 생기를 그 코에 불어넣으시니 사람이 생령이 되니라"고 하였다. 생령이란 영^{sprit}을 뜻한다. 인간의 영은 생명의 숨이고 기이다. 따라서 기수련을 위해 숨수련을 한다는 것은 영, 영혼을 닦는 것으로 영성을 높이는 것이다.

개인에게 건강은 무엇과도 바꿀 수 없다. 사람이 건강하게 살고자 하는 마음의 바탕에는 불로장생의 꿈이 깃들어 있다. 그러나 단지 오래 사는 것만이 양생의 의미는 아니다. 얼마나 인간다운 모습으로 사느냐, 이웃과 사회를 위해 어떤 행동을 하느냐가 건강의 척도일 것이다. 이런 인간적인 건강을 이루기 위해서는 높은 영성이 필요하다. 이는 세계보건기구^{WHO}에서 말하는 건강의 정의와도 일맥상통한다.

WHO는 처음에는 건강이란 "육체적으로 정신적으로 질병이나 장애가 없는 상태"라고 정의했다. 그 후에 사회적 요소가 추가되어서 "건강이란 단순히 질병이나 장애가 없는 상태를 말할 뿐만 아니라 신체적, 정신적, 그리고 사회적으로 완전히 안녕한 상태를 일컫는다"고 정의했다. 그리고 더 나아가 1998년에는 각 나라의 건강전문가와 학자들로 구성된 세계보건기구 집행이사회에서 건강의 정의에 "영적 요소를 추가"하자고 제안했다. 따라서 현재는 "건강이란 신체적, 정신적, 사회적, 그리고 영적으로 정상$^{Well-being}$인 상태"라고 정의하고 있다.

몸이 건강하고 무슨 일이든지 할 수 있다는 자신감이 넘치면 인간은 인간으로서 가장 하기 힘든 극기(克己)에 도전하게 된다. 인간적 건강은 의욕이 넘쳐서 무엇인가 힘든 일에 도전하지 않으면 답답함을 느끼며, 그 힘으로 가장 힘든 일인 자기 생각이나 고정관념(편견)을 이기고 다스려 가려고 한다. 남과 세상을 탓하며 그것을 바꾸려고 주먹을 힘껏 쥐고 내두르지 않는다. 마태복음 7장의 말씀대로 삶을 살고자 노력한다.

> 비판을 받지 아니 하려거든 비판하지 말라. 너희가 비판하는 그 비판으로 너희가 비판을 받을 것이요 너희가 헤아리는 그 헤아림으로 너희가 헤아림을 받을 것이니라. 어찌하여 형제의 눈 속에 있는 티는 보고 네 눈 속에 있는 들보는 깨닫지 못하느냐. 보라 네 눈 속에 들보가 있는데 어찌하여 형제에게 말하기를 나로 네 눈 속에 있는 티를 빼게 하라 하겠느냐. 외식하는 자여 먼저 네 눈 속에서 들보를 빼어라. 그 후에야 밝히 보고 형제의 눈 속에서 티를 빼리라.

이것이 영성의식이 높은 상태이다. 유교적으로 말하면 극기복례의 불혹(不惑), 지천명(知天命)의 상태라 말할 수 있겠다. 이런 건강이 밑받침 되면 스스로 일을 찾아 즐기고 모든 것을 사랑하고 조화로운 생활을 하게 된다. 홍익인간, 홍익생명, 홍익자연을 할 수 있는 에너지를 갖게 되는 것이다.

나. 껍데기를 벗고 자유인이 되는 길

수련, 명상, 기도를 왜 하냐고 묻는 분들이 있다. 그러면 나는 나의 껍데기를 벗고 싶어서 한다고 대답하기도 한다. 한국 사람이라면 윤동주의 〈서시〉를 알 것이고, 사회의식이 조금 있는 사람이라면 신동엽의 시 〈껍데기는 가라〉를 아는 분도 꽤 있을 것이다. 지난 민주화의 고난의 시대에 욕심내며 사는 것이 부끄러워 편하게 잠을 이루지 못한 분도 적지 않을 것이다. 나의 삶도 그랬다.

고등학교 1학년 때 사춘기를 겪으면서 진리를 알려주는 교회를 찾으려고 여러 종파의 교회를 헤매고 다녔다. 그런데 교회에서는 좀처럼 진리를 알 수가 없었다. 책에 매달렸다. 문학 전집을 읽고, 『씨알의 소리』와 이미 폐간된 『사상계』도 청계천 헌 책방에서 구해 읽었다. 『월간문학』에서 출발하여 고2 때 『문학사상』, 고3 때 『창작과비평』, 이후 『문학과지성』, 『세계의문학』을 접했다. 당시 읽은 시, 소설, 문학, 예술과 사회에 대한 평론서 등은 프란츠 카프카의 말대로 "책은 내 안에 갇혀서 꽁꽁 얼어붙은 바다를 깨는 도끼"였다. 그 도끼들은 내 머리와 가슴을 후려치며 "어깨에 무거운 짐을 진 자들아 다 나에게 오라"는 예수님의 십자가의 길로 인도하였다.

껍데기는 가라
사월도 알맹이만 남고
껍데기는 가라

껍데기는 가라

동학년(東學年) 곰나루의, 그 아우성만 남고

껍데기는 가라

그리하여, 다시

껍데기는 가라

이곳에선, 두 가슴과 그곳까지 내논

아사달 아사녀가

중립의 초례청 앞에 서서

부끄럼 빛내며

맞절할지니

껍데기는 가라

한라에서 백두까지

향그러운 흙 가슴만 남고

그, 모오든 쇠붙이는 가라.

-신동엽, 〈껍데기는 가라〉

오래 전 일이지만 신동엽 전집을 살 때를 기억한다. 학업에 충실하지 못했던 6년간의 중고등학교 생활을 마치고 재수를 할 수밖에 없었다. 재수를 하던 1975년은 입시 공부에만 몰두하기 힘든 시절이었다.

시대의 대의는 유신헌법 철폐와 민주화운동인데, 한낱 참고서를 붙잡고 있노라니 글이 눈에 들어올 리 없었다. 그해 4월, 서울대 농대 4학년 김상진이 민주화를 외치며 자결하는 사건이 발생했다. 그가 민주화 제단 위에 스스로 목숨을 바친 며칠 뒤에 캄보디아와 베트남이 연이어 공산화되었다는 소식이 전해졌다.

확실하지 않지만 월간 『신동아』 75년 5월호에서 김상진이 죽기 전에 쓴 연인에게 바치는 시를 읽은 기억이 어렴풋하게 난다. 그의 시를 읽고 나니 시를 더 읽고 싶어 종로서적에 가서 시집을 뒤적였다. 그러다 만난 것이 신동엽 전집이었다. 그러나 책값이 부족해서 조태일의 『국토』를 집어 들고 계산하고 나오려는데, 옆에서 코를 막고 싶을 만큼 불쾌한 냄새가 나서 무심결에 돌아보았다. 나보다 열 살쯤은 위로 보이는 청년인데, 윗도리는 검은색 작업복이고 바지는 꽤나 누추해 보였다. 얼굴이나 옷맵시가 영락없는 연탄장수이거나 구로공단의 '공돌이' 같았다.

지금도 생생히 기억하는, 결코 잊을 수 없는 것은 그가 신동엽 전집을 들고 노동이 배어 있는 거칠고 굵은 손으로 계산하는 모습이었다. 저렇게 막노동자처럼 보이는 분이 보는 시집이라 더욱 호기심이 갔다. 그날 밤에 『국토』를 다 읽고, 다음날 학원에서 귀가하는 길에 돈을 마련하여 신동엽 전집을 샀다. 밤새 읽으며 울고, 사색하고, 다짐하기를 수없이 했다.

쇠붙이들을 이 땅에서 다 몰아내리라, 향기로운 흙 가슴만 물결치게끔 만들겠다고, 티 없이 맑은 순결의 하늘 아래 지상천국을 만들어 살겠노라고. 시인의 말씀대로 시와 사랑과 혁명으로 한평생을 살겠노라고. 당시 쓴 일기의 말미에는 "내 일생을 시로 장식해봤으면. 내 일생을 사랑으로 채워봤으면. 내 인생을 혁명으로 불질러봤으면, 세월은 흐른다. 시간이 아깝다"고 적었다.

시인은 서둘고 싶지 않다고 했지만 강박관념 탓에 서둘지 않을 수 없었다. 정의와 자유와 평등이 넘실거리는 세상을 빨리 만들어 살고 싶다고, 윤동주 시인처럼 살다가 27살에, 신동엽 시인처럼 살다가 38살에, 조금 더 많이 산다면 김수영 시인처럼 46살에 죽어도 좋다고 다짐했다. 돈이 없어도 살 수 있다고 여겼다. 그런 정신으로 치열하게 살았다. 그러다 1980년 5월에 쓰러져 5년간 투병생활을 했다.

이런 젊은 시절을 겪은 나를 이처럼 환갑이 되기까지 살려준 것이 심신수련이고 명상이다. 껍데기가 김지하 시인이 말한 '오적'(伍賊)이고 미국과 일본 같은 제국주의 국가라는 편협한 생각에서 벗어나오게 한 것이 기수련이요, 타인과 세상은 내 마음의 거울이라고 깨우치게 한 것이 명상이다.

그렇다. 껍데기는 재벌, 국회의원, 고급 공무원, 장성, 장차관이란 오적이 아니다. 쇠붙이는 제국주의 국가, 자본주의하의 자유경제 체제가 아니다. 껍데기와 쇠붙이를 지구상에서 몰아내는 것은 혁명도 아니고 시스템도 아니다. 껍데기는 나요, 쇠붙이는 나의 아상, 에고, 관념이다.

영국 웨스트민스터 성당 지하 묘지에 다음과 같은 어느 성공회 주교의 묘비명이 있다고 한다.

내가 젊고 자유로워서 상상력의 한계가 없을 때
나는 세상을 변혁시키겠다는 꿈을 가졌었다.
그리고 좀 더 나이가 들고 지혜를 얻었을 때
나는 세상이 변하지 않으리라는 것을 알았다.
그래서 내 시야를 조금 좁혀 내가 살고 있는 나라를
변화시키겠다고 결심했다.
그러나 그것 역시 불가능하다는 것을 알았다.
나는 마지막 시도로 나와 가장 가까운 내 가족을
변화시켜야 하겠다고 마음먹었다.
그러나 아아, 아무도 달라지지 않았다.
이제 죽음을 맞이하여 자리에 누워 나는 문득 깨달았다.
만약 내가 내 자신을 먼저 변화시켰더라면
그것을 보고 가족들이 변화되었을 것을.
또한 그것에 용기를 내어
내 나라를 더 좋은 곳으로 바꿀 수도 있었을 것을
그리고 누가 아는가? 이 세상까지 변화시켰을 것을.

이 같은 묘비명의 지혜를 일찍이 공자가 『대학』에서 "수신제가치국평천하"(修身齊家治國平天下)로 가르쳤다. 수기안인(修己安人)이다. 먼저 나의 몸과 마음을 닦은 후 타인과 세상을 편안하게 할 수 있는 것이다.

　자기가 먼저 행복한 사람이 세상과 남을 행복하게 할 수 있다. 행복이 무엇인지? 인간이 무엇인지? 삶의 이치가 무엇인지도 모르고 자기 자신도 행복하게 만들 수 없는 사람이 어찌 남을 변하게 하고 세상을 올바르게 만들 수 있을까?

자신의 심신을 닦지 못하는 사람일수록 고통과 불행한 삶을 사는데 그 원인을 내부가 아니라 외부에서 찾는다. 나를 성찰하지 않고 남의 탓, 세상 탓을 한다. 그래서 그런 타인, 그런 세상을 개혁하고 혁명하겠다고 총칼을 든다. 악이 악을 낳고 원수가 원수를 만드는 역사를 반복한다.

실존주의 철학자 사르트르Jean-Paul Sartre는 『닫혀진 문』에서 "지옥, 그것은 타인들이다"라고 했다. 이에 더해 움베르토 에코Umberto Eco는 "우리는 타인을 적으로 끌어내림으로써 지상지옥을 건설한다"고 했다. 나와 타인과 세상의 어두운 면만 본다면 부처님 말씀대로 "삶은 고통"이고 성경 말씀대로 "우리는 원죄를 업고 사는 것"이다. 과연 고통과 죄의 근원이 남과 세상에 있을까? 그렇다면 우리에게 있는 자유의지를 부정하는 것이다.

최고의 망상은 나나 타인에게 세상이 지옥인 것은 나 때문이 아니라 타인, 그들에 의해 형성된 세상 때문이라는 생각이다. 이것이 인간이 겪는 반복된 죄업으로 원죄이리라. 원죄를 진정 극복하는 것은 "모든 것은 나로 말미암은 것으로 내 탓이라"는 진리를 터득하는 것이다. 이 진리가 나를 자유롭게 한다. 이런 자유를 얻게 하는 것이 명상수련이다.

제4장 | **심기신 수련의 효능**

1. 수승화강(水昇火降)

2. 입정(入靜)

3. 신비체험

4. 수련의 올바른 방향

많은 사람들이 비과학적이라는 심신수련을 하는 이유는 좋은 효능이 있기 때문이다. 심신의 건강과 질병의 치료를 목적으로 수련에 접하는 것이 일반적인 경향이다. 필자도 5년 동안 몸과 마음이 아팠는데, 병원이나 한의원에서 좀처럼 치료가 되지 않았다. 그래서 여러 민간요법을 접하다가 심신수련을 하게 되었다.

심신수련이 만병의 예방과 치료 차원에서 활용되고 있는 것이 지금은 부인할 수 없는 사실이다. 따라서 국민의 건강과 직접 관련이 있는 의료계와 체육계에서 심신수련에 대한 깊이 있는 학문적 검증을 보다 폭넓게 해야 한다. 그렇게 해야 심신수련의 맹목적 신뢰에 대한 부작용도 방지할 수 있을 것이다.

대체의학, 통합의학 차원에서 심신수련의 효능은 사실 그리 중요한 문제가 되지 않는다. 의료 차원의 효능에 대해서는 일반인이나 전문가 양쪽 모두의 입장에서 눈으로 쉽게 판별할 수 있는 육체적 현상이기 때문이다. 몸의 질병과 마음의 불편함이 치유되니 우리나라뿐만 아니라 전 세계에서 더욱 유행하고 있는 것이다.

그러나 좋은 의도가 항상 좋은 결과만 가져오는 것은 아니다. 좋으면 좋은 만큼 부작용이 큰 것도 자연의 이치요 음양의 법칙이다. 심신수련의 효능이 문제가 되는 것은 심리적인 부분이다. 심리적인 면에서 심신수련의 효능을 거론할 때, 이 수련을 하면 정서적으로 안정되고, 스트레스에서 벗어나며, 인내심과 강인한 정신력이 길러지고 영성이 높아진다고 한다. 여기까지는 상식적으로 이해되는 부분이다. 그러나 우려할 만한 상황은 이런 상식적인 차원을 넘어 심신수련을 통해 보통 이상의 정신적, 육체적 능력 구현에 대한 관심이다. 특히 교육과 관련해서는 정신 집중에 의한 초능력에 가까운 학습능력을 기대하기도 한다. 그래서 지금 심신수련의 한 방법으로 잠재능력, 초능력, 학습능력을 기른다고 검증되지 않은 각종 수련법이 인기를 끌고 있다. 심각한 부작용이 우려되는 상황이다.

심신수련의 즉각적인 실용성(병 치료, 강인한 정신력 양성, 학습효과 향상 등)은 현실 생활에서 필요한 것으로 굳이 마다할 필요가 없다. 심신수련을 하다 보면 수승화강(水昇火降)과 입정(入靜)이 이루어지기 때문에 질병의 치료나 심리적 안정은 실질적인 효과로 나타날 수밖에 없다. 그리고 수련 중 깊은 입정에 들다 보면 신비체험을 하면서 보통 이상의 육체적 힘도 나오고 정신적 능력도 발휘할 수 있는 초능력이 나오기도 한다. 문제는 초능력을 경험하는 순간부터 오는 신비나 황홀감 때문에 많은 수련자가 현실과 유리된 신비적이고 종교적인 세계 혹은 그와 유사한 관념적 세계로의 도피, 초월세계를 추구하는 삶으로 나아간다는 것이다. 그리고 세상이 불안할 때는 혹세무민하여 일정한 세력을 결집한 후 사교(邪敎) 집단으로 나아가거나 민중의 불만을 기반으로 봉기를 일으키기도 한다. 이런 역사적 사건은 동서양에서 흔하게 볼 수 있다.

심신수련의 일차적 목표는 심신의 건강이다. 나아가 심신수련의 궁극적 목표는 깨달음이다. 일생을 통하여 우리는 수없이 많은 것들을 깨달으며 산다. 그러나 궁극적인 깨달음은 "나는 어디서 왔으며? 나는 누구이며? 나는 무엇을 원하며? 나는 어떻게 살아야 하며? 나는 어디로 돌아가는가?"를 아는 것이다. 이런 깨달음을 산속에 들어가 식음을 전폐하며 용맹정진 하여 얻는 것이 아니라 정상적인 사회생활 속에서 심신수련을 하면서 얻는 것이다. 그것은 전통적인 수련법에서 이야기하는 양신(養神)의 방향으로 치우쳐서 신의 계발에만 집착하며 종교나 신통력의 계발 쪽으로 향하게 하는 마음수련이 아니라 심기신이 균형과 조화를 이루어 건전한 사회생활을 영위할 수 있는 몸과 마음수련이어야 한다.

　마음수련이라 해서 그 방법이 종교적, 심리적인 수행 내지 마음치료 위주의 수련이 아니라 몸 수련을 동행한 마음수련, 즉 성명쌍수의 수련이다. 이렇게 하기 위해 심신수련의 방향을 몸의 질병치료나 정력이 세어진다는 이기적인 현실적 효용성에만 맞추어서도 안 되고, 더더욱 신비체험이나 초능력에 빠져 현실도피적인 신비, 사이비 종교, 초일의 세계로 나아가서도 안 된다. 심신수련의 올바른 방향을 잡기 위해서는 수승화강과 입정의 이치를 이해하고 나아가 신비체험에 대한 이해도 명확히 해야 한다. 맹목적으로 지금 자기가 하는 수련만이 옳다는 아집과 현실도피적인 미혹의 길 역시 경계해야 한다.

1 수승화강(水昇火降)

심신수련은 몸의 화기를 내리게 하고 수기를 오르게 한다. 화기는 위로 오르려는 성질, 수기는 밑으로 내려가려는 성질을 갖고 있다. 심신수련은 생활을 활기(活氣) 있게 하기 위해서이다. 우리가 "활기가 넘친다", "기차게 산다", "활기차게 산다"고 할 때 어떤 것이 기가 찬 것인가를 알기 위해서는 기를 꾸미는 활(活)자를 이해하면 된다. 활이란 혀설(舌)에 삼 수(氵)변이 붙어 있다. 즉 침이 잘 나와야 기분이 좋고 기운이 센 활기 넘치는 심신인 것이다. 골수(骨水)라 하여 뼈에는 물이 있어야 하고 입안에는 단 침이 돌아야 한다. 활기는 수승화강과 밀접한 관련이 있다.

모든 생명의 시작은 공기와 햇빛과 물에서부터 시작한다. 공기와 햇빛은 천연적인 것으로 없는 곳이 없이 이미 그 자체로 주어졌다. 물이 있는 곳에서 생명은 탄생한다. 주역의 64괘도 처음의 건(乾, 하늘) 곤(坤, 땅) 두 괘 후에 둔·몽·수·송·사·비(屯·蒙·需·訟·師·比)의 여섯 개가 물 괘다. 물은 생명을 탄생시킨다. 우리 몸도 70% 이상이 물로 되어 있다. 인체의 수기(水氣)는 위로 올라가고 화기(火氣)는 밑으로 내려와야 한다. 이를 동양의 음양의 원리로는 수승화강(水昇火降)이라 한다. 수승화강이 되면 입안에 단 침이 고이며, 가슴과 머리는 시원해지고, 손발과 단전은 따뜻하게 된다. 이렇게 활기 넘치는 삶을 살기 위해서 예부터 운기조식 해야 한다고 했다. 운기(運氣)란 기를 돌리는 것이고 조식(調息)이란 숨을 고르게 한다는 것으로 그래야 축기(蓄氣)가 이루어진다.

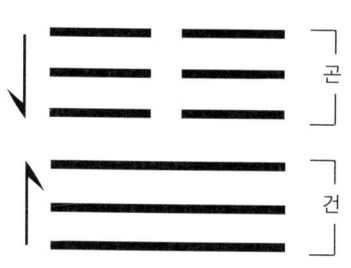

역학에 지천태(地天泰)라는 괘가 있다. 이 괘는 하늘(天)을 상징하는 건이 아래에 있고, 땅(地)을 상징하는 곤이 위에 있다. 원래 천은 양으로 위, 지는 음으로 아래에 있는 것이 천지의 질서로 자연스러운 형태인데 이 괘는 거꾸로 되어 있다. 그런데 이 괘는 천지가 화합하여 만물을 낳게 하는 모양이며 안정과 번영을 도모하는 태평의 상을 나타내는 이상적 형태라고 해석한다. 왜냐하면 하늘의 기는 양으로 불(火)에 비유되어 위로 올라가는 성질을 지니고 있는 반면에, 땅의 기는 물(水)에 비유되어 내려가는 성질을 가지고 있어 천이 위에 있으면 천의 기는 더욱 더 위로 상승하고, 지가 아래에 있으면 지의 기는 하강을 따르기 때문에 천지의 두 기는 점차 멀어져 가기 때문이다.

그런데 이 괘에서는 천이 아래에, 지가 위에 있기 때문에 천의 기가 상승하고 지의 기가 하강하는 것으로 음과 양이 조화를 이루어 만물을 낮게 하여, 매사가 순조로운 대길의 상이라고 본다. 이것은 인체의 생명활동으로도 가장 완전한 상태를 상징한다. 이것이 수승화강이다. 동양의학에서는 수승화강이 깨지는 것을 만병의 원인으로 보고 있다.

필자와 함께한 수강생의 소감뿐만 아니라 기타 수련에서 밝히는 일반적 변화 중 가장 두드러진 것이 "입에 침이 잘 나오고 배가 따뜻하다"이다.

심신수련을 하면 첫째, 입에 달고도 청정한 감로의 침이 고인다. 이는 잡념이 없어지고 마음이 고요히 가라앉는다는 증거이다. 생리적, 심리적으로 몸과 마음이 이완된 상태이다. 단전호흡을 하면서 마음과 몸이 이완되면 부교감신경 작용에 의해 시상하부를 거쳐 뇌 줄기에 위치한 타액 중추가 작용하여 침샘으로 하여금 침의 분비를 증가시킨다. 또한 소화샘의 분비를 촉진시키고 미주신경의 작용이 증가되어 소화작용이 잘 이루어진다.

아울러 피부의 혈관이 확장되어 피부의 혈관으로 혈액이 많이 흘러 피부가 따뜻하고 부드럽게 된다. 몸과 마음이 편안해지고 만족감을 느끼게 되면 시상하부는 만족감을 감지하고 시상하부로부터 뇌하수체 및 그 외 내분비계에 엔도르핀을 비롯한 여러 가지 호르몬을 분비하도록 촉진한다. 이렇게 되면 심리적으로 생긴 질병도 수련하는 과정 속에서 치료가 된다. 현대의 성인병, 만성질환, 난치병이라는 것이 거의 심리적 요인으로 생긴 질병이므로 심신수련의 효과가 만병통치식으로 나타나는 것도 이러한 이유에서이다.

둘째, 단전을 중심으로 몸에 열이 난다. 마음을 모아 지극한 정성으로 한 호흡 한 호흡을 하면 열기가 생긴다. 열의 느낌은 따뜻함, 뜨거움, 용광로와 같은 불기운 등 천차만별이다. 이 열이 막힌 곳을 뚫어주니 바로 모든 경락을 유동시키는 원기가 된다. 이 열은 자연치유력을 갖고 있어 염증이나 암을 예방하거나 치유할 수 있다. 합숙 수련 과정에 참여한 수강생의 체험 중 대표적인 것이 손과 단전의 따스함이다. 손에 따뜻함을 느끼는 사람이 80%이고 아랫배 단전이 따뜻하다는 사람이 20%를 넘는다.

2 입정(入靜)

동북아시아의 한국, 중국, 일본 등에서 내려오는 기를 이용한 심신수련 뿐만 아니라 인도의 요가, 불교의 선정, 기독교의 기도 행위 등 그 모든 것의 공통된 과정은 입정(入靜)이다. 심신수련의 수련 방법과 수련 단계 그리고 각 단계 중에 체험하는 양상도 각양각색이지만 수련 중 반드시 필요로 하는 과정이 입정이다. 또한 입정이 수련의 목표이기도 하다.

입(入)은 "들어간다", 정(靜)은 "안정된다", "고요하다"는 의미이다. 수련 중에 입정한다는 것은 오만 가지의 산만한 사유활동을 특정한 수단(자세나 호흡을 조절하거나, 자귀字句를 외우거나, 의수단전意守丹田을 하거나, 코끝을 보는 것, 외부의 물체에 집중하는 것 등)을 통하여 멈추게 하고, 정신과 육체를 이완하며 고요한 세계로 들어가는 것을 의미한다.

이렇게 사유활동을 상대적으로 감소시켜 입정 상태에 들어가게 되면 인체 내부에 일종의 특수한 생리 효능이 일어난다. 이를 통해 질병 치료, 지능계발, 신비체험 혹은 인격과 정서를 도야하고, 도덕을 함양하는 목적을 달성하기도 하며, 궁극적으로 깨달음의 경지에 들어간다.

홀로 고독한 속에서 '나'라는 에고를 끊고 침묵(내면)의 소리를 마음의 눈과 귀로 보고 들을 때부터 참다운 수련이 시작된다. 이것이 바로 입정이다. 예수님이 말씀하신 "홀로 조용한 곳에서 새벽에 깨어 있어 기도하라"도 입정을 얻기 위한 것으로 볼 수 있다.

중국 기공(氣功)의 각 유파에서 근본이나 종지(宗旨)로 삼은 것도 결국 고요함(靜)이다. 고요함은 수련의 높은 경지에 올라가기 위한 필수요소이다. 심신수련의 기본자세로서 칠지좌법(七支坐法)의 자세를 취하는 것, 호흡할 때 심(深), 장(長), 세(細), 균(均)의 순으로 하는 것, 의식(意識)에 있어 수규(守竅, 중요한 기혈 자리를 지키는 것)나 수식(數息, 호흡을 할 때 수를 세면서 잡념을 제거하여 정신을 집중하는 것) 등이 고요함에 들어가기 위한 방편이다.

남회근(南懷瑾)은 『정좌수도의 이론과 실제』에서 수행의 목적과 방법은 고요함을 구하고 이를 실천하는 것이라고 못 박고 있다.

> 고요함을 취하는 것은 양생의 필연적이고 기본적인 방법이 된다. 모든 생명력의 원천은 '고요함'에서 자란다. 자연계의 어떤 동물·식물·광물이라도 모두 정 속에서 생명력이 충만해지고 성장하게 되어 있다. 식물의 꽃잎, 씨앗들도 고요한 상태에서 성장하고 움직이는 상태에서 시든다. 육체적인 측면에서 사람도 활동만큼 휴식이 필요하다. 인생의 생명력은 충분한 휴식을 통해서 새로워진다. 정신적인 측면에서 말한다면 마음을 고요히 함으로써 선천적인 지혜에 접근할 수 있다. 인간의 지식은 모두 후천적인 학습활동에서 나오나 지혜는 고요함 속에서 순간적으로 얻어진다.

심신수련에 있어서 입정이란 달리 표현하면 심신에 잠재해 있는 기의 작용을 조절하는 것이다. 기를 조절하다 보면 여러 현상이 나타나는데, 이를 현재 중국 기공에서는 "기공태"(氣功態)라고도 한다. 장천과(張天戈)의 '기공입정의 단계와 방법'에 의거하여 입정의 상태와 효능을 분류하여 표를 만들면 다음과 같이 정리할 수 있다.

공(功)의 입정			
초급	과도기		초보적으로 잡념을 끊을 수 있다. 때때로 잡념이 생기고 마음이 불안정하다. 눈을 깜박이거나 호흡이 급박할 때도 있으며 의수단전하기 쉽지 않다.
	1		기본적으로 의념의 통제가 기능하고 간혹 의수단전(意守丹田)을 할 수 있다. 마음의 안정을 취할 수 있으나 수련 시간이 길지 못하다.
	2		마음을 능히 안정할 수 있다. 사유활동이 어지럽지 않고 경쾌하며 수련하는 시간이 비교적 길다.
	3		정신 집중을 하는 듯 하지 않는 듯 면면하다. 사유활동은 아직 존재한다. 그러나 막연하여 윤곽을 구분하지 못할 정도이며 수련 시간이 비교적 길며 호흡도 평안하다.
중급	1		사유활동이 정지한 듯하다. 수련자의 신체와 호흡이 이미 공간에 존재하지 않는 듯하다. 심장박동의 리듬도 평온하고 완만하다.
	2		수련 중에 팔촉(저림, 터질 듯함, 열, 서늘함, 뻐근함, 무거움, 가벼움, 개미가 기어가는 느낌들의 감각이나 반응) 등의 각종 수련 반응이 나타난다.
	3		각종 감각인 팔촉이 사라지고, 다만 경미한 사유활동만이 존재하며 완전하게 입정한다. 기초 대사 활동도 느리다.
고급	1		완전한 입정 중에 일부 수련자는 또 다른 이상반응이 생길 수 있다. 예를 들면, 잠이 적어지거나, 사유가 민첩해지거나 분명해진다. 또 자율신경의 작용을 받는 신체 장기의 기능을 조절할 수 있다. 예를 들면, 혈압이나 체온 등을 조절할 수 있다.
	2		꾸준히 내관을 할 수 있으며 초능력 같은 특이 현상이 생긴다. 소위 오통(五通) 현상이다.
	3		오통 현상의 차원이 승화된다. 즉 새가 날아오면 그림자가 나타나고 새가 날아가 버리면 그림자도 사라지는 것처럼 거울에 어떠한 흔적도 남지 않아 무사무영(무념무상)의 경지가 된다. 심지어는 전신에 투명한 밝은 빛이 비추어지는 듯한 감이 든다. 기초 대사의 속도도 달라진다. 예를 들면 심장박동의 리듬, 호흡의 횟수 등이 현저하게 감소한다.

초급과 중급에서 나타나는 입정은 신체를 튼튼하게 하고 건강을 회복시키며 장수하게 한다. 또 심리적으로 평온 상태를 유지시키고 사리사욕을 스스로 억제시키는 심리상태를 심화시켜줌으로써 일상생활을 긍정적, 낙관적으로 보낼 수 있게 한다. 문제가 되는 것은 고급 단계의 입정 상태인데, 특히 마음이 건강하지 못한 사람은 일시적으로 나타나는 초능력, 신비체험으로 인해 부작용이 크다. 그리고 또 일시적인 무념무상의 상태를 깨달음의 세계로 여기면서 스스로 "깨달은 자"라고 칭하면서 아상(我相)에 빠져 미혹된 길에서 벗어나지 못하는 경우가 비일비재하다.

위의 표에 나오는 오통(五通)은 오신통을 말하는 것으로, 천안통(天眼通), 천이통(天耳通), 숙명통(宿命通), 타심통(他心通), 신족통(神足通)을 일컫는다. 이 오통에 대해서는 '초능력에 대하여'에서 상술하도록 하겠다.

3 신비체험

가. 신비체험에 대하여

심신수련을 비롯한 세상의 모든 명상수련이나 종교적 신앙생활 속에서 여러 가지 초월적인 현상과 신비체험을 겪을 수도 있고 초능력을 얻을 수도 있다. 기의 오묘한 작용을 느끼거나, 투명하고도 황홀한 빛을 보거나, 의식이 확장되는 체험을 하거나, 무념무상(無念無想) 속에서 지극히 맑고 투명한 의식 상태를 체험하는 경우가 많다. 물론 명상이 이러한 신비체험을 통해서 궁극적으로 지향하는 것은 깨달음이다.
전 세계에는 다양한 형태의 깨달음이 있다. 요가에는 사마디^{Samadhi}, 선종에는 견성, 가톨릭에는 관상(觀想), 수피즘에는 화나^{Fana}, 카빌라에는 데베쿳, 남방불교에는 닙빠나^{Nibbana}가 있다. 도가에는 천지만물의 근원인 도와 하나가 되는 경지가 있고, 기공에는 양신(陽神)을 완성하여 신선이 되는 경지가 있다. 이를 현대의 명상가인 구르제프^{Gurdjieff}는 "객관적 의식"(客觀的 意識, objective consciousness), 스리 오로빈도$^{Sri\ Aurobindo}$는 "초월심", 리처드 버크Richard M. Buck는 "우주의식"(宇宙意識, Cosmic consciousness)이라고 부르기도 한다. 요즘에는 "순수의식"이라는 말을 많이 사용한다.

현대인의 경우는 심신수련을 하는 이유가 깨달음에 있지만은 않다. 그러나 수련의 목적이 이런 깨달음의 경지에 가기 위해서든 일상적인 심신의 건강만을 위해서든 수련 중에 언어로는 쉽게 표현할 수 없는 신비체험을 하는 경우가 많다. 신비체험을 통한 깨달음의 세계를 접하면서 수행자들은 체험이나 깨달음에 대해 그들의 체험을 성역화시킨다.

존 화이트도 『깨달음이란 무엇인가』에서 다음과 같이 언급하고 있다.

이름이나 상징을 떠나서 언어를 통한 묘사가 제아무리 시적이고 암시적이더라도 직접적인 체험을 대신할 수 있는 것은 없다. 깨달음이란 말로 나타낼 수 있는 것이 아니다. 언어도, 이미지도, 개념도 절대로 불가능하다. 정신이 아무리 날카롭고 예리해도 그리고 지능이 아무리 교묘해도 그것들은 결코 깨달음을 포착할 수 없다. 논리, 분석, 모든 이성적 정신활동으로도 불가능하다. 상징은 드러난 부분만큼 감춰져 있으며, 언어는 다만 진리에 관한 것일 뿐 진리 그 자체가 될 수 없다.

그렇다고 주관적인 체험만을 강조하다 보면 깨달음과 심신의 건강을 얻기는커녕 삶 자체가 예기치 못한 방향으로 흘러가 주위 사람들에게 걱정을 끼치고 피해를 주는 경우도 적지 않다. 따라서 신비체험이나 초능력 현상을 과학적으로 규명하는 것은 수련의 올바른 방향을 정립하기 위해서 필요한 과제이다. 먼저 수련법이 가장 체계적이면서도 비슷한 내용의 수련체험을 하는 요가와 기공을 통해 어떠한 체험이 있는지 살펴보자.

요가의 모든 체계와 수행은 의식의 초월에 필수적인 육체에 정신적 변화를 가져오도록 하는 요소를 갖는다. 요가에 여러 가지 유파가 있지만 기공과 비슷한 요가로 쿤달리니^{Kundalini} 요가가 있다. 프라나^{Prana}의 활성화를 통하여 쿤달리니를 각성시키는 요가이다. 프라나는 일종의 기이고 쿤달리니는 우리의 내면에 숨겨져 있는 원초적인 힘이다. 평상시에는 잠들어 있는 에너지가 호흡이나 체조 동작을 통하여 새로운 에너지로 활성화되어, 보다 강력한 영적 에너지의 흐름이 척추의 끝에서 뇌로 들어가서 의식이 평상시의 한계를 초월할 수 있게 한다.

인간의 두뇌 및 척추의 구조는 의식이 지성의 한계를 초월할 수 있도록 철저한 변화를 겪는다. 이것이 쿤달리니의 각성이다. 여기에 이르면 이성은 직관에 자리를 양보하고 신비적 체험이나 어떤 계시 같은 것이 자신과 우주를 이끄는 것처럼 보인다.

서양에 요가가 보급되면서 20세기 요가 지도자들의 위와 같은 생생한 체험이 책을 통해 널리 알려졌다. 그중 대표적인 요기로 깨달음을 획득한 크리슈나무르티$^{Jiddu\ Krishnamurti}$의 수행 사례를 통해 어떤 신비체험이 있는가 알아보자.

신지학회(神智學會)의 지도자였던 크리슈나무르티는 제도화된 종교와 영적 지도자들에 의하여 짜맞추어진 조건 형성(신비체험까지 포함)들로부터 벗어나라고 가르침을 준 20세기의 성자로 추앙된다. 그는 특정 조직이나 종교에 진리가 있는 것이 아니라고 강조하면서 스승이나 가르침에 의해 진리를 터득하며 구원을 얻을 수 있다는 허상을 깨주었다. 그리고 참다운 삶을 영위하기 위해서는 스스로의 내면의 탐구와 이해, 의식의 각성을 중요시했다. 그는 프라나 에너지가 활성화되면서 유체 이탈과 같은 현상, 쿤달리니가 각성되는 경험을 다음과 같이 표현하고 있다.

지난 열흘 동안 정말로 강렬한 체험들의 연속이었다. 척추와 목덜미가 아주 강해졌다. 그저께는 특히 이상한 저녁이었다. 힘이라고 불러도 좋고 다른 어떤 이름으로 불러도 좋은 그 무엇이 내 등뼈를 타고 올라와 목에서 목덜미로 이어지더니 둘로 나뉘어져 한 갈래는 머리 오른쪽으로 또 한 갈래는 머리 왼쪽으로 올라가 코 바로 위 두 눈 사이에서 만나는 것이었다. 그러더니 거기에서 불꽃같은 형상이 나타났다.

이 체험은 기공에서의 임독맥 유통(流通)과 같은 주천 현상과 비슷하다. 요가에서 프라나 에너지가 활성화되고 쿤달리니가 각성되는 것과 유사한 수련 과정으로 기공에서는 소주천, 대주천 등이 있다. 한국의 선도(仙道) 수련을 한 체험기에는 다음과 같은 것이 있다.

언제부터인지 눈앞에 연한 빛 무리가 나타났다. 커졌다, 작아졌다, 진해졌다, 엷어졌다, 만화경같이 켜졌다, 꺼졌다. 밝은 빛의 초점이 또는 짙고 어두운 한 점이 그 빛 무리 중에서 멀고 깊숙이 한없이 멀리 들어간다. 이 가늘고 먼 터널은 사차원의 세계로 통하는 것일까? 지금도 신비한 체험의 연속이다. 365경을 돌린 지 며칠 째인가. 의식으로 돌리라기에 의식으로 돌렸다. 돌아가는 것인지 어떤지 잘 모르면서 길게 팔다리를 뻗고 돌리는데 갑자기 의식이 가는 데로 진동이 왔다. 그 전에는 호흡을 하고 기를 돌리면 전신이 은은히 진동했을 뿐인데, 의식이 오른발로 가면 오른발이, 왼발로 가면 왼발이, 오른손으로 가면 오른손이, 왼손으로 가면 왼손이 진동을 하는 것이다. 부르릉 부르릉 하고 너무도 신기하고 재미있어 자꾸 자꾸 삼백육십 오경을 돌렸다. 팔다리가 각각 부르릉 부르릉, 다른 회원들이 나를 둘러싸고 내려다보고 있었다. 그 진동도 지금은 부드럽게 전신으로 퍼져 있다.

여러 심신수련법 중에서 호흡을 위주로 한 요가와 기공(선도, 단학 등)은 비슷한 면이 많다. 요가수련의 쿤다리니 각성(프라나의 활성화) 과정과 기공의 주천 과정 속에서는 위와 같이 비슷한 신비적인 체험을 많이 한다. 그래서 일본의 사상가인 유아사 야스오(湯淺泰雄)는 『기의 연구와 인체과학』에서 요가의 차크라를 기공의 혈 자리와 연결 지어 설명한다.

그러나 조금만 자세히 들여다보면 요가와 기공은 수련 방법에 있어서도 많은 차이가 있을 뿐만 아니라 수련을 통하여 나타나는 현상도 서로 다른 점이 많다.

먼저 기의 통로나 기의 센터 자체가 서로 다르다. 요가에서는 일곱 개의 차크라를 제시하는데 이것은 기공의 세 단전과는 대응하지 않고,

임맥, 독맥의 52경혈(經穴)과도 대응하지 않는다.

사실 차크라는 경혈과는 전혀 다른 것이다. 차크라는 스슘나 나디의 선상에서 이다 나디와 핑갈라 나디가 만나는 지점에 있는 것이지만 경혈은 이러한 개념 자체가 없다. 그리고 또 한 가지 큰 차이는 요가의 나디는 스슘나 나디를 중심으로 이다 나디와 핑갈라 나디가 서로 교차하는 형태지만 기공의 임맥, 독맥은 원형으로 되어 있다. 그리고 더 큰 문제는 요가수행에서 가장 중요한 개념인 쿤다리니라는 것은 기공에는 존재하지 않는다는 것이다.

그럼으로 수련 과정이나 체험이 비슷한 요가나 기공의 경우도 엄밀히 말하면 체험 현상이 다른 것이다. 하물며 기타 명상 등에 있어서 나타나는 신비체험 현상은 무수히 다양한 모습을 띤다.

나. 초능력에 대하여

신비체험은 단순한 현상으로 그치지 않고 신비체험을 하는 수련 과정 속에서 공력이 붙어 초능력, 신통력이 생긴다. 이런 능력은 경전을 통해서도 그 존재를 알 수 있다. 원시불교에서는 신비스런 능력에 "삼명"(三明)이라고 하여 세 가지를 들기도 하고, 여섯 가지인 "육통"(六通)을 들기도 한다.

삼명이라는 것은 자기와 타인의 과거세를 아는 숙명지(宿命智), 미래의 중생의 모습을 아는 천안지(天眼智), 진리를 알아서 번뇌를 끊어 없애는 누진지(漏盡智)를 말한다. 육통이라는 것은 삼명에 다시 신족통(神足通), 타심통(他心通), 천이통(天耳通)을 더한 것이다.

신족통은 생각나는 곳에 마음대로 도달되는 신통력이다. 여기에는 마음대로 비행하는 능력이 있고, 마음대로 모습을 바꾸는 지혜의 힘이 있고, 외계의 세계를 마음대로 하는 힘도 있다. 이중에서 뒤의 것은 부처의 경지에 오른 자만이 얻을 수 있다고 한다. 천안통은 이 세상의 것, 멀고 가까운 것, 괴로운 것이나 즐거운 것, 작은 것이나 큰 것 등을 모두 볼 수 있는 지혜의 극치이다. 천이통은 세상의 모든 소리를 다 들을 수 있는 힘이다. 타심통은 다른 사람의 마음에서 생각하고 있는 것을 아는 능력이다.

요가에서도 수행자가 체험하고 싶거나 관심을 갖는 것 중 하나가 일상적인 경험에서는 불가능한 영역, 즉 초능력을 획득하는 것이다. 요가수련 8단계 중 6단계는 정신 집중, 7단계는 명상, 8단계는 삼매라 하여 이 세 단계를 "삼야마"samyama라고 한다. 『요가경Yoga Sutras』에 의하면 이 단계에서 수련 중 초능력을 획득할 수 있다고 한다. 삼야마를 행함으로써 자신의 전생을, 감정에 관한 삼야마를 통해서는 타인의 심정을 알 수 있다고 한다.

기공수련에서는 초능력을 적극적으로 활용하려고 한다. 기공도 불교의 선정이나 요가와 같이 깨달음이나 도의 추구도 목적 중의 하나이지만 다양한 목적을 두고 수련을 하고 있다. 고전적인 심기신 수련의 목적은 정기신을 닦아 불사(不死)의 신선(神仙)이 되는 것이다. 하지만 현재 중국에서는 주관적 체험에 의해 감지된 기의 현상을 실체로서 인정하는 유상론을 과학의 한 방법론에 포함시키고, 기를 그와 같은 관점에서 연구하고 활용하려는 노력을 다방면에서 하고 있다.

중국에서는 기의 현상에 대한 연구를 크게 세 갈래로 나뉘어 진행하고 있다. 첫째는 몸을 단련하는 무술 분야, 둘째는 병을 치료하는 의술 분야, 그리고 셋째는 초능력과 신통력 같은 인간의 잠재능력을 계발하는 분야다. 따라서 현재 중국에서는 이 세 가지를 다 기공수련의 목적으로 인정하고 있다. 그리고 잠재능력 계발 분야에서만 초능력이 나오는 것이 아니라, 무술 분야나 의술 분야에 목적을 두고 수련하더라도 수련 과정 중에 신비체험을 하고 초능력을 발휘할 수 있다는 연구도 나오고 있다.

기공수련가들은 기공에서 나오는 초능력에 대해 그 근원을 노자의 『도덕경』에서 찾고 있다. 예를 들면 다음과 같은 내용이다.

"문을 나서지 않아도 천하의 일을 알고 창을 통해 엿보지 않아도 천도를 본다."(47장)

"육로를 다니면서 들소와 호랑이를 만나지 않고 군대에 들어가도 무기에 찔리지 않는다. 들소도 그 뿔을 찌를 곳이 없고, 호랑이도 발톱을 휘두를 곳이 없고, 병기도 칼날을 댈 곳이 없다. 왜 그럴까? 그에게는 죽을 지경이 없기 때문이다."(50장)

기공에서 나오는 초능력, 즉 둔갑술이나 요감(텔레파시), 투시(천안통), 예측공능, 은신법, 장생불노 등은 신선이 가졌던 것과 같은 능력이라고 설명한다.

중국에서는 무술, 의술, 잠재능력 분야의 수련에서 얻는 초능력을 '특이공능'(特異功能)이라 한다. 인체에 잠재해 있는 특이공능은 다양하며, 기능이 나타나는 형태도 다양하다. 특이공능은 인체 그 자체에 변화를 줄 뿐 아니라 주위의 물체나 타인에 대하여 특이한 영향을 미친다고 주장한다. 중국에서 실용주의를 따르는 사람들은 중국의학과 기공과학, 특이공능은 모두 한 갈래라고 하면서 이들 모두를 포함하는 인체과학의 중요성을 부각시키고 있다. 대표적인 인물이 '인체과학 제창'을 역설한 과학자 전학삼(錢學森)이다.

이상과 같이 수련 과정은 수련법마다 다르고, 그로 인해 조금씩 상이하게 얻는 신비체험과 초능력들은 아직까지 과학적으로 증명할 수는 없지만 존재하는 것이 사실이다. 수련에 있어서 올바른 수련 방향을 정립하여 가치 있는 효능을 얻기 위해서는 이들을 어떻게 해석해야 할 것인가가 중요한 문제이다. 그러기 위해서는 신비체험의 메커니즘을 알아볼 필요가 있다.

다. 신비체험의 메커니즘

수련을 하다 보면 신비체험을 할 수 있다. 기나 프라나가 활성화되고 돌아다니는 느낌, 단전이나 차크라가 열리고 주천이 되고 쿤달리니가 각성되는 것, 향기를 맡는 것, 눈을 감고 있는 상태에서 찬란한 빛을 보는 것, 귀에 신의 음성이 들리고, 신이나 스승이 나타나는 것, 말로 표현할 수 없는 황홀경을 체험하는 것, 무념무상이나 무아지경을 느끼고, 시공을 초월한 무한의식을 느끼는 것 등 체험의 형태가 개인에 따라 다르다.

이처럼 수련자들의 반응이나 체험이 다른 이유는 기는 마음에 의해 움직여지는 것이므로 마음에 신념화된 대로 몸에 반응이 나타나기 때문이다. 그래서 양의사인 전홍준은 『완전한 몸, 완전한 마음, 완전한 생명』에서 "세상의 모든 일은 자기가 믿는 대로 경험한다. 의학이나 과학도 신념체계이고 기도 신념이다. 신념에서 기가 나오고 그 기가 우리 몸에 변화를 일으킨다"고 단언한다.

이와 같은 이치로 명상수련에 있어서 개인이 체험하는 바는 각기 나를 수밖에 없다. 심신수련, 기공, 요가, 명상, 종교가 일단 주관의 세계이기 때문이다. 어떤 성인의 가르침을 좋아하고 그 속에서 삶의 위안을 얻는 것도 주관적인 일에 해당하는 것이다. 어떤 종교에 대해 믿는 마음이 생기는 것은 누구에게나 해당되는 것도 아니고, 그 종교의 진리를 객관적으로 증명할 수 있는 것도 아니기 때문이다. 심신수련도 마찬가지로 그 체험은 분명 주관적인 영역이다.

박석은 개인마다 체험의 양상이 다른 것을 '개인주관', 집단마다 체험이 다른 것을 '집단주관'이라는 개념을 설정해서 체험의 주관을 설명하고 있다. 객관적이라는 것은 무슨 종교를 믿건 어떤 심신수련을 하건 불 속에 들어가면 사람은 타 죽는다는 것이다. 그러나 신비체험은 개인의 마음 상태에 따라 나타나는 양상이 각기 다르다. 즉 당사자

개인의 성격, 종교 및 교육의 정도, 수련 방법의 변화 등에 따라 다르다. 그리고 신비체험의 다양성은 민족적, 문화적 배경에 강하게 영향을 받는다는 점도 간과해서는 안 된다. 그러나 그 다양한 체험의 양상을 횡단적으로 관찰해보면 그것에는 여러 가지 공통적인 특징이 있음을 알 수 있다. 이 점은 신비주의 연구자들이 일찍부터 주목해온 문제이다.

미국의 종교학자이자 심리학자인 윌리엄 제임스(William James)는 『종교적 경험의 다양성』에서 신비체험의 특징으로 다음 네 가지를 들고 있다.

첫째, 표현 불가능성(ineffability): 신비체험은 말로 표현해서 전달하는 것이 본질적으로 불가능하다. 자기 스스로 직접 경험하지 않고서는 정확히 알 수 없기 때문이다.

둘째, 지적 성질(知的性質, noetic quality): 신비체험은 감정의 상태에 가깝지만 체험자에게는 뭔가 새로운 종류의 지식을 얻었다는 느낌을 준다. 보통의 지성으로는 얻을 수 없는 깊은 진리에 대한 직관적 통찰이다.

셋째, 잠시성(暫時性, transiency): 신비체험의 상황은 지속되지 않고 곧 소멸되는 것이다. 일상적 경험의 세계에서 그 빛이 바래간다. 빛이 바래진 후에도 불완전하나마 기억에 되살아나는 것도 있다. 이것이 몇 번 반복되는 사이에 주관적으로 내면적인 마음이 충만해지고 깊은 의미로 발전해간다.

넷째, 수동성(受動性, passivity): 신비체험의 상태에 가기 전에 미리 예비적 조작을 한다. 주의집중(注意集中)이나 신체적 동작 등을 함으로써 보다 쉽게 신비체험을 한다. 그러나 일단 신비체험 상태에 들어가게 되면 마치 자기 자신의 의지가 멈춰버린 것 같은 느낌을 갖게 된다. 그리고 보다 큰 힘에 의해서 지탱되는 것처럼 느껴지는 것이다.

여기서 간과하지 말아야 할 중요한 점은 신비체험이란 단번에 이루어지는 것이 아니라 단계를 따라 점차로 전개, 심화되어간다는 사실이다. 신비체험은 단계적 수련에 알맞도록 사다리 모양을 하고 있어서 "신비의 사다리"the mystical ladder라고 불린다. 이러한 사례는 동서를 막론하고 거의 모든 종교나 명상수련에서 볼 수 있다.

이와 같은 신비체험의 특징과 신비의 사닥다리를 거쳐 궁극적으로 깨달음의 세계에 들어간다. 이것 때문에 명상 전문가들은 나름대로 수련 체계를 자기 체험에 바탕을 두고 만든다. 그리고 집단·주관화 하는 작업을 한다. 그래야 수련 과정의 권위와 정통성이 부여되기 때문이다. 이런 구조 속에서 신비체험은 당사자의 주체적인 입장을 진전시키고 심화시킨다. 체험이 깊어지고 경지가 높아짐에 따라 새로운 시야가 열리게 됨을 상정하는 것이다. 새로운 시야에서는 세계가 전혀 다른 관점에서 조망된다. 지금까지의 생각과는 다른 별개의 세계관이 점진적으로 상승되어 나타난다. 이른바 중층적인 구조를 지니게 된다.

이런 연유로 명상수련 중 겪는 체험 때문에 수련 전문가는 절대적인 자기 확신을 갖는다. 그러면서 수련 목적과 과정, 체험, 초능력 등에 높은 가치와 타당성을 확보하는 작업을 한다.

4 수련의 올바른 방향

단언하면, 심신수련을 하다 생기는 초능력이나 신비체험은 정신적 부산물일 뿐이다. 따라서 그런 부산물에 집착할 것인지 깊이 생각해봐야 한다.

심신수련이나 마음공부도 마음 차원의 효능과 함께 부산물과 부작용이 생긴다. 이것이 신비체험이고 초능력이다. 초능력이나 신비체험은 상처받은 마음, 부정적 마음, 고통스런 마음, 더 나아가 몇 생에 걸친 정신적 업장을 정화하고 치유하는 과정에서 생기는 정신적 부산물이다. 그렇기 때문에 체험의 양상이 개인마다 다양하다. 수련에 있어 정신적 미성숙아들이 정신적 부산물을 신비롭게 여기고 집착하며 의미를 둔다.

원더우먼이나 슈퍼맨은 아이들의 우상이다. 심지어 그런 것을 흉내 내다가 아파트에서 떨어진 아이도 있다. 그런데 아이들만 그럴까? 원더우먼이나 슈퍼맨은 현대판 신선이며 초능력자이다. 사람이면 누구나 초능력에 대한 동경과 호기심이 있다. 사람들은 동서고금을 막론하고 초능력에 대해 관심을 기울여왔다. 초능력에 대한 관심은 지역적으로 동양에만 국한되어 있지 않다. 인도나 히말라야 같은 곳들만이 아니라, 아랍권과 서구에서도 일찍부터 초능력에 대한 얘기가 많이 전해온다. 양탄자를 타고 하늘을 나는 알라딘의 이야기나 빗자루를 타고 비행하는 요술할멈의 이야기는 모두 초능력에 대한 관심이 만들어낸 것이 아니겠는가?

신비체험이나 초능력으로 대표적인 것이 육구신통(六具神通)이다. 몸의 다섯 가지 감각 작용과 마음의 작용이 합해져, 우주 자연의 기와 묘(妙)하게 서로 통하게 되면 신비스런 체험을 하고, 그것이 발전하면 신통력, 초능력을 얻게 된다. 실제로 심신수련을 하면 앞에서 기술한 것처럼 여러 가지 면에서 보통 사람들 이상의 기량을 발휘할 수 있다. 그래서 입문자들은 몸이 위로 뜨는지, 남의 마음을 들여다보고 남의 병도 알아내는지 궁금해한다.

하지만 신비체험이나 초능력을 얻는 것에 수련의 목적이나 의미를 두어서는 안 된다. 왜냐하면 부작용이 심각하기 때문이다. 초능력을 기르기 위한 수련이나 신비체험에 몰두하면 오히려 심신의 건강을 해치는 결과를 낳을 수 있다. 이러한 생각은 고금의 심신수련법이나 심신수련가들이 모두 수긍한다.

엘리아데Mircea Eliade가 쓴 『요가-불멸과 자유』에 의하면, 부처는 자신의 제자들에게 이러한 초능력을 결코 권장하지 않았다. 진정한 목적은 해탈인데 초능력에 대한 집착은 수도승으로 하여금 그 본래의 목적인 깨달음으로부터 멀어지게 할 위험을 수반하기 때문이다. 부처는 당대의 지나친 신비사상이나 마법적인 현상에 대한 문제점을 지적하고, 이 문제의 해결책은 다른 데 있는 것이 아니라 인간 그 자신의 내면에 있음을 항상 상기시켰다.

수련 위주의 선불교에서 신비체험이나 초능력은 입문 과정에서 불가피하게 얻어지는 것으로, 이러한 현상은 수도승의 영적 발전의 징표가 되기도 한다. 또 현대의 많은 선지식도 수련을 하면 수련의 단계에 따라 그에 걸맞는 체험이 있는데 그것을 법상(法相)이라고 한다. 하지만 이러한 능력에 대한 위험성은 언제나 강조되어왔으며, 정도에 맞는 법상이라 할지라도 그냥 맛보는 것으로 지나가라고 강조한다. 왜냐하면 이러한 신비체험이나 초능력, 법상은 수도자를 유혹하여 터무니없는 마법의 대가로 자처하게 만들며, 게다가 대중들의 마음을 혼란하게 만드는 원인이 될 수도 있기 때문이다. 그래서 『금강경(金剛經)』에서는 다음과 같은 가르침을 주고 있다.

> 반드시 이와 같이 맑고 깨끗한 마음을 내어야 한다. 마땅히 색에 머물러 그 마음을 내지 말 것이며 또 한 마땅히 색성향미촉법(色聲香味觸法)에 머물러 그 마음을 내지 말 것이다. 반드시 머무는 곳이 없는 상태에서 이 생각을 낸다.

"응무소주이생기심"(應無所住而生其心)은 『금강경』의 중심 사상이다. 한마디로 집착하지 말아야 한다는 것이다. 상(相)이 있는 것은 그것이 법상이라도 모두 허망한 것이다. 마음속에 두는 것이 없어야, 즉 모든 집착을 배제하여야 청정심이 생길 수 있다.

불교에서 말하는 천안(天眼)과 천이(天耳), 타심(他心), 숙명(宿命)에 대해 정태혁은 『붓다의 호흡과 명상』에서 다음과 같이 언급하고 있다. 이것을 기준으로 초능력에 대한 욕심을 절제하고 심신수련의 올바른 방향을 정립하면 좋겠다.

천안통이란 뛰어난 통찰력을 말한다. 육안으로 천리만리를 보는 것이 아니고, 마음의 눈으로 천리만리를 보는 것이요, 만일에 육안으로 천리나 만리 밖의 물건을 보는 것이 천안통이라고 생각한다면 그것은 잘못된 견해다. 마음이 고요히 가라앉아 있고 몸이 편안하여 한결같은 생각을 가지고 천리 밖의 어떤 상황을 살펴본다면 능히 그것을 짐작하여 살필 수 있다. 천리만리 떨어진 먼 곳에 나가 있는 자식이 고향의 부모님을 골똘히 생각하여 항상 사모하고 있어 꿈에 소상하게 나타나는 부모님의 모습과 같은 것이다.

잠재의식 속에 박혀 있는 고향의 모습이 잠잘 때의 고요한 상태에 나타나는 것이다. 이때에 보는 고향의 모습은 있는 그대로의 모습이다. 마음의 눈에 비친 것이다. 육안으로 본 것과 같은 것이다. 그래서 천안통이라 한다.

천이통도 이와 같다. 귀로 듣는 일도 직접 귀로 듣는 것이 아니다. 그리운 부모님의 목소리를 꿈에 들었다면 그것은 천이통이다. 꿈결만이 아니다. 깨어 있으면서도 볼 수 있고 들을 수 있는 것이다. 수행이 쌓인 도인은 움직이되 고요함을 떠나지 않고 있으므로 낮에도 천안통이나 천이통을 가진다. 낮과 밤, 깨어 있거나 잠잘 때를 가릴 필요가 없는 것이다. 언제나 어디서나 가능하게 된다.

　숙명통은 현재를 보면 과거나 미래를 볼 수 있는 능력이다. 현재의 인연을 살펴 알 수 있으며 그가 있게 된 내력을 알 수 있고 앞으로 있게 될 일도 알 수 있다. 현재 생각하고 행하는 모든 것을 있는 대로 진실하게 아는 것이 올바른 견해다.

　올바른 견해는 인연의 법 그대로 보는 것이니, 원인에 의해서 결과가 있게 된 것이므로 과거나 미래는 불을 보듯 분명히 알 수 있는 것이다. 몸과 마음이 고요하여 거울과 같이 맑고 둥근 달과 같이 결점이 없는 사람에겐 현재의 그림자 속에 지난날의 모습이 살아 있음을 보게 되고 앞으로 있을 그림자도 나타나는 법이다. 이것이 숙명통이다.

　요가수행의 경우도 마찬가지이다. 어려서부터 히말라야에서 수행을 하며 성장한 스와미 라마$^{Swami\ Rama}$는 무엇보다 직접 체험을 강조하였다. 하지만 그도 히말라야, 인도, 티베트 등에서 많은 스승을 만나 신비한 체험을 보고 겪으면서 "그런 것들은 모두 마음의 무지이자 환영으로, 마야^{maya}는 우주 전체의 환영이고, 아비디아^{avidya}는 사물과 그것의 본성에 대해 올바로 알지 못하는 데서 오는 개체의 무지(無知)"라고 주장한다.

　대만의 국사(國師)로 명성이 높았던 남회근(南懷瑾)은 수련 중에 신경이 비정상적인 상태에서 발생하는 현상을 신통이라 생각하여 자아도취에 빠져들면 스스로를 망치게 된다고 경고하고 있다. 또 1995년 삼풍백화점 붕괴 시 생기(生氣)를 느껴 지하에 묻혀 있던 사람을 찾아낸 것으로 유명한 국선도의 임경택 법사도 "수련할 때 환시와 환상, 예언 등은 정도(正道)가 아니다. 신비와 호기심으로 민심을 들뜨게 하는 것은 죄악"이라고 이야기하고 있다.

필자도 지난 30년에 걸친 수련을 하면서 갖가지 신비체험과 여러 초능력을 얻는 경험을 하였다. 또 스스로 수련을 객관적으로 파악하기 위해 여러 스승과 수련(명상) 전문가도 만나고, 지도를 받는 수강생의 반응도 보면서 누구든지 오랜 시간 수련에 정성을 기울인다면 초능력을 가질 수 있다는 것을 부인하지 않는다. 그러나 그것은 일시적 체험일 뿐이다.

집착하는 순간부터 마에 빠져 그것은 효능이 아니라 단호하게 버려야 할 무엇이 되고 만다. 그리고 왜, 무엇 때문에 긴 시간과 노력을 들여 초능력을 길러야 하는가? 진지하게 자신에게 물어볼 필요가 있다. 사회생활이 어려워 도피하려는 마음은 없는지, 어떤 욕망과 어리석음이 있는 것은 아닌지?

심신수련이나 명상가들은 본인이 설정한 수련의 목표를 얻기 위해 일상적인 생활을 포기하고 산에 가서 맘껏 수련하고 싶은 충동을 수시로 느낀다. 수련 정진에 힘쓰다가 얻은 신비체험의 맛이나 초능력을 유지하고 싶어서이다. 일상생활 속에서 낼 수 있는 모든 시간을 수련에 쏟아부어도 계속되는 번뇌에 시달려 정진이 안 되기 때문이기도 하다. 그러나 이 같은 방법이 수련의 정도라고 생각해서는 안 된다.

심기신 수련은 세상과 인연을 끊고 면벽 수도하는 스님이나 요기, 신선처럼 지내자는 것이 아니고 건강한 생활인이 되고 사회인이 되자고 하는 것이다. 심신수련은 현실을 도피하는 것이 아니라 현실 속에서 심신을 수련하여 평범한 삶 속에서 맑고 맑은 향기를 세상에 퍼뜨리는 것이다.

많은 분들이 전생을 보고, 미래를 예측하여 현재의 삶을 행복하게 하고 싶어 수련을 한다. 전생, 현생, 미래를 알고 싶으면 부모와 나와 나의 자식을 보면 된다. 부모의 생애가 전생이오, 지금 나의 삶이 현생이며, 자식들의 삶이 미래이다. 전생은 지나갔다. 바뀔 수가 없다. 그러니 집착하지 않는 게 현명하다. 미래는 아직 오지 않았다. 모른다. 무한한 가능성이 있다. 불안해하지 말자. 그 시간에 현재 나의 삶을 살피고, 어제의 나보다 좀 더 나은 오늘의 나를 만들기 위해 정진할 뿐이다. 현재가 과거가 되고, 현재가 미래를 만드니까.

사색하기

4대 신념

이론편을 마치고 수련편에 들어가기 전에 좀 더 성찰하고 싶은 대목이 있다. 신념에 대해서다. 우리는 모두 생각(신념)의 노예다. 지금까지의 수련이론도 내가 선택한 생각이고 신념, 가치관, 사상이다. 필자가 대학에 입학하였을 때 나이가 비슷한 또래보다 먼저 읽은 책 몇 권으로 세상을 재단하며 목에 힘을 주었다. 그 당시 필자가 읽은 책의 저자들도 그들의 가치관에 따라 인간과 세상을 바라본 신념을 나에게 고취시킨 것이다.

 인간의 신념은 크게 종교적, 정치적, 과학적, 상식적 신념 네 가지로 나눌 수 있다. 어떤 종교를 믿고 어느 정당에 투표하든, 또는 종교나 정치에 전혀 무관심하더라도 각자가 선택한 생각과 신념이 있다. '과학적이다. 합리적이다'라는 것도 마찬가지이다. 우리는 토론이나 논쟁하다 걸핏하면 "근거가 있냐?"고 들이대는 경우가 적지 않다. 근거를 확보하기 위해 각종 과학적 실험통계를 인문학적 영역에까지 확대 적용하여 자신의 생각과 신념이 합리적이라고 주장한다. 과연 절대적인 과학과 합리가 존재할까?

수천 년에 걸쳐서 양심이니 윤리니 도덕이니 하면서 인간의 삶을 자유롭고 평등하게 만들지 못한 상식적 신념! 그 상식적 신념이 사람을 죽이는 것임을 우리는 알아차리기 힘들다. "사랑하라, 자비를 베풀어라, 효도하라, 살인하지 마라" 같은 인류의 보편적 상식이 우리 인류 공동체를 유지한 절대적인 계율이요 양심이다.

하지만 개개인의 구체적 삶에 이르면 이러한 상식들도 억압과 갈등의 도구가 되는 경우가 흔하다. 부모 같지 않은 부모에게 효도하면서 살다가 종국에는 서로 불행하게 되는 경우를 우리는 심심치 않게 보게 된다. 차라리 부모라 여기지 않고 일찌감치 헤어져 살았다면 좀 더 인간답게 살지 않았을까?

필자가 이야기하고 싶은 것은 신념과 이론에 구속당하거나 불편해하지 말라는 것이다. 어느 신념이든 다 각자의 삶 속에서 선택한 것일 뿐 절대적 진리가 아니다. 필자 또한 인품과 수양이 부족하여 내 생각, 이론, 신념, 사상을 한쪽으로 강하게 주장하다 보니 가까이 있는 사람들과 심한 갈등과 마찰 속에서 지냈던 적이 적지 않았다. 이 책의 이론도 마찬가지이다. 의료인들은 물론이고 일방적인 상식을 갖고 있는 분도 고개를 내젓거나 기분이 상할 내용이 많이 있을 것이다. 당장 "그럼 너는 심신수련을 하여 모든 병을 고치느냐?" "약을 전혀 먹지 않고 병원에도 가지 않느냐?" "너는 성인군자냐?" 같은 반론을 할 수 있을 것이다. 물론 필자도 병원에 가고, 약도 먹는다. 피곤이 누적되면 여러 가지 형태로 심신에 그 부작용이 나타난다. 다른 사람과 다르지 않다. 병에 걸릴 수 있고 그로 인해 입원할 수도 있다.

심신수련의 대가라고 했던 많은 선후배들이 병마에 시달리다 일찍 세상을 떠나는 경우도 종종 보았다. 그러기에 더욱 이 책을 내기에 부끄러운 것은 나의 마음이나 영성 상태는 아직 예수나 부처 같은 성인의 경지에 오른 것도 아닐 뿐더러 어느 때는 화를 내고 소리를 지르고 행동하는 것이 아이들 수준과 크게 다르지 않기 때문이다. 그러니 지금까지 밝힌 이론이 어찌 절대적으로 맞고, 꼭 이론대로 된다는 보장이 어디 있겠는가? 없다. 모를 뿐이다. 단지 이론도 필자가 드러내고 싶은 어떠한 생각과 심정의 수단일 뿐이다.

하지만 어느 이익 집단이 우리에게 과도하게 만들어놓은 건강염려증에서 벗어나자고 말하고 싶다. 또 마음이나 영성의 건강보다 몸으로 보여주기 위한 외모의 건강에서 벗어나자. 아니 그것은 건강이 아니다. 많은 병원과 헬스클럽이 상술과 결합하여 건강보다는 신체의 외형적인 자태를 강조하고 있다. 이는 몸에만 부작용을 끼치는 것이 아니라 우리의 심성과 영혼까지 좀먹고 있다. 그래서 인간적인 건강, 영성적인 건강에 의욕을 갖고 함께 도전하여 좀 더 건강하고 맑고 밝은 세상을 만드는 데 공진화(共進化) 해보자는 취지에서 성글은 생각을 이론으로 펼쳐보았다.

심신수련은 일단 예방적인 건강 차원에서 이야기하는 건강법이다. 따라서 병이 나면 또는 병이 날 것 같은 조짐이 보이면 일단 병원이나 약국에 가보아야 한다는 말은 일리가 있다. 특히 환자들은 전문가와 충분한 상의와 지도를 받아야 한다. 그런 연후 주체적으로 치병(治病)의 방법을 선택한다. 선택에 후회를 하지 말자. 선택한 것을 갈등 없이 즐거운 마음으로 치병 위주의 삶을 보내야 한다.

수련편

제1장 │ 몸맘숨 명상 기본수련법 개요
제2장 │ 몸맘숨 명상 심화학습

제1장 | 몸맘숨 명상 기본수련법 개요

1. 동작 구성

2. 일반적 수련 요령

3. 기본수련(20분용) 15가지 동작 개요

사람이 일상적인 활동을 잘 하기 위해서는 기본적으로 갖추어야 할 몸의 형태가 있다. 우선 몸의 자세가 바르고 균형이 있어야 한다. 이를 위해 먼저 근육을 조절하여 유연성을 길러야 하며 관절의 가동 범위를 넓혀 부드럽게 한다. 그리하여 장부의 긴장을 해소시키고 원활한 기혈순환을 이루게 한다.

세상에는 수많은 운동법이 있다. 전문적인 운동선수들이 하는 힘든 운동도 있고, 자신의 건강을 위해 매일 가볍게 하는 운동도 있다. 어떤 운동이든 한순간에 숙달되기는 어렵다. 걷는 운동도 기술이나 요령이 있기 때문에 지속적, 반복적으로 해야 효과를 볼 수 있다. 요가나 기공 같은 내공수련도 마찬가지다. 어떤 동작은 최소한 1~2년 정도는 지속적으로 연습을 해야 숙달되는 경우도 있다. 하지만 건강을 위해서는 굳이 그렇게까지 할 필요는 없다. 일상생활의 범위 내에서 마음의 긴장을 이완시키고 몸의 균형과 유연성만 갖추면 된다. 일생을 살면서 움직이는 활동 범위가 일정 수준의 상태를 넘지 않기 때문에 이 책에서 소개하는 동작만 제대로 익히면 심신의 편안한 상태를 느끼게 될 것이다.

이 책에서 소개하는 몸맘숨 명상은 초보자를 위한 기본수련으로 하루에 20분만 투자하면 최상의 건강 상태를 유지할 수 있도록 구성하였다. 그리고 한 번에 20분도 내기 어려우면 틈나는 대로 두 번 또는 세 번으로 나누어 해도 무방하다. 더 나아가 체조든 호흡이든 명상이든 5분만 시간을 내어서 자기가 하고 싶거나 필요로 하는 것 위주로 한 가지만 해도 좋다.

수련 동작 중 한 가지만 길게 하거나 두세 번 반복한 후 호흡이나 운기조식에 들어가도 무방하다. 이처럼 누구나 언제 어디서나 쉽게 할 수 있다는 것이 기본수련법의 특징이다. 넓은 공간이나 도구가 필요한 것이 아니며, 복장도 특별할 필요가 없다. 장소와 시간, 상황에 맞게 수련 순서와 상관없이 해도 무방하다. 상황에 따라 동작을 자유롭게 선택해서 한다.

동작은 모두 15가지이다. 서서 하는 동작 6가지, 앉아서 하는 동작 6가지, 누워서 하는 동작 3가지이다. 동작을 순서에 따라 전부 하는 것이 좋지만, 여건이 맞지 않으면 몇 차례에 나누어서 하거나 자기에게 필요한 동작만 골라서 해도 된다. 그러나 초보자는 몇 차례에 나누어서 하더라도 되도록 15가지를 매일 거르지 않고 하기를 권한다. 서거나 앉거나 눕거나, 하려는 동작을 주위 환경에 맞추어 적절하게 변형시켜서 하는 것도 무방하다.

이해가 용이하고 수련의 즐거움을 쉽게 누릴 수 있는, 그러면서도 시간과 장소에 매이지 않는 건강법이다. 남녀노소를 불문하고 몸을 움직일 수 있는 사람이면 누구나 가벼운 마음으로 시작하고 빠른 효과를 얻을 수 있다. 몸을 움직일 수 없는 사람이라도 누워서 호흡이나 명상, 그리고 움직일 수 있는 만큼 동작을 취하면 된다.

수련을 할 때 격식이나 형식에 치우쳐서는 안 된다. 어느 단체에 가면 그곳 지도자만이 가진 비법이 있는 양 신비감과 불안감을 조성하면서 꼭 알려주는 수련법만 익히라고 요구하는 경우가 있다. 그런 곳일수록 몸 수련은 중요시 않고 마음 위주의 특별한 명상수련을 알려주며 빠른 시간 내에 뭔가 신비로운 체험을 시켜 미망(迷妄)의 길로 가게 한다. 그간의 경험으로 보면 그런 곳의 지도자나 열성적인 수련생일수록 그런 경향이 강하다.

　삶도 수련도 자연스러워야지 인위적이면 안 된다. 수련을 시작할 때, 그때 하고 싶거나 떠오른 것이 있으면 그것부터 시작한다. 그러면 또 다른 동작이 생각나면서 연결이 될 것이다. 이것이 내 안에 있는 자연치유력인 기가 본능적으로 생명력을 강화시키기 위해서 활동하고 있다는 증거다.

　기본수련은 서서 하는 수련 동작에 비중을 더 두었다. 기수련에서는 심신의 안정이 중요하다. 그래서 몇몇 단체는 눕거나 앉아서 시작하는 공법에 역점을 두기도 한다. 전혀 근거가 없는 것은 아니다. 그러나 대부분의 기공수련은 서서 한다. 여기에서 소개하는 20분 기본수련은 본격적인 기공수련은 아니나 가능하면 초보자도 서서 하는 수련을 더 많이 하기를 권한다. 특히 몸의 건강을 위해서 수련을 한다면, 허리나 무릎이 아파서 서 있기가 힘들지 않을 경우라면 더욱 서서 해야 한다. 왜냐하면 사람이 다른 동물과 다른 것은 설 수 있는 능력이 있기 때문이다.

　사람은 서서 활동한다. 따라서 운동이나 수련도 서서 하는 것에 중요한 의미가 있다. 인간 생명의 노화 현상은 다리에서부터 시작하여 얼굴로 올라온다. 서서 걸으면 살고 누우면 죽는다.

1 동작 구성

가. 서서 하는 수련

인간은 다른 동물과 달리 두발로 직립보행을 하는 특징이 있다. 인간 생명의 노화 현상은 다리에서부터 시작하여 얼굴로 올라오는데, 대개 나이 마흔이 되면 다리의 힘이 빠져 자꾸 앉고 싶은 마음이 든다. 그리고 쉰 살이 되면 허리가 약해지며 오십견통으로 어깨와 목이 뻣뻣해지면서 누울 자리만 찾는다. 예순 살이 되면 머리가 희어지고, 이빨이 빠지며, 귀에 소리가 나고, 기억력이 점차 떨어지면서 치매 증상이 나타나기도 한다.

이처럼 인체가 밑에서부터 위쪽으로 기능이 떨어지기 때문에 운동은 하체를 강화시키는 것에서 출발해야 한다. 여기서 "강화시킨다", "튼튼히 한다"는 것은 단순히 근력의 힘만 세어지게 하는 게 아니라 탄력성과 유연성을 기르고 기혈의 순환도 잘 이루어져야 한다는 뜻이다. 그래야 무병장수할 수 있다.

서 있는 자세는 이 책의 기본수련에서는 양단세(養丹勢)이고, 기공에서는 "참장공"(站樁功), "양생장"(養生樁)이라 한다. 양단세란 단(에너지)을 기르는 자세라는 뜻이다. 참장공의 참(站)은 역(驛)의 옛말이니 걸음을 멈추고 선다는 뜻이고, 장(樁)은 말뚝의 뜻으로 참장이란 글자 뜻 그대로 대지에 박힌 말뚝이나 뿌리 깊은 나무처럼 단단하게 서 있음을 의미한다.

뿌리 깊은 나무라야 바람에 흔들리지 않고 잘 자란다는 자연법칙을 인체의 건강과 치료에 응용한 것이다. 서서 수행하기 때문에 특별한 장소와 기구를 필요로 하지 않는다. 언제 어디에서나 수련할 수 있으며, 선 자세로 깊은 입정 상태에 들어가는 공법이므로 입식 기공, 또는 입선(入禪)이다.

기공법에는 "백련불여일참"(百練不如一站)이란 말이 있다. 백 번을 움직이는 것보다 한 번 고요히 서 있는 것이 더 뛰어나다는 의미이다. 서 있는 자세가 정확히 되면 전신을 감싸고도는 기의 감각을 느낄 수 있으며, 정수리(百會)와 사타구니(會陰)가 일치되어 기가 관통하는 느낌을 알게 되고 깊은 입정을 경험한다. 서서 입정에 들어가는 것은 수련으로서는 최고의 상태를 경험하는 것이다.

또 하나의 특징은 나무를 흉내 낸다는 점이다. 몸통을 받치고 있는 양다리의 기의 흐름이 땅 밑에까지 연결되어 마치 양발이 땅속 깊숙이 뿌리내린 것 같이 되어야만 참장을 하기가 수월해진다. 이때 목줄기는 곧바로 서고 정수리는 하늘을 향하면서 뿌리 깊은 나무의 모양을 닮게 된다. 그리고 나무가 가지를 뻗듯 양팔을 뻗음으로써 온몸이 활성화하여 땅에서 수액(樹液)이 올라오는 것 같은 감각을 맛볼 수 있게 된다.

숲속의 나무들이 하늘의 기운과 대지의 에너지를 받아 성장하며 다시 자연에 돌려주는 순환작용을 반복하여 공생의 관계로 생명활동을 영위하듯이, 인간도 그 속에 뿌리를 내리고 자연과 동화되어 삶을 풍요롭게 풀어나간다. 서 있는 자세는 단순히 동작을 취하고 있는 것만으로도 뛰어난 효과가 있지만 하늘과 땅과 내가 천지인으로 하나가 되는 최상의 자세이다.

대개 수련장에 가면 몸이 불편한 경우 서서 하기가 힘들어서 앉아서 호흡수련을 많이 한다. 초보자의 경우 서서 바른 자세를 취하고 고요함에 들어가기가 힘들다. 그러나 특별한 경우가 아니면 눕거나 앉아서 하는 것보다 서서 하는 것을 위주로 연습한다. 서서 심신을 이완시키면서 동시에 바른 자세로 균형을 유지하면서 호흡수련을 하는 것이 가장 힘들지만, 힘든 만큼 건강을 위해서는 하체를 강화시키면서 깊은 입정으로 들어가는 최고의 효과를 얻을 수 있다.

나. 앉아서 하는 수련

인간의 자세에는 '선 자세', '누운 자세', '앉은 자세'가 있다. 이러한 자세는 무엇을 의미하는가?

자연은 여러 가지를 지키며 살라는 암묵적인 명령을 하고 있다. 사계절과 24절기를 지키라는 것도 자연의 명령 중 하나이다. 모든 생명체 중에서 가장 발달한 인간에게는 하루를 주기로 지키며 살라는 명령이 있다. 다름이 아니라 숙명(宿命)이며 운명(運命)이 바로 그것이다. 숙명은 "잘 숙"(宿) 자로 밤에는 누워서 자라는 것이고, 운명은 "움직일 운"(運) 자로 낮에는 서서 움직이며 활동하라는 것이다. 그러므로 우리는 하루를 단위로 낮에 서서 일하며 밤에 누워서 잠을 잔다. 밤과 낮, 누운 자세와 선 자세, 자는 것과 일하는 것이 음(陰)과 양(陽)이라면 아침과 저녁에 고요함을 추구하는 앉은 자세는 음양중(陰陽中) 삼합(三合)에 있어 중에 해당되는 조화의 자세이다.

인간이 아침에 일어났을 때, 저녁에 귀가하여, 또 밤에 자기 전에 하루 두세 차례 고요히 앉아 있는 것은 사연의 임명이다. 바른 자세로 앉아서 고요함을 갖는 시간에 하루의 생활을 정리, 반성하고, 감사한 마음을 키우라는 것이다. 앉는다는 것은 단순한 동작에 그치는 것이 아니다. 서는 것 눕는 것의 가운데 자리이며, 나를 바라보면서 어제, 오늘 그리고 내일의 생활을 정리하고 준비하는 시간이다. 앉는 자세를 바르게 앉는다는 정좌(正坐) 또는 고요하게 앉아 있는다는 정좌(靜坐)라고 한다.

정좌를 할 줄 알아야 수련의 궁극적인 목적인 입정에 들어갈 수 있다. 입정에 들어가야 이완을 할 수 있다. 입정이란 고요한 침묵 속에서 몸과 마음에서 일어나는 제 현상을 알아차리고 느끼고 닦는 것이다. 이를 위해서는 바르게 앉아 심신의 균형을 잡을 수 있어야 한다. 바르게(正), 고요하게(靜), 앉을(坐) 수 있으려면 모든 관절, 근육 및 마음이 이완되어야 한다. 앉아서 하는 수련은 여기에 바탕을 두었다.

다. 누워서 하는 수련

누운 자세는 원천적으로 선 자세나 앉은 자세의 보조 자세이다. 허리가 몹시 아프거나 피곤할 때, 또는 수련보다는 쉬거나 이완하거나 깊은 잠을 취하고 싶을 때 하면 좋다.

초보자나 병약자는 물론이고 대부분의 사람들이 서거나 앉아서 수련을 하다 보면 관절, 근육, 장부가 경직되기가 쉽다. 그럴 경우에는 누워서 수련하면 효과적이다. 복부의 탄력을 유지시키면서 편하게 휴식이 되는 가운데 독소의 배출이 용이하다.

또 동작은 활발하게 움직이면서 하는 것과 움직임이 별로 없이 몸과 마음을 수련하는 것이 있다. 이를 동공, 정공이라 한다. 우주 만물의 구성은 음양으로 되어 있다. 남과 여, 낮과 밤, 위와 아래, 좌와 우, 물과 불, 높음과 낮음 등이다. 동작으로는 움직임과 멈춤이 조화를 이루어야 한다. 초보자는 초기에는 동공을 많이 하고 숙달이 되면 내공을 깊게 하는 정공 시간을 많이 갖는다.

라. 동공

몸을 움직이면서 하는 수련이다. 여기에는 단순한 체조부터 태극권 같은 연결 동작의 형태가 있다. 초보자의 경우에는 심신이 경직되어 있고 정신 집중이 약하기 때문에 동공 위주로 수련한다.

마. 정공

몸의 움직임이 거의 없고 정지된 자세를 유지한 채 수련하는 것이다. 호흡을 조절하거나 마음을 관조하고 다스리는 명상 위주의 수련이 여기에 속한다. 수련의 공력이 높아질수록 잡다하게 동공을 하는 것에서 탈피하여 정공 위주로 수련을 하게 된다. 정공의 상태에서 몇 가지 간단한 몸놀림만으로도 수련의 효과를 충분히 얻을 수 있다.

| 사 색 하 기

콩팥과 제2의 심장

이 책을 읽는 독자 중에 다음과 같은 증상이 다리, 특히 종아리에 있는지 한번 살펴보기 바란다.

- 걷거나 가만 있어도 통증이 느껴진다.
- 심한 경우 피부가 붉은색이나 파란색으로 변한다.
- 정맥이 커져서 피부 겉으로 돌출되어 보인다.
- 피부에서 열감이 느껴진다.
- 발을 위쪽으로 젖혔을 때 장딴지 근육에 통증이 느껴진다.

나이 쉰 살이 되면 다리와 허리의 힘이 급속히 약해지는데, 이는 허리 근처에 있는 신장, 즉 콩팥의 기능이 서서히 저하되는 것과 연관이 있다. 의학적으로 콩팥이 망가지는 원인을 세 가지 드는데, 고혈당으로 인한 당뇨, 고혈압, 고령이다. 나이 쉰 살이 고령은 아니지만 건강하지 못한 사람들에게는 이때부터 서서히 신장의 기능이 저하된다고 생각하면서 미리 예방하는 것이 좋다.

신장은 대장과 소장 뒤쪽에 자리 잡고 있고, 콩과 팥처럼 생겼다고 해서 콩팥이라고도 한다. 식이요법 차원에서 콩팥을 생각하면 콩팥에 콩과 팥이 좋기 때문에 콩팥이라고 이름 지었다고 기억하는 편이 낫겠다. 콩팥은 배설, 정화하는 역할을 하기 때문에 한의학에서는 수기(水氣)를 다스리는 곳으로 본다. 물을 다스리는 신장은 음양의 이치로 보면 따뜻해야 건강하다. 낮의 길이가 가장 짧은 추운 동짓날에 팥죽을 끓여 먹는 것은 수기가 왕성한 절기 날에 몸, 특히 콩팥을 보호하기 위해 나온 지혜다.

콩팥의 가장 중요한 역할은 정화하여 배설하는 기능이다. 정수기의 필터라 생각하면 된다. 혈액이 들어오면 필터를 거쳐 깨끗하게 걸러져서 99%는 정맥을 통해 혈액으로 사용되고 남은 1%의 노폐물과 체액은 요관, 방광을 통해 소변으로 배출된다. 콩팥이 망가지면 배출을 못하기 때문에 간단히 말해서 먹고 마시는 것을 제대로 못하게 된다. 배출해야 할 독소를 배출하지 못하면 그것이 몸에 쌓여 몸 전체에 나쁜 영향을 미친다.

이 밖에도 콩팥은 혈압을 조절하는 호르몬 분비를 담당하고, 피부에서 생성된 비타민D를 활성화시키도록 도와준다. 콩팥의 기능이 감소되면 비타민D를 뼈에 보내지 못해 골다공증이 발생하고, 그로 인해 콩팥에 축적된 칼슘이 혈액을 타고 각종 질환을 유발한다.

콩팥이 만성적으로 제 기능을 하지 못하면 심혈관계와 뇌혈

관계 질환으로 사망할 확률이 정상인에 비해 10~30배 높다고 한다. 그래서 심신증후군이라 하여 심장과 신장은 뗄 수 없는 관계로, 만성 콩팥병 환자의 45%가 심혈관계 질환을 앓는다고 한다. 수승화강에서도 설명하였듯이 한의학에서도 수와 화의 기운을 다스리는 신장과 심장은 상호보완적인 관계이다.

　서서 하는 수련에서 강조하는 것 중의 하나가 다리 근육의 유연성이다. 특히 콩팥과 심장의 기능을 보강하는 면에서 종아리 부위는 중요하다. 그래서 종아리 부위를 제2의 심장이라고도 한다. 의학적으로 하지정맥류는 하지, 즉 종아리에 있는 정맥이 늘어나고 구불구불해지는 증상을 말한다. 정맥이 역류하여 생긴다고 한다. 정맥은 심장운동에 의하여 분출된 혈액이 동맥을 통하여 온몸의 각 기관을 순환한 후 다시 심장으로 돌아오는 통로 역할을 하는 순환기계의 중요한 기관이다.

　흔히 '하지정맥류' 하면 잦은 종아리 통증과 쥐가 나는 증상, 다리가 무거운 느낌 등으로 일상생활에 불편을 겪거나, 외관상 정맥이 커져서 피부 밖으로 튀어나오거나 피부가 붉은 혹은 파란색으로 변하기에 보기 싫은 정도로만 생각하여 방치하는 경우가 많다. 하지만 하지정맥류를 방치할 경우 다리 피부의 변색, 피부 궤양과 피부염, 심부정맥혈전증 등의 합병증이 발생할 수 있다. 이중에 무서운 것이 심부정맥혈전증인데 혈액에 응고된 혈전이 심부정맥을 막아서 발생하는 질환이다.

심부정맥혈전증은 정맥을 완전히 막아서 혈류의 흐름을 완전히 차단하기 전에는 증상을 일으키지 않는다. 증상도 하지정맥류와 비슷하여 통증이나 갑자기 붓는 경우가 대부분이지만, 잘못하면 다리의 혈전이 떨어져 정맥을 타고 폐동맥에 도달하여 폐동맥색전증을 일으키는데 숨이 가빠지거나 가슴에 통증을 일으키고 객혈을 유발하기도 하며 심하면 사망할 수도 있다.

이 책에서 위와 같은 콩팥과 제2의 심장이라 불리는 종아리를 염두에 두고 수련법을 개발하였다. 하지정맥류나 심부정맥혈전증의 증상이 있는 분은 양의학의 치료, 걷기와 겸해서 이 책에서 소개하는 기본수련법을 운동으로 이용하면 좋겠다.

2 일반적 수련 요령

가. 3단계 연습

몸맘숨 명상을 효과적으로 하기 위해서는 다음과 같이 3단계로 나누어 할 수 있다. 이때 각 단계별 차이점을 명확하게 느끼는 것이 중요하다. 그러면 3단계의 심기신 수련의 장점을 파악할 수 있다.

1단계는 기존 체조에서 하듯이 몸만 움직이는 '몸 수련'의 단계이

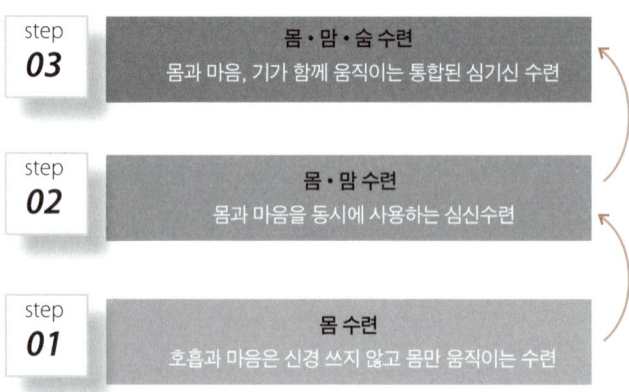

다. 팔다리를 비롯해서 몸의 각 부위를 단순히 펴고 당기고 늘이는 동작이지만 스트레칭의 효과가 있어 건강에 좋다.

2단계는 몸과 마음을 동시에 움직이는 '심신수련'의 단계이다. 동작을 할 때 근육과 관절 마디마디에 마음을 집중한다. 어디 불편한 데가 없는지 살펴보고 동작이 더 원활해지도록 마음을 쓰는 것이다. 이렇게 하면 몸만으로 하는 1단계 때보다 훨씬 운동 효과가 높은 것을 느낄 수 있다.

3단계는 몸과 마음만이 아니라 기도 동시에 움직이는 '심기신 수련'의 단계이다. 축기, 즉 마음으로 단전에 기를 모으고, 운기, 즉 마음으로 기를 각 부위에 보내면서 동작을 한다. 궁극적으로 내장의 말단 세포에까지 기를 보냄으로써 건강관리에 가장 큰 효과를 얻는다. 초보자는 기감을 느끼지 못하기 때문에 호흡에 맞추어서 한다. 마음을 써서 동작을 하는 데 호흡에 맞춘다.

위와 같은 세 단계의 차이를 예를 들어 설명해보자.

요즈음 헬스클럽에 가면 눈은 텔레비전이나 신문에 가 있고 귀로는 이어폰을 끼고 음악을 들으면서 자전거를 타거나 달리기 하는 모습을 흔하게 볼 수 있다. 이럴 경우 마음은 음악이나 텔레비전에 가 있고 몸은 자전거 위에 있다고 할 수 있다.

바로 1단계인 몸으로만 운동하는 수준이라고 보면 된다. 물론 다리는 운동을 하고 있으니 건강에는 분명히 도움이 된다. 이어폰을 빼고, 텔레비전을 끄고 자기가 하는 동작에 마음을 집중한다. 마음으로 신체나 떠오르는 생각을 관조하면서, 즉 마음을 몸에 집중하여 자전거를 탄다면 2단계인 심신 체조에 해당한다. 귀로 노래를 들으며 습관적으로 페달을 돌려 몸 운동만 하는 것과는 달리 이 단계에서는 몸과 마음을 동시에 활용하여 운동을 한다. 3단계인 심기신 체조는 마음을 써서 명문(命門)으로 기를 받아들여 단전에 모은 후, 다리에 기를 보내면서 자전거를 타는 것으로 마음과 기와 몸을 모두 활용하여 운동한다.

초보자는 마음으로 호흡을 관조하고 조절하면서, 숨을 마시면서 단전에 기가 들어온다고 생각하고, 내쉬면서 몸 안의 탁기가 나간다고 상상하면서 호흡과 다리에 마음을 집중하면서 운동한다. 이와 같은 세 가지 유형의 차이점을 분명히 이해하고 단계별 효과를 꾸준히 비교하면서 수련을 해보면, 심기신 체조가 몸과 마음의 건강관리에 가장 효과적이라는 사실을 깨닫게 될 것이다.

나. 마음을 집중하고 호흡에 맞추어 한다

동작을 할 때마다 마음을 모아서 하고, 또 호흡에 맞추어서 한다. 마음이 집중되어야 호흡을 알아차리고 조절할 수 있다. 이때 호흡에 무리가 있어서는 안 된다. 호흡이 고르지 못하고 불안정하면 긴장이 되고 자세도 바르지 못하게 되어 수련의 효과를 제대로 얻을 수 없다.

호흡의 리듬이 깨지고 거칠어지면 자연호흡으로 숨을 고르고 이완하면서 동작을 실시한다. 특히 몸을 느끼면서 동작을 행한다. 그래서 체조동작을 "필링 스트레칭" Feeling Stretching이라고 강조했다.

다. 단전호흡의 요령

숨은 고요히 쉬어서 코끝에 깃털을 대어도 움직이지 않을 정도의 세세호흡(細細呼吸)이 되어야 한다. 세세호흡의 가장 큰 장애요인은 '숨을 쉰다는 생각 그 자체'이다. 우리가 일상생활을 할 때는 숨을 쉬고 있는지 모르다가 숨을 의식하게 되면 거칠어지듯이, 의식적으로 단전호흡을 하여 숨을 깊고 고르게 쉬려고 하면 가슴이 답답해지고 숨이 가빠진다. 그러므로 단전호흡을 처음 배울 때 코나 폐를 의식하지 말고 호흡기관이 없다고 생각한다. 그 대신 배꼽 뒤 등에 명문혈(命門穴)이 있는데 이곳으로 공기가 들어오고 나간다고 생각하며 호흡한다.(실제로는 코로 공기가 들어오고 나간다.)

요령은, 숨을 들이쉴 때는 아랫배를 천천히 앞으로 내밀어 명문혈로 몸 밖의 깨끗한 기운이 들어온다고 생각하고, 내쉴 때는 아랫배를 천천히 당기면서 명문혈로 몸 안의 더러운 기운이 나간다고 생각한다. 그런데 초보자의 경우는 아랫배의 근육이 굳어 있으므로 서서히 자연스럽게 되지 않지만, 수련을 통해서 아랫배를 천천히 내밀고 당길 수 있으며 고르게 할 수도 있다. 초보자가 아랫배를 내밀 때 무리하게 힘을 주면 그 힘이 명치까지 미쳐 가슴이 답답하게 되므로, 너무 힘을 주지 말고 단전에 의식을 둔다는 생각으로 아랫배를 내밀어야 한다. 아랫배를 내밀 때는 반드시 앞으로 내밀어야 하고 아랫배나 어깨가 위로 올라오는 것은 금물이니 유의한다.

숨을 들이쉬고 내쉴 때는 자연스럽게 깊고 고르게 해야 하며, 호흡의 시간과 양도 자기 능력에 맞추어 무리가 없어야 한다. 호와 흡의 시간은 처음에는 같게 하고, 점차로 익숙해지면 호의 시간을 길게 한다.

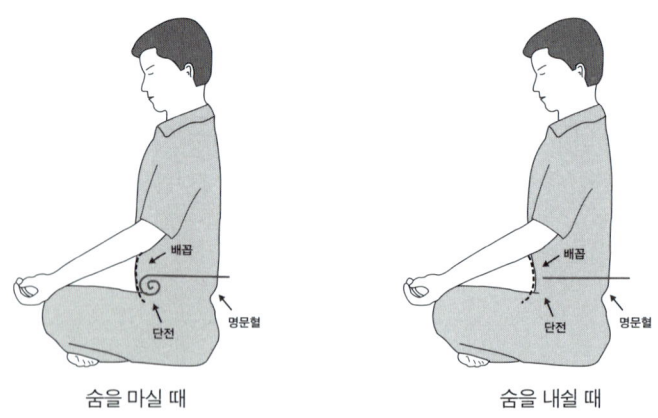

숨을 마실 때　　　　　　　숨을 내쉴 때

초보자는 5초 들이쉬고 5초 내쉬는 방법이 무난하나 시간에 얽매이지 말고 자기 능력에 맞추어 자연스럽게 한다. 기본자세는 서 있는 자세로는 양단세, 앉아 있는 자세로는 정좌세가 있다. 이 자세에서 호흡 연습을 많이 한다.

1) 양단세

서서 하는 기본 자세이다. 다리는 땅속에 뿌리를 박고 있는 것처럼 흔들림이 없어야 하고, 상체는 완전히 힘을 빼 텅 빈 것처럼 해 기운과 바람이 내 몸을 그냥 통과한다고 상상한다.

- **자세** : 두 손바닥을 중앙에서 포개지도록 하여 배꼽 밑 아래 단전에 놓는다. 다리는 어깨너비로 벌려서 선다.

- **마음 집중** : 마음을 단전과 두 손 사이에 두고 기운을 느끼면서 전신을 이완한다. 어깨, 팔꿈치, 손가락에 힘을 빼고 양손바닥의 중앙과 단전이 일치되도록 놓는 데 유념한다.
- **효과** : 전신 이완, 하체 강화, 단전 축기

2) 정좌세

바르게 앉아 수련한다고 정좌(正坐)라고도 하지만 수련의 궁극적인 목적인 고요함에 들어가기 위한 앉는 자세이기에 정좌(靜坐)라고도 한다. 앞무릎과 꼬리뼈가 삼각형이 되게 하고 머리를 중심으로 몸이 피라미드가 된다. 이렇게 해서 앞뒤 좌우 어느 쪽으로도 기울어지거나 넘어지지 않게 균형을 잡는다.

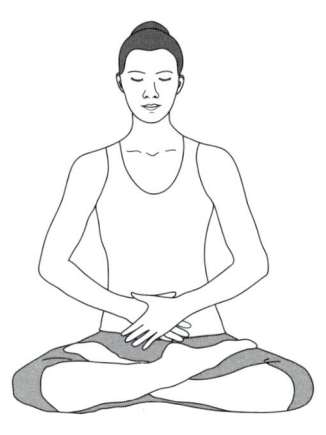

- **자세** : 앉는 다리의 모습은 그림처럼 두 다리를 엇갈려 포개어놓은 결가부좌가 좋으나 그냥 한쪽 다리 위에 다른 다리를 올려놓는 반가부좌도 좋다. 다리와 무릎이 아픈 사람은 더욱 편안하게 앉거나 의자에 앉아서 해도 무방하다.
- **마음 집중**: 마음은 심신을 안정시키고 깊은 고요함에 들어가는 데 집중한다.
- **효과**: 심신 안정, 축기, 입정

3 기본수련(20분용) 15가지 동작 개요

20분 수련법의 15가지 동작은 인터넷 유튜브^{YouTube}에 〈몸맘숨 명상〉이라는 제목으로 소개되어 있다. 동영상에서는 호흡하는 요령을 역복식 호흡으로 소개하고 있다. 하지만 초보자들은 순복식이나 역복식에 구애를 받지 말고 개인의 상태에 따라 잘 되는 것을 위주로 연습하면 된다. 굳이 권한다면 서서 동작을 취할 때는 역복식으로, 다른 경우에는 순복식으로 하면 무난하다. 일단 초보자는 복식호흡이 잘 되게끔 주력하도록 한다.

여기에서는 개요이기에 15가지 동작에 대한 이치와 방법의 설명을 자세히 다루지 않았다. 이치는 다음 2장 심화학습에서 상술하였고, 동작은 동영상을 통해 익히도록 한다. 그리고 이 기본수련을 제대로 하고 있는지 확인, 점검하기 위한 '기본수련 동작별 측정표'와 '몸맘숨 명상수련 종합측정표'를 책 뒤쪽에 부록 형식으로 수록하였다. 측정 항목을 자세히 읽으면 동작과 마음, 호흡을 어떻게 하여야 수련의 효과가 극대화되는지 알 수 있다. 한 달에 한 번씩 읽고 측정하면서 수련의 정진을 맛보기 권한다.

1) 흔들기

서서 하는 운동의 첫 동작은 전신 흔들기이다. 집안 청소도 먼저 먼지를 털어내듯이 심신에 있는 나쁜 기(병기, 독기, 탁기)를 흐트러뜨려서 털어낸다. 자연스럽게 호흡하면서 무릎, 허리, 어깨, 팔꿈치, 손목, 손가락을 포함한 전신을 흔들어준다.

- **마음 집중**: 흔드는 가운데 간혹 입으로 길게 숨을 내쉬며 탁기가 나간다고 상상한다. 관절과 근육의 힘을 빼는 데 유념한다.
- **효과** : 근육과 관절의 유연성 증가, 손발의 저림과 냉기를 없앰. 체중 감소(과체중으로 인해 다른 스트레칭이 어려울 때 이 동작과 누워서 팔다리 흔들기 동작만 매일 15분씩 3회 실시)

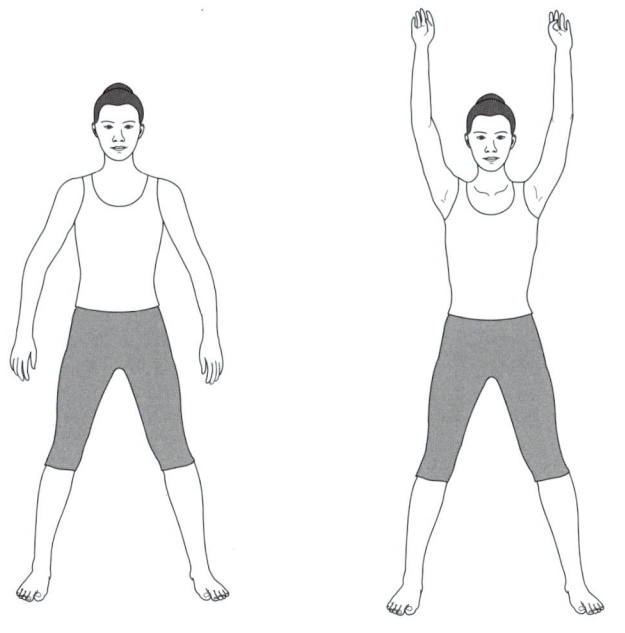

2) 늘이기

스트레칭으로 전신을 늘이고 펴주는 것이다. 근육과 뼈를 기지개하는 기분으로 천천히 부드럽게 늘여준다. 본 동작은 처음부터 호흡에 맞춰 한다. 호흡은 역복식 호흡으로 하되 부드럽고 자연스럽게, 그러면서도 자신의 폐활량 범위 안에서 길고 깊게 한다.(초보자는 무리하지 말고 심호흡을 하는 정도로 동작을 한다. 역복식이 힘들면 순복식으로 한다.)

- **마음 집중**: 마음은 옆구리를 숙이는 것보다 펴주는 데 역점을 둔다. 척추의 뼈마디를 하나하나 늘이고 펴는 데 유념한다.
- **효과**: 척추 교정, 심폐 기능 향상, 소화 기능 향상

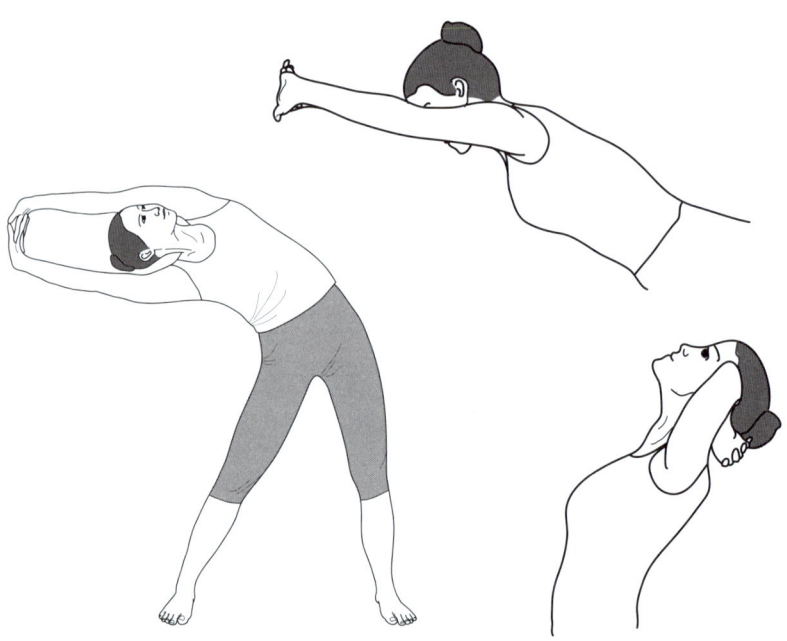

3) 관절 풀기

원활한 운기를 위해서는 관절들을 잘 풀어주어야 한다. 어깨를 비롯한 모든 주요 관절을 운동시킬 뿐만 아니라 명치를 중심으로 내장으로 기운이 퍼지고 모이게 하여 내장의 기능도 강화시키는 공법이다. 보기에는 어깨만 돌리는 것 같지만 허리는 물론이고 고관절, 무릎, 발목이 동시에 움직여야 제대로 수련이 되는 것이다.(초보자는 자연호흡을 하면서 어깨 돌리는 동작을 정확히 한다.)

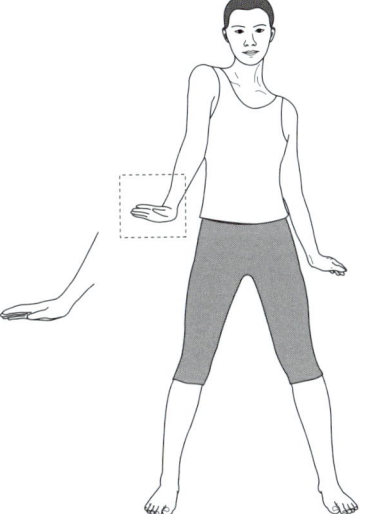

- **마음 집중**: 마음은 어깨를 올리는 동작보다 내리는 것에 더 주의를 둔다. 팔과 머리를 움직이지 말고 어깨를 돌려준다.
- **효과**: 관절(어깨, 척추, 골반) 이완, 내장 기능 강화, 배설 기능 향상

4) 운기조식

늘이거나 관절 풀기를 통하여 약간이라도 긴장된 곳을 이완시키면서 하늘의 양기와 땅의 음기를 받아들여 몸 안에 운기하는 것이다. 동시에 다음 단계인 단전호흡에 들어가기 전에 숨을 편안하게 고르는 조식을 하는 데 목적이 있다.

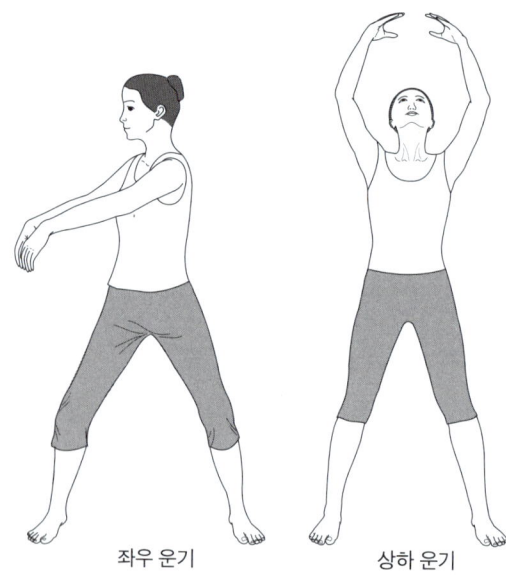

좌우 운기　　　상하 운기

- **마음 집중**: 마음은 물 흐르듯 몸이 이완되도록 하여 전체 동작이 잘 연결되게끔 하는 데 둔다. 호흡이 절대적으로 안정되고 끊기거나 거칠어지지 않게 유념한다.
- **효과**: 하체 강화, 심신 안정, 혈압 조절, 운기(맑은 기를 끌어오고 탁기를 내보냄)

5) 단전호흡(포구운전세抱球運轉勢)

참장공이라 하여 나무처럼 서서 하체를 움직이지 않고 팔과 상체(허리)만 움직이면서 기를 연마하는 중요한 기본 공법이다.

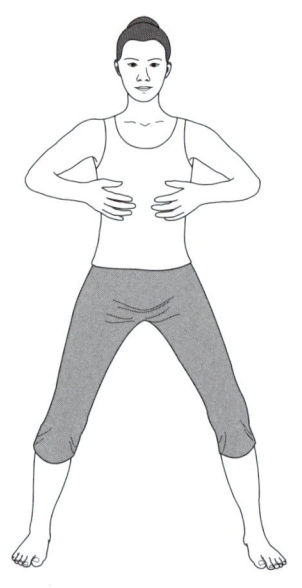

- **마음 집중**: 마음은 단전에 두고 호흡을 고요하게 연습하는 데 유념한다. 포구운전세에서는 허리가 자연스럽게 돌아가면서 동작이 끊기지 않게 유념한다.

- **효과**: 축기, 대맥 유통, 하체 강화, 상기된 기운을 아래로 내려주어 머리를 맑게 해주며 심리적 안정을 도모, 허리를 유연하게 한다.

6) 두드리기

서서 하는 수련법을 마무리하는 동작이다. 서서 하는 수련 중 심신이 긴장되어 있다면 이완시키는 데 의의가 있고, 반대로 호흡을 통해 지나치게 이완되어 있다면 두드려서 심신을 각성시켜줄 수 있다. 또한 기맥(기가 돌아가는 경락)을 적극적으로 소통시키는 운동이다. 인체에는 12경락이 있는데 음경맥과 양경맥으로 나눈다. 그 흐름에 따라 동작이 이루어져 있다.

- **마음 집중**: 마음은 손바닥을 오목하게 해서 두드리는 부위에 둔다. 두드리는 것이 끊기지 않고 연결되도록 유념한다.

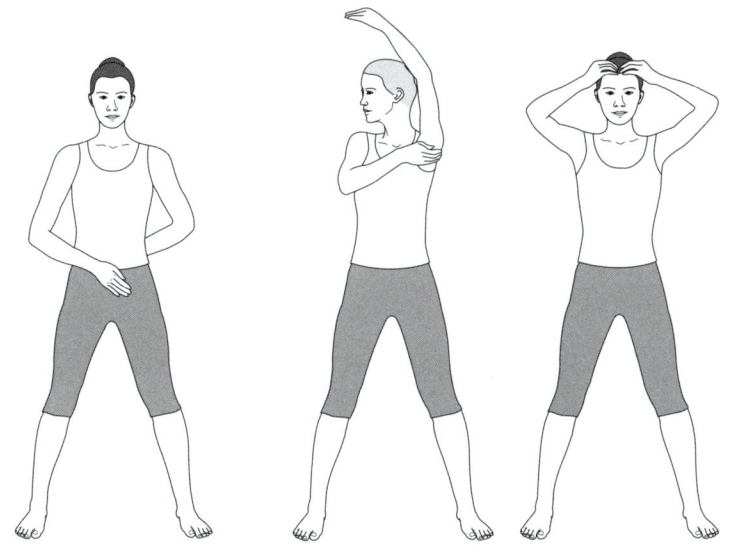

- **효과**: 근육의 긴장을 풀고 체온을 상승시켜 냉증을 다스리고, 머리를 맑게 해주며 만성두통, 편두통 등을 해소

7) 다리 풀기

앉아서 하는 첫 동작이다. 서서 수련을 잘 했더라도 다리의 경직이 남아 있을 수 있다. 이를 위해 다리를 흔들면서 이완시키는 것이다. 그리고 서서 하는 수련에서는 발목 운동을 하기 어려우므로 발목 운동을 하면서 이 동작을 통해서 다리의 피로를 풀어준다. 몸 안의 탁기는 다리, 발바닥, 발가락을 통해 빠져나간다. 다리 풀기는 서서 운동을 하거나 많이 걷고 난 후 다리의 근육 뭉침과 발목의 경직을 풀어서 기혈순환을 원활히 하게 하여 전신의 긴장을 풀어주는 수련법이다.

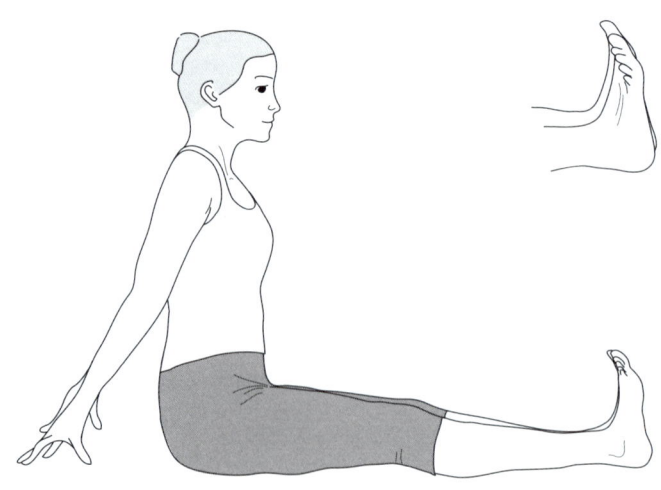

또 목과 어깨 통증을 호소하는 사람들은 몸통과 다리를 연결해주는 부분인 고관절이 많이 굳어 있다. 그 고관절의 앞쪽에 장요근이라는 근육이 있는데, 이곳이 긴장하게 되면 위로 목(흉쇄유돌근과 사각근)에 긴장이 초래되고, 아래 뒤쪽으로는 엉덩이에서 무릎까지의 햄스트링이라는 근육이 긴장되면서 마치 목이 자라와 같은 형상을 하게 되어서 상당히 고통스러운 통증이 수반된다.

다리 풀기를 하게 되면 굳어 있던 햄스트링과 장요근의 긴장이 풀리면서 목과 어깨의 통증도 자연스럽게 풀리게 된다. 다리 흔들기와 발목 꺾기가 겉보기에 사소한 동작이지만, 이를 몸과 마음과 숨이 함께하는 방식으로 수련을 하게 되면 긴 여행에서 오는 피로나 직장생활에서의 누적된 피로를 한순간에 날려버릴 수 있을 정도로 효과가 아주 좋다.

- **마음 집중** : 마음은 사소한 움직임이지만 발목을 꺾고 돌리는 데 둔다.
- **효과** : 하체 이완, 발목의 유연성 증가, 피로회복

8~9) 다리 벌려 늘이기/다리 모아 늘이기

옛날부터 내려오는 장근술(張筋術) 자세로, 이 동작들은 허리 운동의 차원을 넘어 다리 뒤쪽 근육을 늘여주며 무릎의 유연성을 강화시킨다. 서서 혹은 앉아서 하는 늘이기가 다 전신 늘이기가 되지만 서서는 상체, 앉아서는 하체의 늘이기에 초점이 맞춰져 있다.

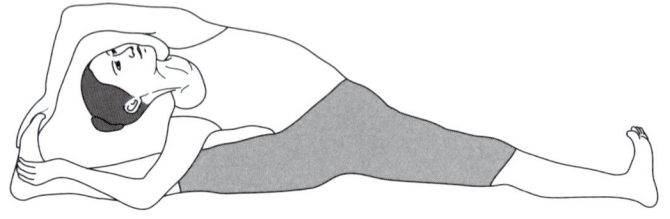

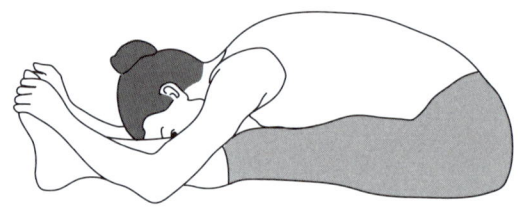

- **마음 집중** : 마음은 동작을 실시하는 동안 내내 무릎을 펴는 데 둔다. 강제로 늘이지 말고 힘을 빼면서 이완하는 데 유념한다.
- **효과** : 고관절 대퇴부의 유연성 강화, 허리와 늑골을 풀어준다, 다리의 굳어진 근육을 풀어주고 퇴화되어가는 근육의 탄력성 회복

10) 구르기

가볍게 구르면서 척추를 교정하고 척추를 따라 흐르는 자율신경의 기능을 향상시킨다. 동시에 복근의 힘을 강화시키는 운동으로 복부비만이 있는 경우 점점 횟수를 늘려간다.

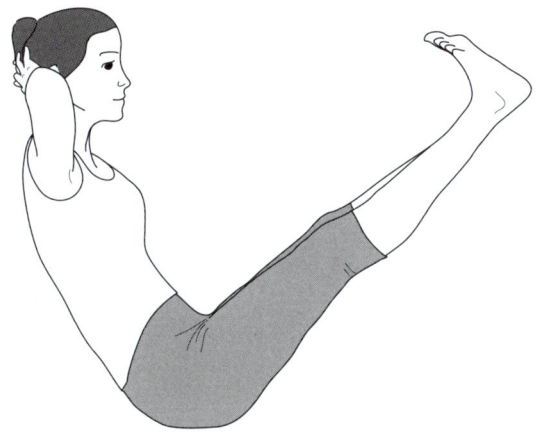

- **마음 집중** : 마음은 구를 때는 가볍게 척추를 마사지하는 기분으로 하고 상체와 하체를 V자로 만들 때는 무릎을 펴고 경쾌하게 다리를 뻗는 데 유념한다.
- **효과** : 복근 강화, 척추 교정, 변비 해소, 복부비만 해소

11) 흔들기

누워서 하는 첫 동작이다. 이를 통해 경직된 몸을 이완시키면서 심폐 기능을 강화시킨다. 팔꿈치나 무릎을 구부리지 말고 자연스럽게 흔든다. 지구의 중력에서 해방되어 가장 편한 자세로 바닥에 누워 팔다리를 하늘로 향해 들어 올려서 팔다리를 흔든다. 동작이 어려우면 호흡을 통해 조절한다. 손목, 팔꿈치, 어깨를 하나로 또 발목, 무릎, 고관절을 하나로 해서 팔과 다리를 이용하여 가볍고 잔잔하게, 부드럽고 힘

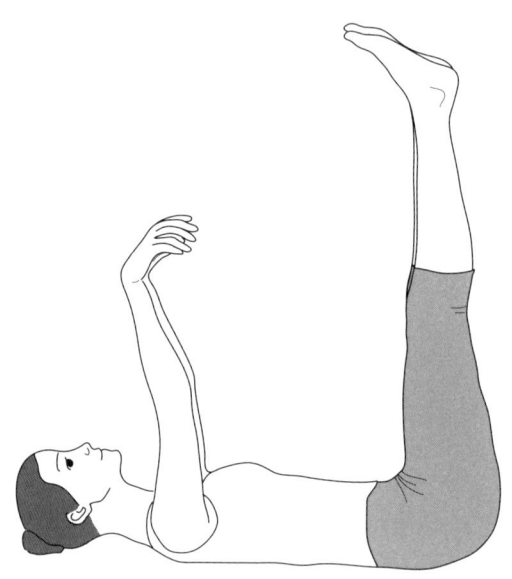

차게 흔들어준다.

　그러면 사지의 움직임에 편승하여 안쪽 깊숙이 숨어 있는 내장의 기능이 활성화된다. 그리하여 복부에 많은 양의 혈액이 모이고 말초 부분까지 자극하여 심장으로 되돌아가는 정맥류의 활동이 촉진된다. 그래서 만성적인 피로나 원기 부족 등에서 벗어날 수 있다. 또 삐뚤어진 등뼈를 교정하고, 등뼈에서 나오는 신경 작용이 바로 잡히는 동시에 온몸의 혈액순환을 촉진한다.

- **마음 집중** : 마음은 팔다리를 똑바로 해서 팔꿈치와 무릎을 펴고 경쾌하게 흔드는 데 유념한다.

- **효과** : 팔다리 모세혈관의 혈액순환 촉진, 손가락, 손목, 팔꿈치, 무릎, 발목 등의 관절을 이완시켜 만성 관절염 해소

12) 늘이기

엎드려서 하는 동작이다. 늘이기 동작이 대부분 앞으로만 숙여주었는데 반대로 척추를 늘이면서 가슴과 복부를 펴주어 신체 전후의 긴장과 이완을 균형 있게 한다.

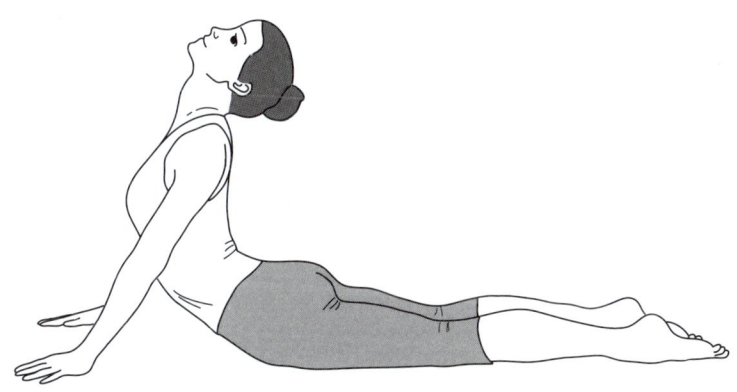

- **마음 집중** : 마음은 척추를 위에서 아래(경추→흉추→요추)로 꺾는 데 유념한다. 척추를 바로 펴줄 때는 이완을 최대로 하는 데 마음 쓴다.
- **효과** : 척추 교정, 요통 예방, 장 기능 강화, 변비 해소, 척추를 늘여 중추 신경의 흐름을 원활하게 하고 가슴과 복부의 긴장을 해소

13) 허리 돌리기

정좌 단전호흡으로 들어가기 위해서는 먼저 허리를 돌리면서 전신을 이완시킨다. 돌리는 동작을 정확히 하게 되면 단순히 허리만 이완시키는 게 아니라 장부 전체를 마사지하여 내장의 기능을 강화시켜주며 심신의 편안함을 가져온다.

- **마음 집중**: 마음은 척추를 바로 펴고 허리가 자연스럽게 돌아가는 데 둔다.
- **효과** : 요통 예방, 장부의 기능 강화

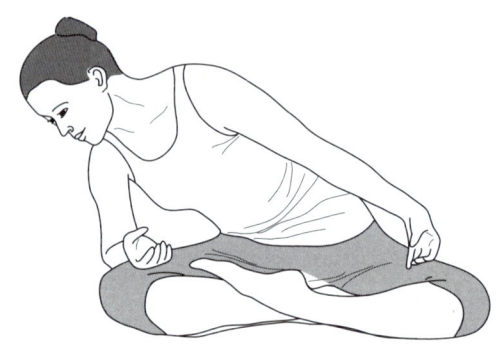

14) 운기조식

서서 하는 운기조식법과 동일한 의미가 있다. 앉아서 하는 운기조식 동작은 손바닥에서 기감(기의 감각)을 느끼게 하고 상체의 운기를 강화시킨다. 아울러 몸(상체의 관절, 근육, 뼈, 장부 등)의 이완뿐 아니라 마음도 동작을 통하여 이완되는 효과가 있다. 몸과 마음이 이완되어야 정좌에서 입정에 들어갈 수 있다.

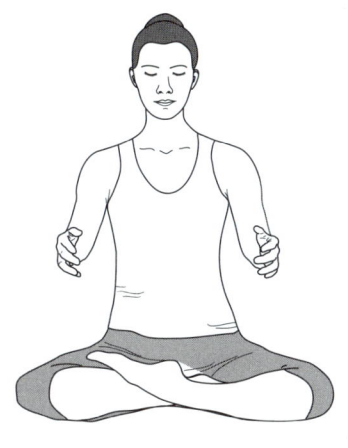

- **마음 집중** : 마음은 손바닥의 기를 느끼는 것에 집중하며 매 순간 이완하는 데 유념한다.
- **효과** : 팔과 장부의 기혈순환, 심신 안정

15) 단전호흡(정좌세靜坐勢)

서서 하는 자세(양단세, 포구운전세)에서는 역복식 호흡이 조보자의 경우도 잘 될 수 있으나 정좌세에서는 조금 힘들다. 초보자는 가만히 호흡의 흐름에 유념하면서 숨을 들이마실 때 아랫배를 약간 오므린다고 마음을 쓰면서 할 수 있는 만큼만 하고 내쉴 때에는 편안히 원위치 한다.(순복식으로 해도 무방하다.)

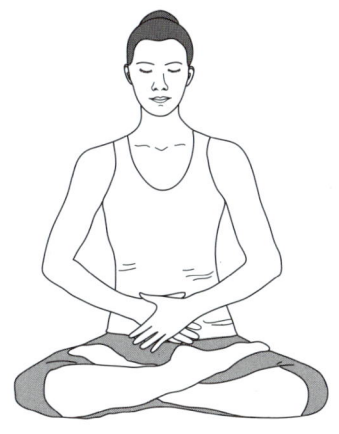

- **마음 집중** : 마음을 단전에 두고 호흡을 하며 단전에 기운을 느끼는 것에 집중한다. 혀끝을 위 천장에 대고 침이 도는 것을 감지한다.
- **효과** : 축기, 집중력 향상

제2장 | 몸맘숨 명상 심화학습

1. 단전호흡
Power Breathing

2. 기체조
Feeling Stretching

3. 생활 명상
Aware & Relax Meditation

1 단전호흡 —Power Breathing

단전호흡을 하는 기본적인 방법은 20분용 기본수련법에서 간단하게 설명하였는데, 여기에서는 호흡의 요령과 자세, 의미 등을 좀 더 자세하게 밝힌다.

가. 단전호흡은 축기의 수단

단전호흡은 우주의 기운을 마셔서 몸 안에 축적시키는 수단이다. 그러기 위해서는 단전에 마음을 두고, 들이쉴 때나 내쉴 때 깊고 고르고 길게 숨을 쉬어야 한다. 이렇듯 차분하게 조식(調息)이 되면 마음이 가라앉고, 마음이 가라앉으면 숨도 깊고 고르고 길게 된다. 이렇게 되면 무의식적으로 단전호흡이 저절로 되며 축기(蓄氣)도 잘 할 수 있다.

참고로 소승불교(小乘佛敎)에 있는 선관수련법(禪觀修練法)의 호흡수련 3단계(호흡수련의 진전에 따른 세 가지 상태)는 다음과 같다.

> **풍(風)**
> 보통 사람들이 공기를 호흡함으로써 생명을 유지하는 상태이다.
>
> **기(氣)**
> 호흡법 수련을 통해서 호흡이 비교적 고요하고 완만한 상태에 도달한 것이다.
>
> **식(息)**
> 호흡법 수련이 고도화되면 호흡이 미세해지고 거의 끊어진 것 같은 상태가 되는데 이때는 들이쉬고 내쉬는 작용이 멈춘 것 같이 된다.
> 도가 내단수련의 단도가(丹道家)들은 이것을 태식(胎息)이라고 했다.

아울러 흔히 팔자결(八字訣)이라 불리는 호흡 요령이 있다. 코나 입 위에 홍모(鴻毛)를 붙여놓아도 그 홍모가 움직이지 않을 정도로 고요하게 호흡을 한다. 여기서 홍모란 기러기의 솜털을 이야기하는 것으로 극히 가벼운 것을 말한다.

> **팔자결(八字訣)**
> 심(深): 깊고 그윽하게   장(長): 오랫동안 길게
> 세(細): 미세하고 가늘게   균(均): 균등하고 고르게
> 유(悠): 유연하고 부드럽게   정(靜): 조용하고 고요하게
> 완(緩): 완만하고 천천히   면(綿): 가볍고 이어지게

다음과 같은 사구법(四句法)의 주의도 염두에 두고 호흡을 연습한다.

> **사구법(四句法)**
> 무성(無聲): 호흡의 소리가 나지 않아야 한다.
> 부조(不粗): 조잡해서는 안 된다.
> 불섭(不涉): 정지하거나 중간 중간 끊어지면 안 된다.
> 불활(不滑): 원활치 못한 호흡은 안 된다.

그 외의 금기사항으로 비슷한 뜻이지만 풍과 천이 있다.

> 풍(風): 바람같이 소리 나는 호흡을 해서는 안 된다.
> 천(喘): 숨이 차서 헐떡거리는 호흡을 해서는 안 된다.

옛날부터 구전되어오던 호흡법의 요령을 소개해보았는데 사실 초보자가 위와 같은 요령으로 호흡을 하는 것은 힘든 일이다. 어느 정도의 진전이 있어야만 가능한 것이므로 다만 위와 같이 될 수 있도록 노력을 기울이는 자세가 필요하다.

나. 호흡 시 정신통일하는 방법

1) 내관법(內觀法)

호흡을 할 때는 일체의 생각을 내던지고 어떠한 잡념도 일으키지 않아야 한다. 이를 위해서 단전에 의식을 두고 마음속으로 "단전~, 단전~" 하고 되뇌인다. 두 눈을 감고 있지만 실제로 단전을 보고 있듯이 한다. 이것이 어느 정도 익숙해지면 잡념도 사라진다. 그리고 두 귀는 단전으로부터 울려나오는 어떤 소리를 듣기 위해 노력하고, 두 눈은 단전에서 무슨 일이 생기나 보려고 노력한다.

실제로 단전에서 어떤 소리나 말이 들리거나 생기는 것은 아니지만 민감한 귀나 눈의 감각을 단전으로 끌어들여 잡념을 없애기 위함이다. 이러한 방법을 내관법(內觀法)이라 한다. 단전호흡 중에 논리적 사고는 절대 금물이며 모든 근심, 걱정, 잡념을 버리고 마음을 단전에 모아 한곳에 집중시킨다.

2) 수식관(數息觀)

수식관은 호흡수련 시 마음이 불안정하거나 잡념이 떠오를 때, 마음을 가라앉혀 정(靜)에 들기 위한 일종의 정신일도 수련법의 하나다. 초보자들의 경우 이 수식관을 통하여 고도의 집중력 향상을 꾀할 수 있는 비교적 수월한 수행법이다.

수식관을 행하는 요령은 자신의 호흡을 마음속으로 세면서 마음을 수(數)에 전념하는 것인데 그 구체적 방법으로는 세 가지가 있다.

가) 출입관

숨을 내쉴 때에 "하나~"하고 세고, 숨을 들이쉴 때에 "둘~" 하고 세는 방법으로 계속 숨을 쉴 때마다 수를 계속적으로 보태나가는 것이다. 비교적 수를 자주 세게 되므로 깊은 정(靜)에 들기는 어려우나 초보자들이 잡념을 제거하는 데 비교적 수월한 방법이다.

나) 출식관

호흡의 출입을 하나로 하여 들어오는 숨은 물끄러미 바라보며 관조한 후 내쉬는 숨을 "하나~", "두~울~" 하고 세는 것이다. 수련 도중 정신이 몽롱하여 졸리거나 흐릿해질 경우 실시하면 효과적이다. 특히 발목의 통증이 극심하거나 다리가 저리고 아플 때 정성껏 하다 보면 그 통증이 많이 사라진다.

다) 입식관

들어오는 숨만을 세는 방법이다. 수를 세기는 까다롭지만 깊은 정(靜)에 들 수 있으므로 마음이 안정되지 않거나 잡념이 심하게 떠오를 때에 적합한 방법이다.

수식관에 숙달된 사람은 잡념을 갖지 않고 숫자를 계속적으로 잘 헤아릴 수 있지만 대개의 경우 많이 헤아리지 못하고 중간에 다른 생각을 하곤 해서 헤아리던 숫자를 잊어버리기 일쑤이다. 이렇듯 수를 세다가 어느 틈엔가 다른 생각에 휩쓸려 수를 잊어버렸으면 하나부터 다시 세기 시작한다. 이 수식관이 어느 정도 잘 되면 좀 더 어려운 수식관, 즉 2의 배수로 세어가는 방법, 3의 배수로 세어가는 방법 등으로 숫자를 헤아리거나, 아니면 백에서 거꾸로 아흔아홉, 아흔여덟, 이런 식의 역순으로 헤아려 내려오는 식으로 집중력 향상을 꾀하면 좀 더 효과적이다.

이렇게 연습을 거듭하다 보면 어느 틈엔가 숫자를 헤아리고 있는 자신을 관조하면서 집중력과 예민성을 키우게 된다. 물론 이렇게 되기까지는 사람마다 다소의 차이는 있지만 상당 기간이 소요되는 것도 사실이다.

3) 수식관(隨息觀)

수에 대한 의식을 버리고 다만 숨의 출입에만 전심전력하는 방법이다. 호흡하는 숨에 몸을 맡겨버린다. 숨을 들이쉴 때는 천지의 기운이 내 몸에 충만하게 들어오고 숨을 내쉴 때는 몸 안의 탁한 기운이 모두 나간다는 생각으로 일호(一呼), 일흡(一吸)에 온 정신을 집중한다. 호흡에 의식이 녹아 호흡, 그 자체가 되면 자신의 몸 안에 온 우주가 들어오는 것 같고 나중에는 몸이 허공으로 흩어져 없어져버리는 것을 체험할 수 있다. 이때에도 마음은 단전에 두어야 한다.

다. 주의 사항

호흡수련을 올바르게 하기 위하여 무엇보다 주의해야 할 것은 모든 호흡을 절대시하지 않아야 한다는 것이다.

　머리의 지시에 따르지 않도록 가능한 모든 의식을 끊고 정신일도가 되도록 호흡의 상태를 정성스럽게 관조한다. 즉 호흡이 고르게 이어지는가, 호흡의 반환점이 가슴인지, 배인지, 단전인지를 매우 예민하게 살핀다.

　이때 지식이나 관념이 개입하여 자연스러운 호흡을 방해해서는 안 된다. 반드시 의식의 개입을 막는 것이 첫째 조건이다. 의식이 전혀 개입되지 않으면 육체는 상념의 손아귀에서 벗어난 듯이 긴장이 서서히 풀리고 마음의 안정을 느낀다. 그렇게 하면 인체 내의 자연치유력인

기가 활성화되어 육체의 상처나 탈(병)이 있는 것을 치유한다.

그 밖의 여러 현상이 나타날 수 있다. 단 잘못된 호흡으로 폐활량이 줄었을 때는 의식적으로 폐활량을 늘리는 호흡을 해야 한다. 단전호흡 수련보다 더 해야 하고 좋은 것은 자연호흡을 알아차리고 느끼는 것이다. 내 호흡이 지금 어떠한가에 깨어 있어 살피고 느낀다.

그러면 심호흡, 복식호흡, 단전호흡식으로 조절하고 싶은 마음이 저절로 생길 것이다. 그러나 초보자는 그간의 잘못된 자세, 습관 등으로 생명력이나 자연치유력이 약해져서 생기지 않을 수 있다. 우선 체조로 자세를 고치면서 욕심내지 말고 호흡을 길고 깊게 하는 데 중점을 둔다.

호흡 시 주의사항을 정리하면 다음과 같다.

첫째, 참는 호흡(止息)은 하지 않는다.

둘째, 초보자들은 순복식이냐, 역복식이냐, 내쉬는 호흡 위주로 하느냐, 마시는 호흡 위주로 하느냐에 신경 쓰지 말고 몸과 흐름에 맡기자.

셋째, 길고 깊게 하되 부드럽고 편해야 한다. 정지된 자세에서 호흡 연습을 하든, 체조(몸을 움직이면서)를 하면서 호흡 연습을 하든 상기가 되는 현상이 느껴지면 자연호흡에 맡기자.

2 기체조-Feeling Stretching

앞서 소개한 기본수련 15가지 동작 중에서 주요한 동작의 원리를 자세히 설명한다. 이는 수련의 동기를 강화하기 위한 것이다.

가. 흔들기

자연의 현상과 인체의 생리 현상에는 흔드는 동작이 있다. 나무는 모진 추위나 바람 속에서 자신을 흔들면서 나뭇잎을 다 떨어뜨린다. 혹한 속에서 앙상한 가지로 죽은 듯이 있다가 봄에 다시 새 삶을 갖는 것처럼 되살아난다. 그러다 신록의 계절에 왕처럼 그 자태를 천하에 드러낸다.

　인체에도 흔드는 현상을 적잖이 볼 수 있다. 술이나 마약 등에 중독되면 손과 다리를 중심으로 흔들어 댄다. 주로 뇌신경 계통의 질환을 앓는 사람도 수시로 흔들어 댄다. 정상적인 몸이라도 추우면 몸을 떤다. 추운 날에 소변을 보면 몸이 저절로 흔들린다. 감기 몸살을 앓거나 공포에 질리거나 긴장을 하면 자기도 모르게 몸을 흔든다. 습관적으로 다리를 흔드는 사람도 있다.

　어린아이의 동작을 유심히 관찰하면 수시로 흔드는 동작을 많이 볼 수 있다. 아기와 엄마가 재미나 건강 때문에 한다는 의식이 없더라도 내려온 풍습에 따라 도리도리 하면서 고개를 흔드는 놀이를 많이 한다. 이와 관련해서 필자가 겪은 한 가지 사례를 소개한다.

　수련 지도 전문가의 길로 접어든 초창기에 어느 국립대학의 영문과 교수가 아내와 함께 찾아왔다. 두 사람이 의사가 아닌 나를 찾아왔을 때는 국내 굴지의 한양방 병원은 물론 세간에 용하다는 민간 전문가도 두루 섭렵한 터였다. 불만에 가득 찬 환자의 표정을 보니 아내에게 이끌려서 온 표정이 역력했다. 오랜 병 치료에 지친 그간의 과정을 본인이 아닌 아내가 대신 이야기했다.

　교수가 겪고 있었던 병은 자기의 의지와는 상관없이 팔이 흔들리는 것이었다. 수시로 흔들리는 증상을 호소했는데, 특히 밥을 먹을 때나 분필을 잡고 강의를 할 때 더 심하다는 것이다. 나이 쉰 전후의 나이로 병원의 종합검진으로는 특별한 병은 물론 어떤 이상 징후도 발견할 수 없었다. 특별한 원인이 없는 병이었다. 사실 이분의 경우만이 아니라 각종 질병의 현상은 분명히 몸으로 겪는데 그 원인을 모르는 경우가 비일비재하다. 그래서 요즘에는 웬만하면 "심인성 질환"이라 칭한다. 이분에게 알려준 운동법은 비법도 단전호흡법도 명상도 아니고 '흔들기 공법'이었다. 특히 손이 흔들릴 때 안 흔들리겠다고 저항하지 말고 춤추듯 더욱 흔들면서 흔들림을 즐기라고 했다. 일종의 이열치열(以熱治熱)의 요법이다. 일주일 후 그분은 아내 없이 혼자 찾아와서 감사의 말을 전했다. 거짓말처럼 증상이 나았다는 것이다.

자연현상이든 인체의 생리현상이든 흔들리는 증상은 배설법의 이치에 따르면 병이 아니라 치유하는 과정이다. 만약 이 교수에게 흔들리는 몸의 동작이 없었다면 몸이 굳어버리면서 중풍 등 더 큰 중병에 걸렸을지 모른다. 방을 청소하려면 먼저 집 안의 먼지를 털어낸다. 그와 같이 내 몸을 흔들면서 몸과 마음의 독을 털어내는 것이다. 공기 속에서 허공을 느끼면서, 그 허공 속의 미세한 바람을 느끼면서, 그 허공과 바람과 부딪치는 내 몸의 미세한 감각을 느끼고 심신의 독소를 털어내는 것이다. 허공, 바람은 불가사의한 실체다. 잡을 수도 맛을 느낄 수도 없다. 형체를 확인할 수도 없다. 하지만 인간이 가장 먼저 감각적으로 느낄 수 있는 존재의 원초적 실체다.

허공은 비어 있는 것 같으나 우주의 기로 꽉 차 있는 곳이다. 우리가 볼 수 있는 하늘의 해, 달, 별 등의 기뿐만 아니라, 우리가 보지도 못하는 미지의 기운으로 넘실거리는 공간이다. 흔들기는 이런 허공과의 접촉을 통해 우주에게, 그리고 우주 속에 있는 나에게 감사를 표하는 춤이다. 우주에게 나를 맡기는 행위다. 우주와 하나가 되는 천인합일(天人合一)의 과정이다. 더 나아가 우주를 창조하는 행위이다. 이런 면에서 단순한 몸동작이 아니라 마음의 독, 심독도 내보낸다.

흔들기는 공수래공수거(空手來空手去) 공법이다. 인생이란 세상에 빈손으로 왔다가 끝내 빈손으로 간다. 살면서 무엇을 얻었으며 무엇을 잃었겠는가. 모든 것이 허공 속에 있는 존재다. 마음의 갈등과 욕망, 집착을 흔들면서 털어내고 흘려버린다. 몸을 흔들다 보면 마음도 흔들리며 무언가 움켜쥐기에 바쁜 닫힌 마음이 열린다. 쥐고 있는 것이 흘러나가고 비워진다. 이것이 "경안"(輕安)이다. 몸이 가벼워지고 마음이 편안해진다.

요즘 유행하는 춤 명상, 율동 명상, 동작 명상, 춤테라피 등도 모두 흔들기의 원리에서 나온 것이다.

나. 두드리기

비가 내리면서 나뭇잎과 꽃잎을 두드린다. 우박이 떨어져 내리면서 땅을 두드린다. 폭포가 떨어져 내리면서 고여 있는 물을 두드린다. 물방울이 떨어지면서 바위를 두드린다. 사람도 어디가 아프면 저절로 주먹이나 손바닥으로 그 부위를 두드린다. 때리고 두드리는 것은 강력한 자극 중의 하나로 일단은 긴장을 시키는 행위이다. 그러나 세상 만물의 이치는 하나의 현상에 하나의 이치만 있는 것이 아니다. 이완이 되어 누워 있는 사람을 때리면 벌떡 일어나 긴장한다. 반대로 기고만장해서 날뛰는 사람을 세게 때리면 쭉 뻗어 이완이 된다.

심신이 너무 이완되어 있는 것도 병이다. 그래서 적당히 자극을 주고 경각심을 일으키는 것이 좋다. 또 강하게 긴장되어 있거나 뭉쳐 있고 굳어 있을 때 부드럽게 비벼주거나 움직여주는 것만으로는 풀리지 않는다. 얼음이나 얼은 땅을 깰 때는 송곳이나 곡괭이로 두들겨야 한다. 그래야 뭉친 곳이 깨지면서 쉽게 녹는다. 이런 이치로 인체도 피와 기, 근육과 뼈가 심하게 응고되어 굳어 있고 마음이 냉기나 한기로 사무쳐 있으면 두드려서 풀어주는 것이 효과적이다.

기합(氣合)이란 말 그대로 기를 합해주는 것이다. 기합을 줄 때 이용하는 방법이 두드리기(때리기)이다. 악한 감정을 갖고 심하게 때리는 것이 아니다. 적당한 물리적 자극을 주어 정신을 차리게 해주는 것은 육체적으로나 심리적으로 긍정적인 영향을 미친다. 대표적으로 첫날밤을 맞이하는 신랑의 발바닥을 두드리는 행위이다. 새 신랑은 극도로 흥분하여 상기가 되어 있다. 기를 아래로 내려 심신의 안정을 꾀할 필요가 있다.

옛날 지혜로운 조상들은 아이들이 실수나 잘못을 저질렀을 경우 두드리기를 하였는데 이는 형벌의 의미보다는 종아리, 엉덩이, 손바닥, 발바닥 등이 두뇌와 내장과 밀접한 관계가 있어 머리와 육체의 기능을 자극하여 총명하고 튼튼한 아이로 키우기 위한 의도였다.

당나라 손사막(孫思邈)이 7세기 중엽에 편찬한 의서인 『천금요방(千金要方)』에 보면, "만일 손발이 차가운 사람이 있으면 위에서 아래까지 때려서 따뜻하게 하면 곧 낫는다"는 기록이 나온다. 피는 혈관을 따라 흐르고 기는 경락을 따라 흐르게 되는데, 두드리기는 기의 통로인 경락을 풀어주어 기의 흐름을 좋게 한다. 또한 전신에 부드러운 자극을 가하여 혈액의 흐름을 빠르게 하여 혈류량을 증대시키는데, 그로 인해 체온이 상승하면 몸속의 노폐물도 빠져나간다. 경혈 자리에 침이나 뜸을 놓아서 강력하게 자극을 주는 이치와 같다.

 마음도 마찬가지이다. 오욕칠정(五慾七情)에 의해 마음에 깊이 울혈 현상이 생겨 답답할 때 두드려주면 마음의 독이 녹으면서 억눌린 기분이 풀린다. 서양의 EFT$^{Emotional\ Freedom\ Techniques}$는 침을 놓는 경혈 자리를 두드리는 요법이다. EFT의 임상 결과가 몸의 병만이 아니라 마음의 감정도 치유해주는 것은 두드리면서 신경도 강하게 자극을 주어 자율신경이 조화를 이루기 때문이다.

다. 관절 풀기

삼라만상의 모든 것들은 움직이고 있다. 어떠한 형태이든 조금씩 변하고 있어 크기가 작아지기도 하며 커지기도 한다. 이러한 변화나 움직임의 원천은 회전이며 회전이 강하고 정밀 할수록 큰 에너지를 동반한다. 회전에는 반드시 회전을 주도하는 중심축이 있고 그 축의 능력에 따라 회전의 강도나 속도의 조절이 가능하다. 지구에도 회전축이 있고 태풍, 회오리바람이나 물의 소용돌이에도 그 중심점이 있다. 인체에도 중심축인 척추가 있어 모든 신경이 척추관을 타고 전신으로 퍼져나간다.

 기수련에 있어 기도 기의 양대 통로인 임맥과 독맥이 척추를 중심으로 앞뒤로 위치하고 있다. 이러한 통로를 통해 전신의 순환체계를 조절하고 건강을 유지시켜준다. 그런데 이 중심축에 문제가 생기면 음양의 조화가 깨져서 신경의 흐름이 제대로 이루어지지 않음으로써 순환계의 이상을 초래하며 심신의 건강이 점점 나빠지게 된다.

관절 풀기는 우선 몸의 중심축인 척추를 바르게 한 후 천천히 관절을 회전시켜 에너지의 흐름을 원활히 하고 음양의 조화를 이루게 하여 심신의 건강을 유지시켜준다.

기공에서는 내 몸을 둘러싸고 있는 여러 가지 것들(근육, 관절, 내장 등) 중에서 관절을 풀어주는 데 역점을 둔다. 이 관절을 풀어줌으로써 태(胎, 업)를 녹일 수 있고, 태를 녹이면 내 몸의 기혈(氣血)이 잘 순환된다.

관절에서 가장 먼저 풀어주어야 할 관절은 고관절과 견관절이다. 이 두 관절을 풀면 나머지 관절들은 쉽게 풀 수 있다. 하나의 관절을 풀어주면 그 관절은 다른 관절 부위에 영향을 주게 되어 척추나 다른 장부가 다시 제자리를 찾게 된다. 예를 들면 어깨의 **왼쪽** 견관절은 왼쪽 가슴을 둘러싸고 있는 부분을 관장하고 그 밑의 왼쪽 팔꿈치관절은 왼쪽 가슴과 오른쪽 고관절을 대칭선으로 해서 오른쪽 갈비뼈 부분을 관장하고, 왼쪽 손가락 끝은 오른쪽 고관절 끝을 관장한다. 이렇듯 관절 하나하나가 분리된 것이 아니라 서로 연결되어 있다.

관절 풀기에서 손을 올리고 내릴 때 먼저 견갑골을 사용하면 전체 갈비뼈와 빗장뼈가 움직이는데, 이것이 독맥을 열어주며 자연스럽게 기운이 위로 오를 수 있는 기틀을 마련해준다.

오른손이 내려가면 왼손이 올라가고, 다음으로 왼손이 내려가면 오른손이 올라간다. 온몸이 낮춰지면 그 기운이 다리로 뻗어 나가게 된다. 이때 단전은 겉모양에서 좌우, 횡으로 움직이게 되며 기운은 수

직으로 움직여서 마치 마차 바퀴의 살이 움직이는 듯하게 한다.

　동작상 왼쪽 고관절과 단전 부분은 서로 합쳐져야 왼쪽 용천혈로 기가 통하게 되며, 오른쪽 고관절은 부드럽게 이완하여 벌어지게 해야 기가 손끝에 이른다. 몸이 약간 왼쪽으로 향하며 오른손은 몸의 중심선을 따라 내려오고 왼손은 위로 올라가며, 다시 몸이 약간 오른쪽을 향하며 왼손이 몸의 중심선을 따라 내려오고 오른손은 올라가는 식으로 관절 풀기를 한다.

라. 늘이기

체조하면 대부분 스트레칭으로 늘이기를 생각한다. 몸의 근골을 늘이고 당기는 것으로 양생법에서는 "도인"(導引)이라 한다. 장자(莊子)의 글에 "웅경조신"(熊經鳥伸)이란 말이 있다. 이 말은 곰과 새가 전신을 늘이고 펴는 동작을 설명한 것인데, 옛날 신선술을 익히던 사람들이 장생불사를 목적으로 신체를 단련하던 것을 설명한 말이다. 이러한 운동을 사람들이 모방하여 하던 것이 기공인데, 이것을 보통 도인이라고 불렀다.

　도인이란 뜻은 원래가 잡아끈다는 것으로서 인체 내의 정기신(精氣神)과 우주에 있는 정기신이 서로 끌고 끌리는 상태를 의미한다. 이렇게 서로 끌고 끌리는 현상을 주로 하여 인체 내의 근육이 서로 당기고 풀어주는, 다시 말하면 몸을 굽히고 펴는 것이다. 따라서 도인이란 인체 내의 기의 순환을 원활하게 하기 위하여 행하는 신축법으로, 근육을 길게 늘린다고 하여 장근술이라고도 한다.

인체는 많은 근락(筋絡)이 사면팔방에 이어져 있고 그러한 근락을 따라 기혈이 체내로 두루 순환하고 있다. 그 기혈의 순환이 원활하게 이루어지는 사람은 체내 각 기관이 잘 발달되고 견고해지므로 혈색이 좋고 피부에 윤이 난다. 그것은 기혈이 순환함으로써 생명력이 생기기 때문이다.

이에 반해 기혈이 원활하게 유통되지 않고 어느 부위에서 막히면 체내 전체 기혈의 유통에 장애가 생긴다. 그러면 동시에 생명력이 약해지고 마침내는 질병을 유발하고 만다. 우리가 병을 얻는 원인은 기혈이 제대로 순환하지 않는 데 있다.

그러므로 도(導)를 행하면 기혈이 몸속을 두루 순환 왕복하고 인(引)을 행하면 복잡하게 얽혀진 근락의 섬유조직을 느슨하게 하여, 막히고 굳어 있는 상태에서 부드럽고 탄력이 있는 상태로 돌아가게 된다. 이러한 늘이기는 여러 가지 점에서 기공을 하는 사람은 물론 일반인이라도 건강을 위해서 권장할 만한 운동이다.

사람은 누구나 건강하고 무병하기를 바란다. 그러므로 기의 유통을 원활히 하고 근락을 발달시키는 운동이 필요하다. 근락이 발달되고 기가 유통되면 스스로 자신의 병을 치유할 수 있을 뿐 아니라 또한 장수를 누릴 수 있다. 이러한 방법으로 적합한 것이 늘이기이다.

마. 운기조식

운기조식(運氣調息)이란 기운을 운행하고 호흡을 조절하는 것이다. 운기는 승강개합(昇降開合)의 형태로 나타난다. 아래에서 위로 오르는 것, 위에서 아래로 내려가는 것, 안에서 밖으로 퍼지며 열리는 것, 밖에서 안으로 합해지며 뭉치는 것이 승강개합이다.

인체의 기운이 승강개합을 통해 맑은 기를 받아들여 유통시키고 탁기는 배출한다. 그러기 위해 숨을 가다듬어 조절해나가면서 기를 운행시킨다. 전통적으로는 영화나 무협소설에서 보듯이 조용한 동굴이나 폭포와 나무 밑에서 가부좌로 한다. 부상이 심하면 누워서 오심(정수리, 양손바닥, 양발바닥)을 하늘로 향한 채 눈은 코끝을 보고 코는 마음을 보는 식으로 하여 단전의 진기를 전신의 기맥을 따라 운행시킨다. 이렇게 하여 자신의 내공을 증진시키고 또 내상을 치유하거나 피로를 회복시킨다. 스스로 할 수 없으면 스승이 손바닥을 정수리나 가슴, 배, 또는 콩팥에 대고 운기조식 하면서 제자를 도와준다.

이러한 전형적인 운기조식을 위해서는 사소하게나마 몸을 약간 움직이면서 단전호흡 연습을 먼저 해야 한다. 그래서 이 책에서는 약간의 움직임을 동반하면서 단전호흡 하는 것을 운기조식이라 칭했다. 넓은 의미로 운기조식이라 하면 흔들고, 두드리고, 관절을 풀고 늘이는 것이 다 운기조식이다. 더 나아가 심기신 체조, 호흡, 명상이 다 운기하고 호흡을 고르는 운기조식이라고 할 수도 있다.

좁은 의미로는 최소의 몸동작을 하되 철저히 호흡과 연결해서 움직이는 몸의 미세한 감각과 호흡을 느끼면서 몸 깊숙이까지 기를 승강 개합하기 위한 수련이다. 이 수련을 하다 보면 단학에서 말하는 단무(丹無), 기공에서 일컫는 자발공(自發功) 등과 같은 흔들리는 진동 현상이 나타난다. 마음의 사용(의식의 작용)이 그다지 크지 않은 가운데 내 안팎의 기운이 조화를 이루면서 현묘한 기의 흐름에 따라 부드럽게 춤사위가 터져 나오기도 한다. 이를 "승유지기"(乘遊至氣)에 이르렀다고 한다.

3 생활명상 — Aware & Relax Meditation

가. 창조명상-자기기억법

1) 자기기억과 마음의 관계

명상을 하면 과거의 트라우마나 상처를 치유하고 감정을 다스려 스트레스에서 벗어난다. 물론 이것도 명상의 주요한 목적이자 효능이다. 하지만 스트레스에서 벗어나서 이전과 똑같은 마음과 생각, 행동 패턴으로 생활을 반복하게 되면 비슷한 스트레스에 또 시달릴 수밖에 없다. 스트레스는 타인이나 세상 때문에 생기는 것이 아니다. 자기 자신의 마음, 생각이 변해야 스트레스에서 벗어날 수 있다. 그래서 최고의 은혜도 생각이고 최고의 원수도 생각이다.

인생은 해석사이다. 타인의 말이나 행동, 세상에서 벌어지는 사건에 대해 사람들은 제각기 다르게 해석한다. 결국 매일 같이 보고, 듣고, 만나고, 헤어지는 사람, 사물, 사건 등을 어떻게 바라보고 생각하고 경험하느냐에 따라 행불행이 갈린다. 분명한 진리는 생각대로 경험하는 것이다. 그리고 어떻게 생각하고 선택할 것인가는 개인에게 주어진 자유다.

불우한 가정에서 태어난 것도 아니고 생활에 큰 어려움이 없는데도 평생 불평을 하며 사는 인생이 있다. 늘 타인과 세상을 저주하고 원망하며 분노 속에서 생을 낭비하고 있는 사람도 많다. 심지어는 자유, 평등, 정의와 행복을 외치면서도 현재의 부조리가 몹쓸 타인과 세상 때문이라고 주먹을 쥐며 또 다른 갈등과 다툼, 전쟁까지 불사한다. 그래서 정작 본인부터 고통을 받고 불행 속에 있다. 자기가 먼저 행복해야 남과 세상을 행복하게 할 수 있다. 명상도 종국에는 행복하려고 하는 것이다.

과거의 잘못된 생각, 경험, 학습에서 생긴 헌 마음을 허물고 새로운 마음을 만들어야 한다. 새로운 마음과 건전한 생각, 올바른 신념을 창출하는 원리는 어디에 있는 것일까? 그것은 새롭게 자기기억을 하는 것에 있다. 흔히 명상을 할 때 "마음을 비워라", "무심으로 돌아가라"고 하지만 말장난처럼 들린다. 마음의 실체도 모르는데 어떻게 비우고 어디로 어떻게 돌아가라는 것인가. 음양의 원리 중에는 "음이 다하면 양으로 기울고 양이 다하면 음으로 기운다"는 것이 있다. 이 이치에 따른다면 마음을 비우라는 것은 새로운 마음을 채우라는 것이 된다. 바로 새롭게 마음을 채우는 것이 "자기기억법"이다.

우리는 살아가는 동안에 계속해서 귀로 듣고, 눈으로 보고, 코로 냄새를 맡고, 입으로 맛을 보며 생활한다. 또한 몸으로, 손으로, 다리로, 연속적인 움직임을 통해 사물을 감지하며 머릿속의 뇌에 기록한다. 그리고 이 기록된 수많은 기억을 소재로 하여 생각을 창출한다. 수없이 반복된 기억(생각)은 부지불식간에 지식이 되고 믿음(信)이 된다. 이 믿음이 깊어지면 나의 마음이 되는 것이고, 이것이 집단적이면 양심(良心)이 되는 것이다. 카를 융$^{Carl\ G.\ Jung}$에 의한 서양 심리학에 따르면, 믿음(信)은 잠재의식이고, 마음은 개인무의식이며, 양심은 집단무의식이다.

결국 마음이란 각자가 처한 시간과 공간의 제약 속에서 여러 감각—시각, 청각, 후각, 미각, 촉각, 성 감각, 영 감각 등—을 통해 받아들여 기억된 것이 잠재의식으로 가라앉아 형성된 것이다.

2) 자기기억의 필요성

우리는 뇌에 무엇인가 기억시키면서 사는데, 왜 자기기억을 스스로 선택해서 주체적으로 해야 하는가에 대해 알아보자.

자기기억과 비슷한 말이 하나가 암시이고, 또 다른 하나가 세뇌이다. 암시는 간단히 말해서 직접적으로 기억시키는 것이 아닌, 간접적으로 자신 및 타인의 뇌에 의미와 개념을 기억시키는 방법이다. 이에 비해 세뇌는 같은 내용을 반복적으로 주입시켜 목적을 달성하기 위한 방법으로써 피교육자가 순종 심리를 형성하도록 집중적으로 기억시키는 방법이다. 위의 두 방법은 각 개인에게 도움을 주기보다는 오히려 해로운 영향을 미치는 면이 더 많다. 그러므로 내게 유익한 것을 기억시키고 나쁜 것을 잊어버리는 방법은 오로지 스스로가 자기 뇌에 필요한 것을 기억시키는 것이다. 나 자신에게 좋은 기억을 스스로 주입시킴으로써 보다 더 좋은 마음, 정신을 창조하고 다스려나갈 수 있다.

따라서 우리는 건강해지고 자존감을 갖기 위한 가장 중요한 방법이 '자기기억법'이라는 사실을 깨닫고 이를 습관화해야 한다.

인터넷에 매일 새로운 정보가 추가되듯이 우리 인간도 매일 두뇌 속에 새로운 정보를 입력시키고 있다. 그런데 인터넷의 정보는 단순한 추가와 보관에 그치지만 인간의 두뇌는 더 정밀해서 뇌에 기록, 보관된 것을 종합하고 분석하여 관념 및 사상, 신념으로 정리하여 심층 심리를 지나 잠재무의식과 양심 등으로 발전을 계속한다. 그러므로 가능하면 나의 뇌에 기억되는 것은 타인에 의해서가 아니라 내 스스로에 의해서 이루어져야 한다. 타인으로부터 암시 및 세뇌를 받아 기억된 것들이 모여 이루어진 마음에서 한 행위는 진실된 행위라고 할 수 없다. 또 그 마음을 내 마음이라고 할 수도 없다.

따라서 자기기억법에 의해 옳고 그른 것을 구분하여 스스로 기억하고 이 기억에 의해 형성된 신념과 양심으로 생각을 창출하고 행동을 한다면, 그것이야말로 비로소 진실된 행위이며, 주체적인 삶이라 할 수 있다. 엄격히 따져서 전자가 원시시대 때 자연발생적인 곡식과 과일을 채취하는 생활이라면, 후자는 내 땅에 내가 씨를 뿌리면서 농사를 짓는 주체적 영농시대로 보다 발전된 생활이라고 할 수 있다.

우리의 마음, 양심은 삶 속에서 뇌에 기록된 것의 표상이다. 그리고 그 마음에 의해 행위가 이루어진다. 결국 창조적이고 주체적인 삶을 영위한다는 것은 자기 스스로가 만든 기억에 의해 마음과 양심을 형성하고 그에 따라 행위를 하는 것이다.

명상수련의 최종 목적은 각종 심리적 억압에서 해방되고, 자기의 생각만이 절대적으로 옳다는 고정관념을 극복하며, 마음을 비워서 마음의 자유를 누려 "무아의 경지"(無我之境)에 이르는 것에 있지만 – 이것을 삼매라고도 했다—그러기 위해 먼저 해야 할 것은 내 스스로가 나에게 유익한 것만을 뇌에 기억시키는 것이다. 따라서 명상수련의 첫 훈련은 '자기기억법'으로부터 시작해야 한다.

요즘 유행하는 루이스 헤이Louise L. Hay의 '확언치유명상법'도 이런 이치에 입각해서 개발된 것이다. 루이스 헤이는 가정 폭력과 성적 학대, 암 투병이라는 힘든 과정을 경험하면서 행복은 외부에 있는 것이 아니라 자신을 온전히 받아들이고 자기 삶에 책임을 지기 시작할 때 찾아온다는 것을 깨달았다고 한다.

3) 자기기억 명상법
가) 병을 치료하기 위한 자기기억법

자기기억법 원리에 입각해 일단 병이 무엇인가 알아보자. 병에는 많은 종류가 있다. 암, 고혈압, 당뇨, 간장병, 심장병 등 헤아릴 수 없을 만큼 많고 게다가 이름조차 모르는 병도 많다. 병을 여러 가지로 설명할 수 있지만, 한 마디로 들어오는 구멍은 있으나 나가는 구멍이 없는 상태를 말한다. 즉 먹는 일에는 탈이 없더라도, 몸을 비워내는 배설하는 일에 탈이 생긴 것이라고 비유할 수 있다.

동양에서는 사실 병명이 없다. 단지 음양의 조화가 깨진 상태, 그중에서도 생명의 기본적인 조화인 뜨거움과 차가움의 조화가 깨진 상태에서 거의 모든 병이 발생한다. 그러므로 엄격히 따지면 인간은 자기가 만들어놓은 병명에 의해 자기기억의 함정에 빠져 들어간다.

우선 몸에 이상이 생기면 타인으로부터 무슨 병이라는 암시를 받게 된다. 그것도 보통 사람이 아닌 권위가 있는 의사나 박사로부터 암시와 세뇌를 받는다. 그 뒤로부터는 "아! 나는 무슨 병에 걸렸구나" 하고 자기암시를 한다. 그 순간부터 마음에 병이 생긴다. 명상을 하는 사람들 중에서도 많은 사람들이 "전 노이로제 때문에 잠을 이룰 수가 없습니다" 하고 호소한다. 그러면 필자는 "선생님은 노이로제가 아니고 마음이 안정되지 않아 생활의 밸런스가 깨어져 그런 현상이 나타난 것입니다"라고 병명 없이 있는 상태를 그대로 설명해준다. 그러면 "저는 이미 전문의에게 노이로제 진단을 확실히 받았습니다"라고 더욱 확신에 찬 자기기억을 한다. 이처럼 최초에 타인의 암시도 그렇지만, 자기기억을 통한 연속적인 자기암시는 무엇보다 만병의 근원이 된다는 것을 아무리 설명해도 받아들이지 않는다. 즉 이해는 해도 용납하려 하지는 않는다. 왜 그럴까? 그것은 바로 사실과 다른 개념들—병명, 전문가 등—에 의해 세뇌되었기 때문이다.

'병이 심하면 병원에 가서 주사 치료를 하거나 약을 먹어야만 낫는다'는 일반 상식은 병원의 홍보에 의해 생긴 관념이다. 물론 꼭 그렇게 해야 하는 중병이 있다. 하지만 대부분의 만성병은 그렇지 않은 경우도 많다. 그럼 어떻게 해야 수많은 관념의 병을 우리 뇌에서 뽑아낼 수 있을까? 그것은 간단하지 않다. 왜냐하면 우리 뇌에 지금까지 기억된 많은 병명이 없어질 때까지 새로운 자기기억을 계속해야 하기 때문이다. 즉 자기기억법에 대한 확실한 신뢰가 있은 후에야 가능한 것이다.

여기서 강조하고 싶은 것은 자기기억법의 중요성을 지식이 아닌 생활 속에서 수련을 통해 얻어야 하며, 그것은 충분히 실천 가능하다는 사실이다. 자기기억법은 이론이 아니라 수련이요, 명상이다. 우선 내 몸에 병이 났을 때는 다음과 같이 시간이 날 때마다 기억한다. 특히 통증을 느낄 때마다 더욱 강하게 자기기억을 한다. 혼자 있을 때는 소리를 내어서, 주위의 시선이 있을 때는 조용히 마음속으로 새김질을 한다.

① 나는 지금까지 건강을 유지하는 데 필요한 일을 무시해왔고, 생명의 조화나 균형을 등한시해왔다.
② 그 결과 나의 건강에 이상이 생긴 것이다.
③ 그렇다면 지금부터 내 몸을 관리하는 방법을 터득하여 실천하면 차츰 건강을 회복하고 조화로운 삶을 살아갈 것이다.
④ 정좌법, 도인법과 호흡법을 통해 마음의 평화와 올바른 몸가짐을 유지하자.
⑤ 건강한 식이요법으로 보다 나은 몸의 상태를 유지하겠다.
⑥ 내가 내 육체를 만들었듯이, 내가 고장 난 육체를 새롭게 창조한다.
⑦ 아! 시간이 지나면 난 곧 편안해질 것이다. **나는 건강하다.**

중환자의 경우 '나는 건강하다'라는 자기기억을 골수에 사무치게 하여 불안을 떨어뜨리는 것이 매우 중요하다. 하지만 그보다 더욱 중요한 것은 인생의 고귀한 목표를 갖는 것이다. 중환자가 되는 경우는 세 가지이다.

첫째, 그간의 잘못된 생활환경과 습관 때문이다. 이럴 경우는 한방으로 치유하면 된다. 잘 싸고, 잘 자고, 잘 먹고, 잘 쉬면 된다. 환경이 좋지 않으면 자연을 가까이 하는 곳으로 옮기면 된다.

둘째, 삶에 지쳐서 남들로부터 사랑을 받고 싶어서 병이 난 것이다. 더 이상은 이렇게 살 수 없다는 강한 호소이다. 나도 돌봄을 받고 싶다고 호소하는 것이다. 이 경우는 타인으로부터 공감을 받고 사랑을 받으면 된다. 지금까지 마지못해 해야만 했던 일을 그만두고, 즉 직장을 그만두거나 공부를 하지 않으면 된다. 한마디로 놀면 된다. 잘 어울릴 수 있는 친구들과 강으로 산으로 바다로 놀러 다니면 된다.

셋째, 인생의 목적을 잃어버렸거나 목적이 있다 하더라도 이기적인 것이기에 더 위대한 목적을 가지라고 아픈 것이다. 이럴 경우는 사실 병이 아니라 축복이다. 그러나 대부분의 사람들은 병의 증상에만 초점을 두고 투병생활을 한다. 이 경우에는 그 병 때문에 죽지는 않지만 낫는 것이 더디다. 이때는 큰 뜻을 세워야 한다. 종교에 귀의하거나, 봉사를 하는 삶을 사니 병이 나았다는 이야기를 종종 듣는데 바로 이런 경우다. 명상이나 셀프코칭 등을 통해 세속적인 차원에서 벗어나 영적인 삶의 목표를 갖는 것이다. '자기사명서'를 작성하여 매일 하루에 세 번씩 자기기억 명상수련을 한다.

이와 같이 자기기억을 하고 행위를 꾸준히 하면 시간의 흐름에 따라 이 기억들이 축적되어 새롭고 긍정적인 심리가 형성된다. 이 심리가 결국 병든 나쁜 심리들을 몰아내고 새 마음을 형성한다. 자기기억으로 자신을 재창조하는 것이 오히려 어떤 좋은 약을 먹는 것보다 좋으며, 자기기억법이 건강생활의 기본 요소임을 깨닫는 것이 중요하다.

나) 새로운 신념과 긍정적 생각을 갖기 위한 자기기억법

타인에 의한 암시나 세뇌에 의한 기억은 기계적인 행위나 부정적인 사고를 유발한다. 여러 종교단체나 각종 조직에서는 구성원들에게 계명이나 미션, 비전, 행동강령 등을 만들어 외우게 한다. 그런데 이런 것들을 무조건 외우면 아무런 의미가 없다. 스스로 조목조목 따져보고 실행에 옮길 가치가 있다고 확신하면 하루에 세 번 정도 자세를 바르게 가다듬고 마음을 고요히 하여 음미해보는 것도 중요한 자기기억법이다. 더 나아가 좋은 단문을 만들어 스스로의 자기기억을 통해 새로운 마음을 창조한다면 그보다 더 좋은 것은 없다.

종교에서 신앙심을 키우는 교육수단으로 가장 많이 이용하는 것이 자기기억법이라 할 수 있다. 수많은 종교가 그 명맥을 오래도록 유지하고 있는 것도 그 나름대로의 독특한 개성을 지니고 있는 기도문이나 자기기억 수단이 있기 때문이다. 기도문의 효과는 자기기억법에서 강조한 것과 같이 신도가 특정 내용을 계속 반복하여 암기, 암송하면서 자기기억 내지 자기암시에 걸리게 되므로, 그 내용이 믿음이 되고, 양심이 되어 거역할 수 없는 절대의 가치를 갖게 되는 것이다.

백일기도, 염불, 주기도문 등을 암송하는 것은 모두 자기기억법의 원리에 입각한 것이다. 우리가 육체를 갖고 태어나면서부터 갖가지 감각(불교에서는 크게 안이비설신의眼耳鼻舌身意로 여섯 개)을 통해서 체험하고 학습한 것들이 의식과 잠재의식에까지 세뇌되고 침전되어 신념과 양심으로 형성된다.

이런 마음과 양심이 현재 기억된 것들을 소재로 하여 생각(사고)을 창출하고, 행동을 유발한다. 새로운 신념을 갖기 위해서는 타인에 의해 기억된 것들(세뇌 및 암시) 중에 우리에게 이롭지 못한 요인이 더 많음을 깨달아 하루라도 빨리 스스로가 자기기억 내지 자기암시를 해나가는 것이 급선무라 하겠다.

아래 명상문은 동양학 공부를 가르쳐주신 백석 선생님의 글을 약간 수정한 것이다.

나는
말은 수(水)처럼 부드럽게 하고 음식은 오직 혀로 분별하여 먹고
거래는 목(木)처럼 풍요롭게 하고 호흡은 자연스럽게 무념으로 한다.
행위를 토(土)처럼 평정심에서 차분히 하고
지금 이 순간에 깨어 있고 즐긴다.
생활은 오로지 화(火)같이 열정적으로 뜨겁게 하고
모든 판단은 진리로 한다.
정신을 금(金)처럼 빛나게 하며 온 자연의 소리를 듣는 귀를 연다.
그리하여 하는 일은 천지기운(天地氣運)의 순응임을 깨달아
삶에서 만나는 모든 것을 사랑하고 감사하며 늘 새롭게 태어난다.

필자는 아침마다 다음과 같은 명상문을 뇌와 가슴에 기억한다. 틱낫한 스님의 글을 약간 수정한 것이다.

나는 아침에 기지개 활짝 펴며 일어나서 얼굴에 미소를 짓는다.
오늘도 나에게 주어진 24시간을 기적과 신비로 즐긴다.
나는 매 순간 깨어 있어서 만나는 모든 것을 감사와 사랑으로 대한다.

또 나를 사랑하는 법이나 자신감을 높여주는 긍정적인 생각을 단문형 자기기억문으로 만들어본다. 예시하면 다음과 같다.

나는 나를 사랑해!
나는 있는 그대로의 나를 사랑해!
나는 나 자신에게 친절하고 따뜻한 사람이야.
언제 어디서든 나는 안전하고 온전해.

나는 나를 허용합니다.
나는 나를 존중합니다.
나는 나를 사랑합니다.

나는 나다.
내가 선택한다.
내가 결정한다.
나는 나 자신을 믿는다.
나는 내가 원하는 것이라면 무엇이든 할 수 있다.
나는 술술 풀린다.

나는 당당하고 매력적이다.

나는 지금 이대로 행복하다.

거듭 강조하지만 우리가 매일 마음의 양식으로 "나는~" 하고 외우는 습관을 생활화하면 자신도 모르는 사이에 의욕이 넘치고 삶을 스스로 창조하는 주체자가 될 것이다.

우리는 그동안 부모를 비롯한 많은 타인으로부터 "안 돼", "하지 마", "못났다" 같은 멸시, 부정을 당하며 서로를 불신하는 생활을 해왔다. 따라서 긍정적인 자기기억을 적어 백일만 꾸준히 하면 자신감과 의욕이 넘치는 자신을 발견하게 될 것이다. 왜냐하면 믿음이란 반복 기억에 의해서 생기는 것이며, 또한 모든 행위는 믿음을 기초로 해서 이루어지기 때문이다. 내가 나를 사랑하고 신뢰하지 않는다면, 누가 나를 믿어주고 소중히 여겨주고 함께할 것인가?

자기기억을 하는 데 중요한 점은 가능한 한 긍정에서 출발하여 긍정으로 끝나야 한다는 사실이다. 예를 들면 "나의 사랑스러운 몸(긍정)이 점점 더 건강하고 아름다워진다(긍정)"라고 해야 한다. 따라서 부정에서 부정으로 하는 것을 금한다. 예를 들면, "나는 절대로 병에(부정) 걸리지 않는다.(부정)"

부정의 자기기억은 역효과를 가져올 염려가 많으므로 가능한 나쁜 단어는 입에 담지 않는 것이 좋다. 그리고 문장을 만들 때 현재형으로 하여 이미 이루어진 것처럼 상상하며 명상한다.

| 사 색 하 기

자기암시

행복하고 싶은가? 성공하고 싶은가? 그렇다면 몸을 건강하게 하고, 마음을 바꾸어야 한다. 그러기 위해서는 말의 힘에 유념해야 한다. 말은 몸과 마음에 영향을 미친다. 긍정과 감사의 말로 뇌의 세포를 바꾸는 자기암시를 꾸준히 해야 한다.

자기암시나 자기기억에 대한 가장 대표적인 책으로는 에밀 쿠에$^{Emile\ Coue}$가 지은 『자기암시』를 들 수 있다. 이 책의 메시지를 한마디로 표현하면, "나는 날마다 모든 면에서 점점 더 좋아지고 있다"이다.

프랑스의 약사이자 심리치료사로 무의식과 암시의 본성을 탐구함으로써 응용심리학에 깊은 영향을 미친 쿠에의 『자기암시』가 발간된 것은 1922년이었다. 그 뒤 이 책은, 지난 수십 년 동안 전 세계에서 무의식의 본성을 일깨운 수많은 지지자들과 실험자들로부터 큰 반향을 일으켰다. 그가 만든 '암시 요법'은 지금까지 많은 전문가들이 여러 실험에서 사용하고 있으며, 심리치료의 가장 강력한 요법 중 하나로 알려져 있다.

어렸을 때부터 과학에 대한 열정으로 가득했던 에밀 쿠에는 순수 화학자가 되고 싶었으나 가정 형편 때문에 약사가 되었다. 그는 28세에 시골 의사인 리에보를 만나 최면술을 본격적으로 연구하다가 우연히 이른바 '위약(僞藥) 효과'라 불리는 '플라시보 효과'Placebo Effect를 확인하였다. 그는 플라시보 효과에 대한 경험과 리에보의 암시에 대한 연구에 감응을 받아 평생을 '이웃을 질병과 고통으로부터 해방시킨다'는 열망 속에서 소박하고 헌신적인 삶을 살았다. 1926년 66세의 나이로 죽을 때까지 오로지 환자에 대한 치료와 그 발전을 위한 가능성을 찾아내기 위해 노력하였다. 쿠에의 자기암시 요법은 그의 부인에 의해 1954년까지 계속 전파되었으며, 지금까지 전 세계에서 여러 형태로 정리되어 실천되고 있다.

나. EFT

1) EFT란 무엇인가?

EFT는 Emotional Freedom Techniques의 약자로 한의학적 관점(침을 사용하지 않는 침술)과 서양의 심리학이 결합된 독특한 형태의 치유명상이다. 자신의 해결하고 싶은 증상과 감정을 언어로 표현하면서 경혈에 해당되는 부위를 침 대신 손가락으로 두드린다. 그러면 경혈과 경락이 자극되면서 자연치유력이 높아진다. 이를 통해 정신적인 스트레스 해소나 육체적인 질병을 치유하는 효과가 있다. 특히나 EFT는 언제 어디서나 도구 없이 쉽게 스스로 할 수 있는 방법으로 남녀노소 쉽게 접근이 가능한 심신 힐링법이다.

EFT를 한문장으로 정의하면, "해결하고 싶은 증상과 감정을 말로 표현하면서 경락의 경혈점을 두드려 심리적, 신체적 증상의 문제를 편안하게 해결하는 기법"이라고 할 수 있다.

2) EFT 시작과 현재

EFT는 30년 전 임상심리학자 로저 칼라한$^{Roger\ Callahan}$이 개발한 TFT라는 프로그램에서 처음 시작되었다. 이후 게리 크레이그$^{Gary\ Craig}$가 EFT를 개발하여 전 세계적으로 보급, 발전시켰다.

게리 크레이그가 보급한 EFT 매뉴얼은 약 30개국의 언어로 번역되었으며, 영문 매뉴얼은 100만 회 이상 내려받기가 될 정도도 전 세계에 널리 알려져 있다. 이는 EFT에 대한 효과가 경험자들 사이에서 널리 공유되었기 때문이다.

　로저 칼라한의 새로운 연구가 결국 EFT로 이어지게 되었는데, 그 시작은 메리라는 이름의 물 공포증 환자를 치료하면서부터이다. 메리는 물이 너무 무서워서 해변 같은 곳에 가지 못할 뿐 아니라 심지어 목욕은 물론 비가 오기만 해도 두려움에 떨 정도로 심한 물 공포증을 가지고 있었다. 로저 칼라한은 메리에 대한 치료를 1년 반 이상 진행하였으나 거의 변화가 없었다. 그러던 어느 날 메리가 위장의 심한 통증을 느끼자 이전부터 침술을 연구하고 있던 칼라한은 메리에게 통증 해소를 위해 위장에 해당하는 경혈점인 승읍혈(눈 밑 아래)을 두드려보라고 권했다. 메리가 승읍혈을 몇 번 두드리자 위장의 통증이 이내 사라졌다. 그러고는 곧바로 수영장으로 달려가 그 물속에 발을 담갔고, 결국에는 물 공포증에서 완전히 벗어날 수 있게 되었다.

　이 우연한 임상 경험을 계기로 칼라한은 경락과 경혈에 대한 자극이 공포증과 같은 부정적인 감정에 기인한 질병을 치료하는 데 효과가 있다는 사실을 발견하였다. 혈이 있는 자리를 두드려서 부정적인 감정을 치료하는 방법은 이후 꾸준한 연구가 이루어져 많은 성과를 낳았다. 당연히 TFT는 여러 치료에도 활용되었고, 오프라 윈프리쇼나 CNN 같은 언론에도 소개되었다.

　그런데 게리 크레이그는 스승인 로저 칼라한의 TFT가 효과는 있지만 과정이 다소 복잡하고 비용 부담이 적지 않아서 일반 대중이 접근하는 데는 어려움이 있다고 생각했다. 그래서 누구나 쉽게 할 수 있는 간단한 방법을 EFT라는 이름으로 고안하여 세계적으로 배포하게 이르렀다.

게리 크레이그는 단순한 스트레스에서부터 심각한 트라우마에 시달리는 환자들을 대상으로 EFT를 적용하여 많은 성과를 거두었다. 특히 전쟁에 참전한 병사들이 심각한 트라우마로 고통받고 있다는 사실을 인식하고, 그들을 치료함으로써 EFT의 효과를 전 세계에 알릴 수 있었다. 또한 암 치유와 만성질환자, 불치병 환자들에게도 EFT를 적용하여 치유 효과는 물론 완치까지 이끌어냄으로써 전 세계에 EFT 열풍을 불러일으켰다.

3) EFT의 원리

EFT는 한의학의 근간이 되는 경락(기가 흐르는 통로)의 개념을 기반으로 한 치유법이다. 우리 몸은 인체 내외부에서 발생하는 자극에 대한 정보를 눈, 코, 귀 등의 감각기관을 통해 받아들인다. 이런 정보는 전기화학적 신호로 바뀌어 편도체 등을 거쳐 뇌로 전달되는데, 그렇게 전달된 정보는 다시 신경망을 통해 근육과 내장기관 등 온몸으로 전달된다. 한의학에서는 이러한 전기화학적 신호를 비롯한 모든 에너지의 흐름을 기(氣)라고 부르는데, 이러한 기들이 흘러가는 길을 경락이라고 한다. 즉 경락은 기가 온몸에 분포하여 순환하는 길이며 에너지 순환 시스템이 되는 것이다.

EFT의 대전제는 "모든 부정적 감정(스트레스)의 원인은 인체 에너지 시스템(경락)의 혼란"이라는 것이다. 이는 외부에서 스트레스를 주는 사건들이 많다 하더라도 인체 에너지 시스템의 혼란이 없으면 인체는 건강한 상태를 유지한다는 것을 의미한다. 예를 들면 큰 인명사고가 발생하면 가족을 비롯한 많은 사람들이 극심한 스트레스, 즉 트라우마 상태에 빠지지만 그 모두가 트라우마를 경험하는 것은 아니다. 사건 자체가 원인이 된다고 보는 것이 아닌 그 사건으로 인한 에너지 시스템의 혼란이 일어났는지 아닌지를 문제의 핵심으로 본다.

EFT는 고통스런 경험을 통해 신체 에너지 시스템에 혼란이 왔을 때 EFT 경혈점을 두드려 에너지 시스템의 혼란을 바로잡아 고통스런 감정과 증상들을 사라지게 한다. 직접적으로 감정을 변화시키는 것이 아닌 에너지 시스템의 혼란을 바로잡는 것이다.

에너지 시스템의 혼란이 생겨서 부정적인 감정이 생기면 일반적으로 신체에 증상이 나타난다. 스트레스가 만병의 원인이라는 말과 일맥상통한다. 예를 들면 긴장하고 불안하면 목과 어깨가 뭉치고 장이 굳으며, 화를 내면 가슴이 답답하고 목이 뻣뻣해지고 심하면 심장이 뛴다. 이처럼 부정적 감정이 생기면 그것이 감정으로만 끝나는 것이 아니라 신체적인 증상을 동반한다.

이를 통해 몸과 마음이 별개가 아닌 서로 연결된 것임을 알 수 있고 EFT를 통해 부정적인 감정을 조절하면 신체의 불편한 증상도 편안하게 만들 수 있다.

4) EFT의 방법

먼저 EFT의 기본과정을 이해하고 자신의 증상을 적용하여 EFT를 실습해보도록 하자. 기본 과정에는 6단계가 있으나 여기에서는 3단계까지만 소개한다.

가) 문제 확인

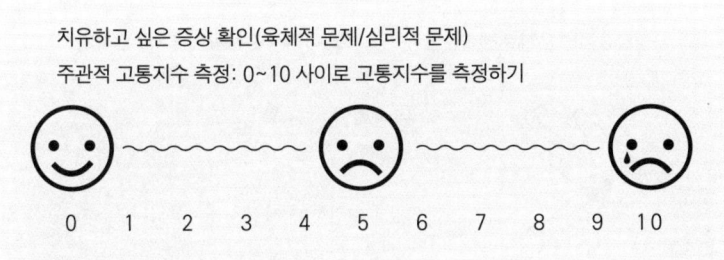

치유가 필요한 증상 확인하기

자신이 불편하고 치유가 필요한 증상을 육체적인 것과 심리적인 것으로 구분하여 최대한 구체적으로 표현하는 것이 좋다. 예를 들면 다음과 같다.

"오른쪽 어깨가 자주 결리고 아프다."
"아무개 씨가 나를 무시한 것 같아 화가 난다."

주관적 고통지수 측정하기

증상에 대한 불편함과 고통의 정도를 0부터 10까지 사이의 숫자로 표현한다. 0은 증상이 없는 아주 편안한 상태이고 10은 견디기 어려울 정도의 가장 고통스러운 상태를 말한다. 치유가 필요한 증상을 확인하고 주관적 고통지수를 측정한 뒤 종이에 기록하여 과정이 진행되면서 어떻게 변화되는지 확인하는 것이 좋다.

나) 준비단계

가슴압통점을 문지르거나 손날 두드리기를 하면서 수용확언을 3회 말하기

수용확언

나는 비록 _____ 하지만 깊게 완전히 나 자신을 받아들입니다.

연상어구 _____

수용확언 만들기

준비단계에서는 수용확언을 만든다. 앞서 문제 확인에서 작성한 문장을 수용확언 기본 문장에 넣어 작성한다. 예를 들면 다음과 같다.

"나는 비록 오른쪽 어깨가 자주 결리고 아프지만 깊게 완전히 나 자신을 받아들입니다."

"나는 비록 아무개 씨가 나를 무시한 것 같아 화가 나지만 깊게 완전히 나 자신을 받아들입니다."

작성한 문장을 소리 내어 3회 반복해서 읽으며 위의 그림과 같이 손날을 두드린다.

연상어구 만들기

수용확언에서 작성한 내용을 요약하여 연상어구를 만든다.
예를 들면 다음과 같다.

"어깨가 결리고 아프다."

"화가 난다."

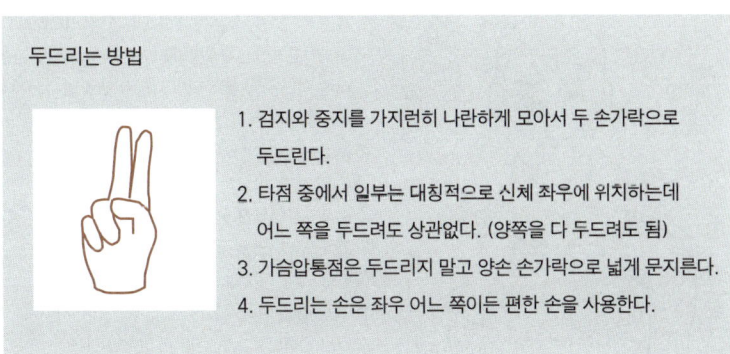

두드리는 방법

1. 검지와 중지를 가지런히 나란하게 모아서 두 손가락으로 두드린다.
2. 타점 중에서 일부는 대칭적으로 신체 좌우에 위치하는데 어느 쪽을 두드려도 상관없다. (양쪽을 다 두드려도 됨)
3. 가슴압통점은 두드리지 말고 양손 손가락으로 넓게 문지른다.
4. 두드리는 손은 좌우 어느 쪽이든 편한 손을 사용한다.

다) 연속 두드리기

연상어구를 반복해서 큰소리로 말하면서 다음의 타점들을 5~7회 두드리기
눈썹/ 눈옆/ 눈밑/ 코밑/ 입술 아래/ 쇄골/ 겨드랑이 아래/ 명치 옆/ 엄지/ 검지/ 중지/ 소지/ 손날

연속두드리기는 앞서 작성한 연상어구를 큰소리로 3회 정도 반복해서 말하면서 위 그림의 타점들을 각 타점당 7회 정도 순서대로 두드린다. 큰소리로 말하면서 두 손가락으로 가볍게 두드리면 된다. 보다 정확한 타점의 위치는 다음 그림을 참고하기 바란다.

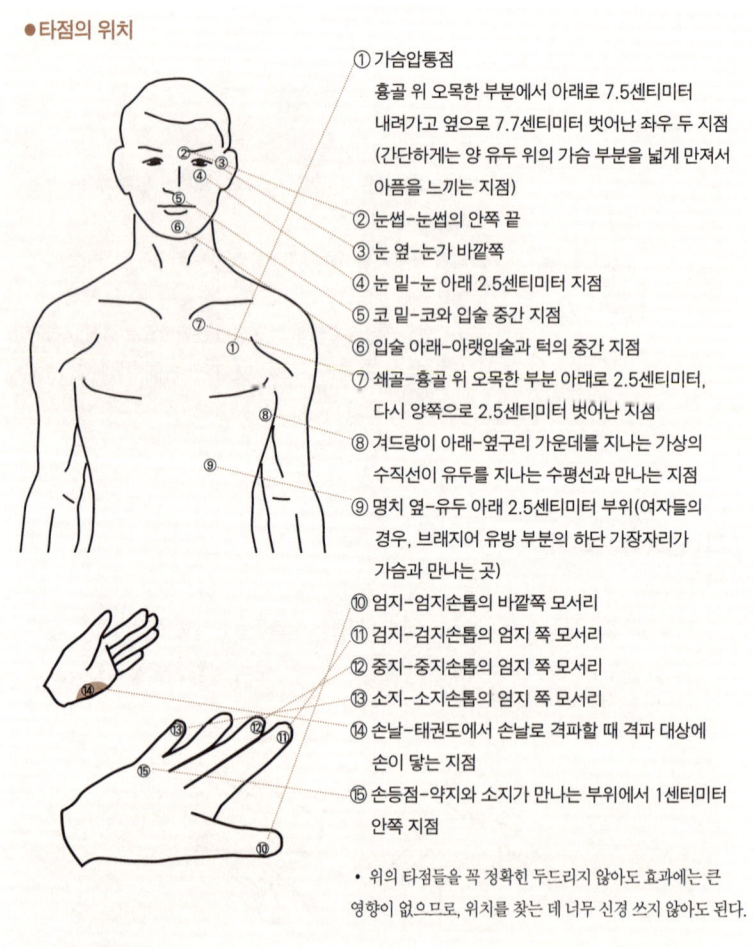

●타점의 위치

① 가슴압통점
   흉골 위 오목한 부분에서 아래로 7.5센티미터 내려가고 옆으로 7.7센티미터 벗어난 좌우 두 지점 (간단하게는 양 유두 위의 가슴 부분을 넓게 만져서 아픔을 느끼는 지점)
② 눈썹-눈썹의 안쪽 끝
③ 눈 옆-눈가 바깥쪽
④ 눈 밑-눈 아래 2.5센티미터 지점
⑤ 코 밑-코와 입술 중간 지점
⑥ 입술 아래-아랫입술과 턱의 중간 지점
⑦ 쇄골-흉골 위 오목한 부분 아래로 2.5센티미터, 다시 양쪽으로 2.5센티미터 벗어난 지점
⑧ 겨드랑이 아래-옆구리 가운데를 지나는 가상의 수직선이 유두를 지나는 수평선과 만나는 지점
⑨ 명치 옆-유두 아래 2.5센티미터 부위(여자들의 경우, 브래지어 유방 부분의 하단 가장자리가 가슴과 만나는 곳)
⑩ 엄지-엄지손톱의 바깥쪽 모서리
⑪ 검지-검지손톱의 엄지 쪽 모서리
⑫ 중지-중지손톱의 엄지 쪽 모서리
⑬ 소지-소지손톱의 엄지 쪽 모서리
⑭ 손날-태권도에서 손날로 격파할 때 격파 대상에 손이 닿는 지점
⑮ 손등점-약지와 소지가 만나는 부위에서 1센티미터 안쪽 지점

• 위의 타점들을 꼭 정확히 두드리지 않아도 효과에는 큰 영향이 없으므로, 위치를 찾는 데 너무 신경 쓰지 않아도 된다.

5) EFT의 적용증

EFT는 기본적으로 스트레스로 인한 신체적인 증상들에 효과가 크다. 아울러 부정적인 감정과 관련된 모든 증상들에 도움이 된다. 적용 가능한 증상들은 아래와 같다.

모든 감정과 관련된 기억	화, 분노/우울/불안/공포/수치심/외로움 등
통증 관련	두통/목의 통증/어깨 통증/허리 통증/무릎 통증/만성 통증
불안·공포증	광장공포/폐쇄공포/고소공포/대인공포/시험불안/운전공포/발표공포/비행공포/공황장애/우울증/화병/불안장애
트라우마	가정폭력/학교폭력/교통사고/성폭행/불면증/스트레스/악몽
다이어트와 식이장애	과식/폭식/거식/살빼기
아동청소년문제	등교 거부/ADD/ADHD/틱장애/뚜렛장애/왕따/만성피로증후군
중독	게임 중독/인터넷 중독/알코올 중독/담배 중독/초콜릿 중독
난치병 및 암	각종 암/크론씨병/섬유근육통/다발성경화증/만성피로증후군/이명
관계 문제	가족/직장/연인관계
자기 계발 관련	자신감 향상/예체능 실력 향상

 EFT를 자세하고 정확하게 배우고 싶은 분은 인터넷을 검색하여 동영상을 보거나 이 책의 부록에 나와 있는 곳으로 연락하기 바란다.

다. 셀프코칭(Self Coaching)

처음에 몸이 아파서 시작한 단식, 심신수련, 명상을 수련하며 보급하는 가운데 5년 전부터 '코칭'Coaching을 익혀서 함께 보급하고 있다. 심신수련과 명상의 구도 과정이나 그 철학을 코칭을 통해 더욱 심화시킬 수 있다고 생각했기 때문이다.

명상이나 코칭을 생활화하면 어떤 삶이 전개되는 것인가? 인식이나 정서에 있어 분명히 예전과는 다른 생각이나 느낌으로 살아간다. 기존에 내가 지니고 있던 습관적인 사고, 감정과 행동의 패턴이 변하고 넓어진다. 생각, 감정과 행동에 해방감과 자유로움을 느낀다. 그래서 너와 나, 우리, 더 나아가 세상과 우주가 하나라는 유대감과 환희심이 생긴다. 이 느낌 속에서 바라는 바 없는 사랑과 자비심에 의거한 이타적인 (결과적으로는 이기적인) 행위가 자유자재로 이루어지는 삶이 전개된다.

이런 경지에 오르게 하는 수단 중의 하나가 코칭이다. 코칭의 정의와 윤리, 철학에 기반을 두고 코칭에서 요구하는 11가지 역량을 습득하면서 코칭을 자기와 남에게 적용하며 사는 것이 명상가의 삶이라 할 수 있다. 이에 자신에게 자문자답하는 셀프코칭을 소개한다.

1) 코칭이란 무엇인가?

한국코칭협회의 정의에 따르면 코칭은 코치와 고객이 수평적 파트너십을 이루어 고객의 잠재력을 주도적으로 최대한 끌어올려 고객의 소중한 목표를 성취해나가는 창의적 과정이다. 코칭은 코치와 삶을 향상시키려는 의지가 있는 고객 간의 협력적인 동반관계이며 전문적인 프로세스와 스킬을 통해 스마트한 목표설정, 전략적인 실행, 그리고 탁월한 성과를 가능하게 한다. 코칭에서 제일 중요한 것은 세상과 자신을 바라보는 코치와 고객의 시각이다. 사람들은 각자의 시각을 갖고 다른 사람들과 상호작용을 한다.

코칭에서는 인간에 대해 다음과 같은 철학(시각)을 갖고 있다.

- 모든 사람은 전인적인 온전한 존재다.
- 모든 사람은 선한 의도를 가진 신비로운 존재다.
- 모든 사람은 무한한 가능성과 자원을 가지고 있다.
- 모든 사람은 해답을 내부에 가진 창조적 존재다.
- 모든 사람은 자기 향상을 위한 동기와 목적, 의지를 가진 존재다.

2) 코칭의 효과

가) 관점의 전환

인생은 해석사이다. 어떤 상황, 사건에 대해 각자의 생각(시각)은 다양하다. 은혜로운 생각도 있고 원수 같은 생각도 있다. 문제를 해결하고 해답을 찾으려면 새로운 각도에서 보아야 한다. 바르게 보고 사색하게 한다.

나) 잠재능력의 발견 및 계발

모든 사람은 자기 안에 무한한 잠재능력과 창조성을 갖고 있다. 그것을 발견하고 갈고 닦아 자신만의 독특한 자원을 갖게 한다.

다) 대인관계의 성숙

인생은 관계이다. 개인의 과거, 현재, 미래를 알려면 역술가의 도움보다 개인 각자가 과거에는 누구와 함께했고, 지금 어떤 사람과 어떻게 관계를 맺고 있으며, 앞으로 누구를 만나려고 하는가를 보면 된다.

　내가 보는 눈을 바르게 하고, 나의 보이는 모습을 아름답게 하며, 서로에 대한 관심과 신뢰를 바탕으로 교류, 대화하여 더불어 사는 삶을 풍요롭게 한다.

라) 삶의 변화와 성장

코칭이 지향하는 것은 당면한 문제해결이나 잠재력 개발을 넘어 궁극적으로 기존의 습관적인 사고방식, 감정패턴, 행동양식을 변화시켜 어제보다 더 나은 삶을 사는 것이다. 이를 위해서는 자신의 참다운 존재 가치를 발견하고, 자존감을 높이며, 위대한 삶의 비전을 갖고, 역경을 극복하여 목표를 이루어가면서 우리 모두를 위한 행복한 삶을 창조한다.

마) 주도적 성과의 극대화

코칭의 목적은 상담, 치료, 교육이 아니다. 코칭은 고객과 계약한 코칭 목표에 대한 성과를 극대화한다. 또한 성과 향상이라는 것은 개인의 자율적 역량 개발을 목표로 하기 때문에 성공한 코칭이라면 급속한 코칭관계를 해체하는 과정에 들어가야 한다. 어떻게든 가장 빨리 고객이 코치와 코칭에서 벗어나 스스로 자발적이고 의욕적으로 설정한 목표를 달성하며 삶을 주도적으로 영위하게 해야 한다. 이것이 코칭의 수평적 파트너십이다.

코칭은 카운셀링, 테라피, 컨설팅, 멘토링 등과 부분적으로 공통된 면을 가지지만 방법적으로 다르다. 코칭은 자신의 마이너스를 최소화하기보다는 플러스 면을 극대화하는 것에 역점을 둔다. 또 의식 전환과 확장을 통해 행동과 실행력을 높인다. 근본적으로 과거의 문제 해결보다는 현재와 미래의 목표에 초점을 맞추고 있다. 이를 위해 코치는 고객의 과거의 문제를 문제로 보지 않고 성장을 위한 은총으로 보며, 고객이 역경을 극복하여 오늘보다 더 나은 미래를 만들어가는 창조자로 바라본다.

이러한 코칭에서 주역은 분명 코칭을 받는 고객이다. 코칭을 받는 본인이 코칭을 통해 이루고자 하는 바를 정하고, 목적을 이루는 방법과 전략을 스스로 탐색하며, 실행계획의 수립 및 이행과 그 결과의 책임도 자신이 진다. 따라서 코칭이 성공적으로 이루어지기 위해서는 고객 스스로 '성장하려고 하는 의지'가 제일 중요한 요소이다.

3) 존재에 대한 셀프코칭

코칭의 효과를 제대로 달성하기 위해서는 전문 코치를 파트너로 삼아 코칭 프로세스에 따라 코칭을 받는 것이 좋다. 하지만 코칭을 스스로 나에게 적용하며 명상적으로 자문자답하면 코칭에서 제일 중요시 여기는 역량인 코치로서의 존재감, 의식의 확대, 적극적으로 경청하기,

효과적인 질문하기의 능력을 계발할 수 있다. 이중 먼저 존재감 및 의식의 확대를 꾀하는 3대 의식코칭을 명상적으로 셀프코칭 한다.

셀프코칭을 명상적으로 한다는 것은 첫째로, 자기가 질문하고 스스로 답하는 것이다. 매번 질문을 할 때나 답을 했을 때 그것을 느껴보는 것이다. 질문과 답에 대한 내용보다 그것에 대한 느낌이 자기이기에 느낌에 늘 깨어서 셀프코칭 한다.

둘째로, 간절하게 질문하고 가슴이 시원하고 머리가 상쾌해지는 답을 진실로 찾으려는 진정성을 높이는 것도 명상이다. 백척간두에 서서 생명을 걸고 답을 찾으려는 진정성과 함께 끈기 있게 거듭 반복하는 인내와 여유로움을 가지고 자문자답하는 것을 즐기는 마음으로 하는 것이 명상적 셀프코칭이다.

가) 나는 누구인가?(Who)

Q 나는 누구입니까?

A 나는 안동환입니다.

Q 안동환인 나는 누구입니까?

A 나는 편안하게 동쪽에서 빛나는 태양입니다.

Q 그러한 나는 누구입니까?

A 나는 몸맘숨 명상 코치입니다.

Q 몸맘숨 명상 코치인 나는 누구입니까?

A 아파하고, 성장하려는 자들에게 희망의 씨앗을 뿌려주는

동반자입니다.

- 키워드를 받아가며 계속 질문을 한다. 마무리 질문은 다음과 같다.
Q 마음이 있기(느끼기, 생각하기) 이전에 내가 있었다면 나는 무엇입니까?
Q 육체가 있기 전에 내가 있었다면 나는 무엇입니까?
Q 태어나기 이전부터 내가 있었다면 나는 무엇입니까?
Q 참 나(True Self)는 무엇입니까?

- 처음에 질문을 누구로 했다가 중간에 무엇으로 바꾼다. 일회성이 아니라 계속 반복한다. 매 질문과 답을 느낀다.

나) 나는 무엇을 원하는가? (What)

Q 나는 무엇을 원하십니까?
  A 명상을 배우고 싶습니다.
Q 나는 명상을 배워서 무엇을 원하십니까?
  A 괴로워요. 마음을 다스리고 싶어요.
Q 나는 마음을 다스린 후 무엇을 원하십니까?
  A 평화요.

- 키워드를 받아가며 계속 질문을 한다. 마무리 질문은 다음과 같다.
Q 나는 그래서 궁극적으로 무엇을 원하십니까?

Q 그것을 얻으면 나의 삶에 어떤 변화가 있을까요?
Q 그 변화는 나에게 무엇을 의미합니까?

■ 거듭 강조하지만 질문과 답을 느낀다. 질문도 키워드를 받아 간단히 명료하게 하고, 답도 한 단어나 문장으로 명확하게 한다. 길게 답하는 것은 작문이다. 작문은 생각이다. 작문은 느끼기가 어렵다. 가슴에서 강한 생동감과 함께 공명되는 답을 한다. 그것은 한 단어나 문장으로도 충분하다.

다) 나는 어떻게 살 것인가? (How)

Q 나는 누구입니까? (대답)
Q 그런 나는 무엇을 원하십니까? (대답)
Q 그것을 얻기 위해 어떻게 사시겠습니까?
   A 돈을 많이 벌면서 살겠습니다.

Q 나는 돈을 많이 벌어서 어떻게 사시겠습니까?
   A 원하는 것을 맘껏 하면서 즐겁게 살겠습니다.

Q 나는 어떻게 즐겁게 살겠습니까?

■ 키워드를 받아가며 계속 질문을 한다. 마무리 질문은 다음과 같다.
Q 나는 그래서 궁극적으로 어떻게 사시겠습니까?

Q 그렇게 살면 나의 삶에 어떤 변화가 있을까요?

Q 그 변화는 나에게 어떤 가치가 있나요?

Q 그 가치를 추구하는 나는 누구입니까?

■ 어떻게 사느냐는 질문으로 시작했지만 다시 나는 누구인가로 돌아온다. 시간이 나면 다시 한번 한다. 수시로 한다. 그때마다 답이 다를 수 있고, 그에 따른 느낌도 다르다. 그저 질문과 답을 느껴라. 짝이 있으면 서로가 묻고 답하는 것을 교대로 한다. 질문하는 사람도 그 질문의 무게를 느끼고, 답을 하는 사람이나 듣는 사람도 그 답을 같이 느껴준다. 정답 찾기가 아니라 느낌을 공유하는 것이 명상이다.

4) 성공과 성과 향상을 위한 셀프코칭

- 지금 어떠세요?
- 지금 느낌이 어떠세요?
- 지금 무슨 생각을 하세요?
- 인생에서 가장 중요한 것은 무엇인가?
- 내가 진정 실현하고 싶은 것은 무엇인가?
- 내 자신이 하고 싶은 것을 분명하게 솔직히 말한다면 무엇인가?
- 그것이 실현되면 어떤 상황이 될 것인가?
- 이 일을 하면서 중요하게 생각하는 것은 무엇인가?
- 지금까지 삶에서 기쁜 것/행복한 것은 무엇인가?
- 행복이란 무엇인가?

- 지금까지 삶에서 감사한 것은 무엇인가/사람은 누구인가?
- 지금까지 삶에서 귀중한 것은 무엇인가/소중한 사람은 누구인가?
- 지금까지 삶에서 성취하고 성공한 것은 무엇인가?
- 그 성공에서 무엇을 배웠는가?
- 성공이란 무엇인가?
- 이 일을 통해 궁극적으로 얻는 것은 무엇인가?
- 나의 장점/강점에는 어떤 것들이 있는가?
- 다른 사람은 나의 강점을 무엇이라고 말하고 있는가?
- 그 강점을 갖고 궁극적으로 무엇에 도전하고 싶은가?
- 기쁠 때 하는 행동은 무엇인가?
- 중요하거나 의미가 있는 날은 언제인가?
- 죽기 전에 하고 싶은 것은 무엇인가?
- 어떤 가치관을 갖고 있는가?
- 그 가치관을 갖고 산다면 10년/20년/30년 후의 나의 모습은 어떠한가?
- 1년 동안에 이루고 싶은 것은 무엇인가?
- 그것을 위해 일주일간 나의 목표는 무엇인가?
- 그 목표나 방법이 실현 가능한가?
- 지금 당장 무엇을 할 것인가?
- 아직도 시도해보지 않은 방법이 있다면 무엇인가?
- 어디서부터 행동으로 옮길 것인가?
- 그것을 언제 할 것인가?

- 실제로 해보고 어떠한 것을 느꼈는가?
- 다음번에는 무엇을 할 것인가?
- 그것을 어떻게 할 것인가?

5) 책 읽기 셀프코칭

코칭은 기존의 교육자, 기자, 성직자들이 하는 방식으로 세상에 빛과 소금과 같은 역할을 하는 것이 아니다. 즉 코칭은 가르치기teaching가 아닌 것이다. 책을 읽고 받아들이면 남에게 가르침을 받은 것과 같다. 읽은 것에 묻는 과정을 해보는 것이 책읽기 셀프코칭이다.

오래 전부터 우리나라에 전해오는 『천부경(天符經)』이라는 경전이 있다. 한국의 일부 심신수련가나 명상전문가, 재야 사학자, 철학자들은 이 『천부경』의 전문 81자가 하늘이 주신 큰 가르침이라며 높이 떠받들고 있다. 다소 꺼리는 마음이 있음에도 불구하고 필자가 이 경전에 대한 이야기를 꺼낸 것은, 제발 이 경전을 종교적으로 우상화하여 민족의 우수성을 내세우는 도구로 성역화하지 않았으면 좋겠다는 바람이 있기 때문이다.

실증사학의 입장에서 보는 이 경전의 진위 여부는 여기서 큰 문제가 아니다. 단지 이 경전의 메시지가 과연 우리에게 어떤 의미를 주는가 하는 것이다. 쉽지 않은 문장 속에서 우주의 동양적 이치나 삶의 지혜를 밝혀 자신의 삶을 성찰하면서 지혜를 터득하면 충분하다. 각자가 이 경전을 읽으면서 나름대로 해석하고 음미하면 되는 것이다.

분명한 것은 이 경전을 음미하면 할수록 우리들의 영성이 성장할 것이라는 사실이다. 그렇게 하여 개인 간의 다툼이나 국가 간의 전쟁이나 분쟁에서 벗어나 우리 모두가 하나라는 의식 속에서 지구, 더 나아가 우주를 행복한 공동체로 만들어나갈 수 있을 것이다.

『천부경』의 81자에 대해서는 여러 해석이 있다. 필자도 공부가 부족하여 어디서 단락을 나누고, 어떻게 해석해야 할지 자신 있게 말하기는 어렵다. 어떤 해석이든 그대로 따르지 말고 참조를 하되 셀프코칭을 하면서 정견(正見), 정사유(正思惟) 하는 것이 중요하다. 예를 들면 81자의 첫 구절과 마지막 구절은 "一始無始一"와 "一終無終一"인데, 이 구절들에 대해 다음과 같이 셀프코칭을 해보자.

하나란 무엇인가? 시작이란 무엇인가? 시작함이 없다는 것은 무엇인가? 하늘이란 무엇인가? 땅이란 무엇인가? 사람이란 무엇인가? 하늘과 땅과 사람이 나누어 지지 않는다는 것은 무엇인가?

그리고 성경을 가지고 셀프코칭을 한다면, 먼저 다음과 같은 문장을 떠올릴 수 있다.

"진리가 너희를 자유롭게 하리라." (요한복음 8:32)
"내가 곧 길이요 진리요 생명이니 나로 말미암지 않고는 아버지께로 올 자가 없느니라."(요한복음 14: 6)

여기에서는 다음과 같이 셀프코칭을 할 수 있다.

진리란 무엇인가? 자유란 무엇인가? 길이란 무엇인가? 생명이란 무엇인가? 나란 무엇인가? 내가 예수라면 예수는 누구이기에 길이고 진리고 생명인가? 나의 삶이 진리요 생명이요 길이 되려면 어떻게 살아야 하는가? 아버지란 무엇인가? 어떻게 진리를 얻어 자유로워지나?

또 "항상 기뻐하라. 쉬지 말고 기도하라. 범사에 감사하라"(데살로니가전서 5:16~18) 같은 구절을 두고서는, 기쁨이란 무엇인가? 기도란 무엇인가? 어떻게 기도해야 하나? 감사란 무엇인가? 항상 기뻐하려면 어떻게 해야 하나? 범사에 감사하려면 어떻게 해야 하나? 같은 식으로 셀프코칭을 한다.

불경에서 말하는 색즉시공(色卽是空)이나 제행무상(諸行無常) 등의 개념을 놓고 셀프코칭을 한다면, 색이란 무엇인가? 공이란 무엇인가? 색이 어찌 공이 되는가? 행이란 무엇인가? 상이란 무엇인가? 무상이란 무엇인가? 모든 행이 무상하다는 말은 무엇인가? 같은 식으로 하면 된다.

자기기억법의 창조명상에서 설명하였듯이, 남이 제시하는 생각대로 그대로 인식하고 세뇌를 당하면 곤란하다. 다른 사람의 강의를 듣거나 글을 읽을 때 스스로 묻고 답해야 한다. 코칭은 문도(問道)이다. 코칭은 경청과 질문으로 이루어진 과정이다. 남을 코칭하기 전에, 남에게 묻기 전에 먼저 자기 자신에게 묻고 답하는 셀프코칭을 충분히 하여 자신의 내면에서 들려오는 소리를 먼저 들어야 한다.

라. 자기암시 자율명상

이것은 독일의 정신과 의사인 요하네스 H. 슐츠^{Schultz}의 자율훈련법을 비롯한 상상, 이미지 훈련법 등을 이용한 것으로 심신의 긴장을 풀어주고 자기 최면에 들어가기 쉬운 기본 상태를 만드는 데 큰 효과가 있다. 자율신경과 밀접한 관계가 있는 생리기능을 암시에 의해 조정하여 육체의 컨디션을 명상 상태로 이끌어가기 위한 수련이다.

1) 적당한 장소와 자세

자기암시는 언제나 어디에서나 할 수 있는 이점이 있다. 그러나 초심자는 될 수 있는 대로 침실에서 행하는 것이 좋다. 이것은 밖으로부터의 자극을 피하는 것으로, 고요하고 어두운 방이 좋다. 온도는 너무 춥거나 덥지 않은 것이 좋으며, 단조로운 멜로디가 흘러나오는 것도 도움이 될 수 있다.

암시는 수동적인 주의 집중, 자연스러운 집중이 필요하므로 마음이 한곳으로 집중될 수 있는 환경을 만들어야 한다. 그러나 훈련이 쌓여서 정신 집중이 쉽게 이루어지게 되면, 직장, 버스 안과 잠깐 쉬는 공간 등에서 소음을 들으면서도 암시를 만들 수 있다. 자기가 어떤 일을 하려고 할 때에 그것을 방해하는 요인들을 억제하여, 뜻하는 방향으로 마음과 몸의 상태를 바꿀 수 있게 되는 것이 바로 암시의 힘이다.

2) 열 가지 단계

일반적으로 가정에서 할 경우에는 바닥에 반듯이 누워서, 팔은 옆으로 뻗고 손바닥을 위로 한다. 눈을 가볍게 감고, 다리는 발끝을 좀 벌리는 V자형이 되도록 한다. 이때 다리의 힘은 완전히 뺀다. 의자에 앉아서 행할 경우도 있다. 이때는 곧바로 등을 펴고 어깨에 힘을 빼고 앉는다. 이러한 자세를 취한 후 다음과 같은 열 단계에 따라서 암시 훈련을 한다. 이 10단계의 모든 것을 마스터하지 않고 몇 가지 단계만 행하더라도 마음의 불안이 극복된다.

1단계 심신이완(心身弛緩) 훈련

이것은 자기암시의 준비 단계이므로, 암시의 말을 머리에 떠올릴 필요 없이 단지 몸을 완전히 이완시키기 위해서 취하는 자세다. 반듯이 눕거나, 의자에 앉아서 어깨나 등의 긴장을 푼다. 눈을 감고 어깨를 치켜 올렸다가 내려놓는다. 팔다리를 가볍게 흔든다. 그리고는 눈을 감고 단전호흡을 몇 번 실시한다.

2단계 중감(重感) 훈련

"오른쪽 팔이 무겁다" 하고 몇 번 되풀이해서 생각하면서 오른쪽 팔을 무겁게 만든다. 충분히 무거움을 느낀 후 어깨나 팔의 힘을 뺀다. 이때 혼잣말로 "오른쪽 팔이 가볍다"고 중얼거리면 효과가 더 크다.

같은 요령으로 왼팔, 오른다리, 왼다리, 몸 전체를 한다. 세세하게 하고 싶으면 눈, 코, 귀, 입, 오장육부 각각에 집중하면서 암시를 해주고 풀어준다. 신체의 불편한 곳에 많은 시간을 들여 반복해서 해주면 치유 효과가 나타난다.

3단계 **온감(溫感) 훈련**

근육의 긴장을 풀고, 마음을 평온하게 안정시키고, 자기암시를 주되 "오른쪽 팔이 따뜻하다"고 되풀이하여 생각한다. 따뜻한 난로를 쬐고 있다고 생각할 수도 있다. 따뜻함을 충분히 느낀다. 같은 요령으로 왼팔, 오른다리, 왼다리, 몸 전체, 세세하게 하고 싶으면 눈, 코, 귀, 입, 오장육부 각각에 집중하면서 암시를 해준다.

4단계 **복부온감(腹部溫疳) 훈련**

"배가 따뜻하다"고 되풀이하여 자기암시를 한다. 배에 따뜻한 것을 대고 있다고 상상해도 좋다. 충분히 따뜻함을 느낀다. 온감 암시로써 마음의 평정이나 안정된 정서를 가지게 되어 혈관을 확장한다. 배는 중요하기에 별도로 한다.

5단계 **두한족열(頭寒足熱)의 냉감(冷疳) 훈련**

머리나 이마가 서늘한 느낌을 가지는 훈련이다. "이마가 서늘하다"고 자기암시를 갖는다. 온감의 반대 현상이다. 학자의 연구에 의하면 팔과 다리의 혈관이 축소되었을 때에는 머리의 혈관은 확대된다고 한다. 즉 머리의 혈관을 축소시키면 머리에 냉감을 가질 수 있다. 그러므로 먼저 "발이 덥다"는 족열(足熱) 훈련부터 시작하여 "머리가 차갑다"는 두한(頭寒) 훈련을 한다. 흥분하거나 불안하면 사지의 혈액이 감소되고, 머리의 혈액은 증가된다. 마음을 안정하면 머리의 혈액이 감소되어 냉감을 갖게 된다. 바다의 시원함이나, 겨울의 눈이 쌓인 풍경 등을 머리에 떠올리는 것도 좋다.

6단계 심박조정(心拍調整) 훈련

"심장이 고요하고 천천히 뛰고 있다"고 되풀이하여 자기가 스스로 생각할 뿐만 아니라, 그러한 것을 확신한다. 암시의 자기 확신이 마음을 안정시키고, 호흡을 느리게 하는 2차적인 효과를 가져와서 실제로 심장박동을 느리게 한다.

7단계 호흡 조절 훈련

자기의 의지로써 호흡을 억제할 수 있다. 중감, 온감, 박동 등의 훈련이 이루어지면, 호흡 조절도 쉽게 될 수 있다. "즐겁고 고요하게 호흡하고 있다"고 자기암시를 되풀이한다. 이것을 너무 의도적으로 행하지 말고 암시를 평온한 마음으로 한다. 그렇게 하면 그것이 호흡의 리듬을 조절하여 실제로 즐겁고 느리게 호흡하게 된다.

8단계 정적 이미지 훈련

말에 의한 암시와 더불어 정경(情景)을 머리에 떠올리는 방법이다. 가령 손을 난로에 쬐고 있거나 따뜻한 이불 속에 손을 넣고 있는 정경을 상상하는 것이다. 이러한 이미지 훈련에서는 과거에 성공했던 즐거움을 상상하거나, 높은 곳에서 멋진 정경을 내려다보는 것 등을 상상한다.

9단계 **동적 이미지 훈련**

일상생활 속에서 하고 있는 모든 것을 그대로 상상하는 것이다. 어려운 사건이 해결되어가는 과정을 상상한다. 어떤 사람과 즐겁게 이야기하고 있는 것을 상상한다. 책을 기쁘게 읽고 있는 것을 상상한다. 추상적인 것이라고 하더라도 그것을 현실적으로 재현시켜서 긍정적인 쪽으로 상상해보는 것이다.

10단계 **하나 되는 훈련**

몸 전체에 걸쳐서 의식을 집중하여 관심을 가진다. 그 방법으로 머리 끝에서부터 발가락까지 각 지체의 이름을 부르면서 사랑하는 마음을 갖는다. 그러면 심장의 박동도 줄고, 호흡도 느리게 되며, 몸 전체가 안정된 상태가 된다. 몸이 가볍고 마음이 편안한 심신의 경안 상태가 된다. 이때에 어떤 생각이나 이미지가 떠올라도 그것에 구애되지 말고 그대로 내버려둔다.

더 나아가 어머니 품속에 있듯이 우주의 품속에 있는 것을 상상한다. 우주 안에 있는 모든 것들과 하나가 되는 상상을 한다. 떠오르는 모든 것을 껴안아준다. 그러다 원하는 바가 아니었더라도 미워하는 사람이 저절로 떠오르면 안아준다. 이렇게 되면 드디어 다른 것들과 일체감을 이루며 자기와 자기 이외의 다른 것과 조화되는 느낌을 가지게 된다.

마. 환자를 위한 긴장 이완과 이미지 명상

현재까지 우리나라에서 암에 의한 사망이 가장 높은 비율을 차지하고 있는 것으로 보고되고 있다. 아울러 암을 비롯한 각종 성인병으로 40대에 사망하는 비율이 세계 최고를 기록하고 있다. 스트레스와 긴장은 암을 비롯한 각종 성인병의 주요 원인이라는 것이 이제는 의학계의 상식이다.

여기서는 미국 하버드 대학의 허버트 벤슨Herbert Benson의 『긴장이완반응』과 에드먼드 제이콥슨Edmond Jacobson의 『점진적 긴장 이완법』에서 제시한 기법을 발전시켜서 암 환자를 치료한 칼 사이먼튼Carl Simonton의 긴장 이완과 이미지 요법을 바탕으로 한 명상법을 소개한다.

다시 강조하지만 이 명상에서도 인생의 목적을 정립하는 다음에 나오는 ⑯번이 가장 중요하다. 아픈 환자는 나뿐만이 아니라, 가족과 사회를 위하여 해야 할 일을 꼭 이루겠다고 간절히 그린다. 암 환자의 경우를 예로 소개한다.

① 은은하게 조명이 된 조용한 방으로 들어간다. 문을 닫고 편안한 의자에 앉거나 눕는다. 눈을 감는다.
② 자기의 호흡에 주의를 모은다.
③ 몇 번 심호흡을 한다. 숨을 토해낼 때마다 마음속으로 "편안하다"고 말한다.
④ 자기의 얼굴에 주의를 모은다. 그리고 얼굴의 근육에 긴장이 있는지를

느껴본다. 다음에는 일부러 얼굴에 약간 힘을 주면서 긴장을 만든다. 상상으로 긴장된 얼굴을 더욱 긴장시킨다.

⑤ 얼굴 근육의 긴장이 풀린 것을 그려본다. 그 긴장이 풀림에 따라 이완의 파동이 전신으로 퍼져가는 것을 그려본다.

⑥ 얼굴의 근육을 긴장시켜 꽉 조였다가 풀어주기를 몇 번 하면서 전신에 이완이 퍼지는 것을 상상한다.

⑦ 신체의 다른 부위에 대해서도 앞에서와 같은 요령으로 한다. 몸을 천천히 더듬어 내려간다―턱, 목, 어깨, 등, 팔의 윗부분과 아랫부분, 양손, 가슴, 배, 넓적다리, 장딴지, 발목, 발, 발가락―신체의 모든 부위가 이완될 때까지 한다. 신체의 각 부위가 긴장되어 있는 것을 이미지로 그리고 다음에는 그 긴장이 풀리는 것을 상상한다.

⑧ 다음에는 즐거운 자연 환경 속에 있는 자신의 모습을 그려본다. 어느 곳이라도 편안하게 느껴지는 곳이면 된다. 주위의 색채, 음향, 분위기를 세밀하게 마음속으로 그리고 그 속에 잠긴다.

⑨ 2~3분간 그대로 이 자연환경 속에서 편안하게 있는 모습을 그려본다.

⑩ 다음에는 암 덩어리를 상징적으로 그려본다. 암은 몹시 나약하고 혼란된 세포로 구성되어 있다고 그린다. 건강할 때의 우리의 신체는 암세포를 수천 번씩이나 파괴한다는 것을 상상한다. 자기의 신체에 있는 자연 치유력이 암세포를 죽여가고 있는 모습을 상상한다.

⑪ 현재 치료를 받고 있는 사람은 치료가 체내에서 진행되는 상황을 자기 자신이 이해하기 쉽게 그린다. 방사선 치료를 받고 있는 경우에는 수백만 개의 에너지 탄환의 광속(光束)이 암세포들을 모조리 명중시키는

모습을 그린다. 정상 세포는 어떠한 손상을 입어도 회복될 능력이 있지만 암세포는 나약하기 때문에 회복되지 못한다. 이와 같은 명백한 사실이 있기 때문에 방사선 치료라는 것이 존재하고 있는 것이다. 화학요법을 받고 있는 경우에는 약이 체내로 들어와 피에 섞여서 흐르고 있는 모습을 상상한다. 그 약이 독물처럼 작용하여 암세포를 죽이는 것을 이미지로 그린다. 정상세포는 판별력이 있고 강력하기 때문에 쉽사리 독약을 받아먹지 않는다. 그러나 암세포는 약체이기 때문에 소량의 독약을 흡수해도 죽어버린다. 암세포는 독약을 흡수하여 죽어버리며 죽은 세포는 몸 밖으로 배출된다.

⑫ 자기 체내의 백혈구가 암세포의 소굴로 들어와 암세포를 발견하고 파괴하고 있는 모습을 그린다. 체내에는 백혈구라는 방대한 군단이 있다. 그들은 강력하며 공격적이다. 그들은 또 빠르고 빈틈없다. 그 백혈구의 군단과 암세포와는 비교가 되지 않는다. 백혈구가 언제나 이긴다.

⑬ 암의 증상이 약해져가는 모습을 머릿속으로 그린다. 죽은 암세포가 백혈구에 실려서 배설물로 배출되는 모습을 그린다. 암이 약화되어 모두 소멸될 때까지 이미지를 그린다. 암이 약화되고 마침내 소멸됨에 따라 몸에 에너지가 흘러넘치고 식욕이 솟아나는 것을 상상한다.

⑭ 만약 어딘가에 통증이 있으면 그 부분으로 백혈구의 군단이 흘러들어가 통증을 완화시키는 상황을 그린다. 신체가 차츰 회복되어가는 모습을 그린다.

⑮ 아무런 병도 없는 건강한 몸으로 회복되고 에너지가 흘러넘치게 되는 상황을 그린다. 가족들로부터 축하와 사랑을 받는 모습을 그린다.

⑯ 다음에는 자기의 인생의 목표에 다가가는 상황을 그린다. 생의 목표가 달성되고 가족들이 모두 잘 지내고 있으며, 주위 사람들과 자기의 관계가 한층 더 의미가 있어 가는 모습을 그린다. 건강을 회복해야 할 이유가 강력하면 강력할수록 그만큼 건강을 회복하기가 쉽다는 것을 기억하라. 그렇기 때문에 이 기회를 이용해 자기가 만사를 제쳐놓고라도 꼭 완수해야 할 일에 자기의 의식을 집중시킨다.

⑰ 건강 회복에 자기가 관여하고 있는 것을 마음속으로 자화자찬해본다. 이 이미지 요법을 하루에 3회씩 시행하고 있는 모습을 그려본다. 이 훈련을 의식이 뚜렷한 상태에서 하고 있는 상황을 그려본다.

⑱ 눈꺼풀을 가벼워지게 하고, 눈을 뜰 준비를 하며, 자기가 있는 방을 의식한다.

⑲ 이제 눈을 뜨고 평상시의 활동으로 돌아간다.

이미지 요법은 자기가 그렇게 되었으면 하고 기대하는 것을 그린다. 여기서 중요한 것은 미래에 그렇게 된다고 상상하지 말고 현재 이미 그렇게 된 것처럼 상상한다.

| 마무리 글 |

비즈니스계의 영적 구루, 최종현 회장님의 뜻을 새기며

책을 쓰면서 내내 부끄럽고 두려웠다. 책의 내용처럼 온전히 살아오지 못했기에 부끄러웠다. 이제 지천명(知天命)을 지나 이순(耳順)이다. 마음 가는 대로 하여도 도에 어긋남이 없는 종심(從心)도 이루어야 한다. 그러나 천명은 조금 알겠는데, 여전히 유혹에 시달리고 귀가 순해질 기미가 보이지 않으니 두렵다. 부끄럽고 두려운 삶을 그나마 유지하고 있는 것은 고 최종현 회장님 덕분이다.

『마음을 다스리고 몸을 움직여라!』는 고 최종현 회장님이 돌아가신 지 1년 후에 발간한 유고집이다. 최 회장님은 심신수련을 잘못하여, 그분 옆에 어설픈 전문가(필자를 지칭)가 호흡수련을 잘못 알려주어 폐암으로 돌아가시게 했다는 조롱을 받아온 1년이지만 당시에 이 책을 꼭 발간하고 싶은 나 나름대로 의기(意氣)가 있었다.

1997년 11월 초, 최 회장님의 의연한 모습은 아직도 내 가슴에 깊이 각인되어 있다. 회장님께서 미국에서 폐암수술을 받은데다가 창졸간에 사모님을 잃고 귀국하신 때였다. 10여 년 이상을 일주일에 서너 번은 회장님 내외분과 같이 수련하고, 1~2주일에 한 번 정도는 심기신 수련법에 대한 이론을 정립하기 위해 미팅을 하면서 뵙던 터였지만 5개월 만에 다시 뵙는 내 마음은 죄책감, 민망함, 불안감 등으로 매우 괴로웠다. 그때 회장님께서는 아무 일도 없었다는 듯이 태연하게 말씀하셨다.

"난 세상에 태어나서 하고 싶은 일과 해야 할 일을 한 가지만 빼고 다 했네. 이제 언제 죽을지 모르니 죽기 전에 꼭 해야 할, 나머지 하나를 해야겠네. 심기신 수련 책자를 내야겠으니 매일 만나서 미팅하세."

"안됩니다. 회장님, 치료와 수련 위주로 지내셔야 합니다."

"안 원장, 자네의 충심을 알겠지만 인명은 재천이네. 삶과 죽음까지 모든 것이 진인사대천명일세. 심기신 수련을 하는 이유가 무엇인가? 이런 큰 시련이 왔을 때 마음의 동요를 일으키지 않고 정한 목표대로 하루하루 매진해가는 것 아닌가?"

그 시점에 회장님이 세상에서 무슨 명예를 더 얻고자 심기신 수련에 대한 책자를 내놓으려고 하셨겠는가. 또 '그렇게 좋다는 수련을 했다면 암에 걸리지 말아야지' 하는 시각으로 본다면, 책을 내놓는 것이 자가당착일 수도 있겠지만 회장님은 오로지 긍정적인 시각으로 이 좋은 수련법을 세상 사람들에게 꼭 알려주고 싶다는, 사람에 대한 사랑으로 충만해 계셨다. 그저 심기신 수련의 근본정신이 사회에 널리 알려지고 많은 사람들에게 보급되기를 바라는 신념만이 죽음 앞에 더 빛나고 있을 뿐이었다.

이제 회장님에게 "계속 공부하고 수련하여 좋은 심신수련법을 연구 개발하라"고 부탁받은 지도 18년이 흘렀다. 하지만 회장님의 부탁과는 달리 그간 수련과 공부에 매진하지 못하고 게으르게 세월만 허비했다.

2014년에 회사를 퇴직할 때 아껴주셨던 분께서 "명상가로서 멋진 활동을 기대합니다" 하고 격려해주셨던 말씀이 기억이 난다. 그래서 회장님의 뜻과 또 많은 주위 분들의 격려와 부탁을 잊지 않기 위해 이 책을 썼다.

책을 쓰면서 내내 최 회장님과 함께했던 시간이 그리웠다. 손길승 회장님의 말씀대로 최 회장님은 뿌리가 깊어야 잎이 무성하다는 근심엽무(根深葉茂)의 의미를 떠오르게 하는 분이다. 그분은 뿌리가 깊고 잎이 무성한 큰 나무였다. 그러니 열매도 많았다. 그 열매 중 하나가 '심기신 수련'이다.

패트리셔 에버딘Patricia Aburdene의 『메가트렌드 2010』에 따르면, 앞으로 기업은 영성기업이 될 것이며, 영성 CEO가 이 세상을 리드해갈 것이라고 한다. 또 마케팅의 아버지로 불리는 필립 코틀러Philip Kotler의 『마켓 3.0』에서는 지금은 창의적 사회이며, 이 시대에는 영적 마케팅에 바탕을 둔 영혼에 호소하는 기업이 살아남는다고 역설하면서 마켓 3.0의 키워드로 협력, 문화, 영성을 내세웠다. 서양에서 이런 논의가 있기 훨씬 이전부터 최 회장님은 기업인으로서 영성세상, 영성국가를 꿈꾸었고 영성기업을 만들려고 노력하셨다. 그분은 개인의 능력은 물론 기업과 국가를 세계 최고로 만들기 위해 심신수련을 중요한 방법으로 제시하였고, 세계에 내보낼 심신수련 사범을 양성할 꿈을 갖고 계셨다. 정치 지도자는 물론 교육자들을 만날 때면 지금 학교에서 하는 체육과 윤리, 도덕과목이 그 목적대로 결과를 내려면 몸과 마음을 함께 다루는 심신수련을 도입해야 한다고 말씀하셨다.

회장님은 현재와 같은 서양의 기계문명, 자본주의 하의 자유경제 체제에서 물질적 풍요는 이룰 수 있을지는 몰라도 사회의 다방면에서 양극화가 심화되고, 인간성이 메말라가며, 지구의 환경오염으로 인류의 삶이 위기를 맞게 되면 우리 인간은 진정으로 행복할 수 없다고 생각하셨다. 그래서 그런 문제를 해결하기 위한 해답을 동양의 전통문화에서 찾으려고 애쓰셨다. 그분은 동양의 생명문화, 정신문화와 서양과학의 실용문화를 상보적인 관계 속에서 발전시키기 위해 많은 노력을 하셨다. 현재는 서구 학문이 주류를 이루고 있지만, 회장님은 동양학이 학문의 정체성을 회복하여 동서양의 사상이 사상적으로 대융합의 길로 나아가기를 바라셨다. 바로 그런 이유로 심신수련을 회사에 도입하였고, 한의학을 비롯해 아직 학문으로 정립되지 못한 풍수지리나 기 연구 등에도 세상 모르게 지원을 해주셨다.

그러기에 나는 회장님을 비즈니스계의 영적 스승으로 생각하며 깊이 존경한다. 한마디로 과학적 합리성을 중시한 도인이셨다. 사업을 했던 분께 '도인'이란 칭호가 어울리지 않는다고 생각할 수도 있다. 또 도인을 서양의 과학적 사고를 초월하여 동양적 사유나 수행을 하는 사람으로 여길 때 이러한 수식어가 합당하지 않다고 생각할 수도 있다. 그러나 도인의 경지가 개인적으로는 해방감과 자유를 느끼면서 갈등 없는 삶을 영위하고, 그러면서 밖으로는 사랑과 자비심으로 이웃과 일체감을 이루면서 세상에 공덕을 쌓으며 사는 것이라면, 최종현 회장님은 바로 그런 도인이라고 힐 수 있는 분이다.

수련에 동정자재란 말이 있고 생활 속에는 처변자재란 말이 있다. 수련이든 생활이든 어떤 상황에서건 그 상황에 맞게 갈등과 걸림 없이 자유자재한 도인의 경지를 말한다. 회장님은 죽음 앞에서도 도인의 품격을 유지하셨다. 돌이켜보면 회장님은 수련하기 이전부터 도인의 인품을 지니고 계셨다.

그룹연수원의 신입사원 교육과정에는 '회장과의 대화 시간'이 있다. 1989년에 회장님과 한 신입사원과 주고받았던 대화가 기억에 남는다.

— 회장님. 이와 같이 큰 기업을 이끌 정도로 성공하셨다면 회장님만이 갖고 계신 철학이나 가치관, 인생관이 있을 것으로 생각합니다. 그것이 무엇입니까? 또 조금은 이상한 심기신 수련을 회사 교육에 도입하셔서 저희도 받았는데, 회장님이 도인이라는 이야기도 있던데, 심신수련은 회장님이

갖고 계신 철학과는 어떤 관련이 있습니까?

"나는 철학, 가치관, 이런 단어를 별로 사용하지 않습니다. 내가 어떤 가치관, 종교, 신념을 앞세우면 그것에 동의하지 않는 사람들과는 대화나 비즈니스를 하기가 어렵겠지요. 노래도 잘 못하지만 창도, 서태지의 노래에도 호, 불호나 편견이 없어야지요. 비즈니스맨은 남녀노소를 불문하고 어느 인종, 어떤 종교, 어떤 취미를 갖은 사람과도 열린 마음으로 대화를 나눌 수 있어야 합니다. 열린 마음, 모든 것을 수용하겠다는 사고 속에서 심기신 수련을 활용한다면 그것이 도인의 경지가 아니겠습니까?"

필자가 회사에 전속근무하면서 심신수련을 지도한 지 5~6년쯤 되었을 때다. 필자에게만 맡겨놓으니 심신수련의 보급이 더디다며, 계열사의 사장들을 비롯한 200여 명의 임직원들을 모아놓고 회장님께서 하루 종일 8시간 특강을 하셨다. 그런 후에는 100여 명의 직원을 모아서 오후 2시부터 6시까지 100일간 수련하는 특별과정을 개설하라고 특명을 내리셨다. 그만큼 심신수련에 대한 애정이 깊었을 뿐 아니라 회사에 널리 보급하기 위해 노력하셨다. 이윤의 극대화가 목적인 회사에 돈과는 거리가 먼 심신수련팀과 수련원을 만드셨다. 심신수련을 단순히 건강관리 차원이나 귀족적인 취미의 차원을 넘어 이를 통해 물질 위주의 자유경제사회의 부족한 점을 정신적으로 보완하여 더 좋은 세상을 만들려고 꿈꾸셨다. 그리고 실제로 수련의 올바른 방향과 합리적인 수련이론, 효과 있는 수련법을 소개하는 심신수련 교재를 개발하여 영어, 중국어, 일어로 번역하고 세계에 내보낼 사범을 양성하기 위해 구체적인 계획까지도 마련하셨다.

최 회장님은 비록 당신의 입으로 한국인이 모두 성인이 되어야 한다는 김구 선생이나, 비폭력을 외친 간디, 사랑과 자비의 성인인 예수나 부처의 말씀을 거론하지 않았지만 이런 분들의 꿈을 가슴에 간직한 비즈니스계의 영적 경영 구루^{guru}임이 분명하셨다.

회장님께서 폐암으로 돌아가시고 몹시 곤혹스러웠다. 당시 "심기신 수련이 그렇게도 만병통치식으로 좋다면 수련을 열심히 한 회장님이 왜 이른 나이에 암으로 돌아가셨느냐?" 하는 식으로 말씀하시는 분들이 계셨다. 그래서 주위 분을 비롯해 세간에서 질책과 조롱을 적지 않게 받았다. 심지어는 심신수련 전문가들에게서 내가 회장님께 호흡법을 잘못 알려주어서 그렇게 되었다는 식으로 힐난을 받기까지 했다. 많은 비난의 화살들이 쏟아지자 심신이 고통스러웠다. 그러나 돌이켜 보면 그런 비난조차도 내게는 은혜로운 일이 아니었는가 한다. 그때의 비난에 대해 필자가 이 지면을 통해 하고 싶은 말은 이렇다.

"경제계의 수장으로 최 회장님이 겪은 스트레스를 감안했을 때, 심신수련을 하셨기에 그나마 육십에 돌아가지 않으시고, 칠십에 돌아가셨다. 그것도 삶과 죽음에 연연하지 않으시고 의연하게 심신수련을 하시면서 심신수련에 관한 책을 쓰시면서 죽음을 맞이하셨다."

회장님은 한없이 인간을 사랑하셨기에 당신 혼자 취미나 운동으로 할 수 있는 동양의 양생법을 여러 오해 속에서도 잘 정리하여 세상에 널리 알리고 싶어 하셨다. 그렇게 하여 인류의 삶의 질을 높이려고 하셨던 최 회장님과 함께했던 꿈을 마음속에 깊이 간직하며, 이제 심신수련을 처음 할 때의 초심으로 돌아가 여생을 아름답고 의미 있게 살고 싶다.

앞으로 걸어갈 삶의 발자취를 서산대사의 '답설야중거'(踏雪野中去)를 통해 성찰해본다.

눈 덮인 들판을 걸어갈 때에도
모름지기 어지러이 걸어가지 마라.
오늘 내가 걸어간 발자취는
후일에 필히 다른 사람에게 이정표가 되리니!

踏雪野中去
不須胡亂行
遂作後人程
今日我行跡

부록

몸맘숨 명상 교육 프로그램 및 교육센터 소개

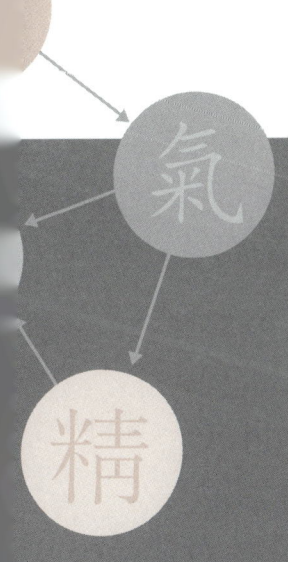

1. RISE^{Revitalize & Improve Self-Esteem} Program
2. SPACE^{Mindfulness Leadership} Program
3. PIC^{Performance Improvement Coaching} Program
4. 몸맘숨 건강 코칭 프로그램
5. 몸맘숨 명상 상설 과정
6. 교육센터 소개
7. 기본 수련 동작별 측정표
8. 몸맘숨 명상수련 종합측정표

1. RISE^{Revitalize & Improve Self-Esteem} Program

RISE 프로그램의 목적

자존감과 자기효능감은 현재 하고 있는 일의 결과에 긍정적인 영향을 미칠 뿐 아니라 새로운 시도를 통해 끊임없이 성장하도록 만드는 원동력이 됩니다. 또한 실패를 경험하더라도 좌절하지 않고 다시 일어설 수 있는 힘이 됩니다. RISE 프로그램은 자기정체성과 자존감, 자기효능감을 회복하고 긍정적인 관점에서 미래를 바라볼 수 있도록 돕는 목적을 가지고 있으며 이는 궁극적으로 조직의 성과 향상으로 이어질 것입니다.

RISE 프로그램의 특징

자연 속에서 나를 알고 나의 마음을 다루는 방법을 배우며, 이러한 긍정적 변화는 타인과 마음을 나누는 과정을 통해 이루어집니다.

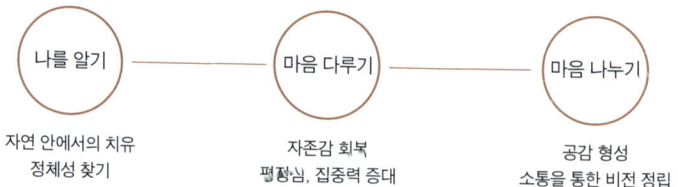

특징 1. 자연 속에서 나를 찾아가는 특별함
프로그램의 효과가 극대화될 수 있는 특별한 환경에서 학습이 이루어집니다. 천혜의 자연 환경에서 자연을 느끼고 걷기 명상 등을 통해 몰입도를 높여갑니다.

특징 2. 체험학습을 통한 자기발견 유도
강의가 아닌 체험학습을 통해 스스로를 성찰하고 발견해가도록 유도합니다.

특징 3. 동서양의 원리가 통합된 프로그램을 통한 몸과 마음의 단련
동양의 명상 프로그램과 서양의 긍정 심리학이 통합된 몸마음 명상을 통해 심신을 치유합니다.

특징 4. 구성원 간 나눔을 통한 성장 유도
전문 퍼실리테이터에 의한 나눔 시간은 구성원간 소통을 통해 비전을 달성하도록 돕습니다.

RISE 프로그램의 구성

모듈1	삶의 궤적을 통한「지금까지의 나」발견하기	지금의 나를 만들어온 인생의 전환점들을 발견합니다.
모듈2	부정정서를 제거하고「새로운 나」발견하기	내 안에 흐르는 부정 정서를 드러내고 자신 밖으로 사라지게 합니다.
모듈3	자기 긍정을 통한「자기 효능감」증대하기	Here & Now에 집중하여 절대감사를 경험함으로써 자아존중감과 자기효능감을 회복합니다.
모듈4	희망으로 쓰는「Self Visioning」	자신만의 공간에서 걷기 명상을 통해 미래 계획을 수립합니다.
모듈5	변화를 위한「실천계획」수립하기	비전 달성을 위한 실천계획을 수립하고 계획 달성에 기여할 긍정 행동을 찾습니다.

2. SPACE^{Mindfulness Leadership} Program

> **Mindful Leader가 되는 다섯가지 방법**
> *Connecting to Self*
> *Focusing on Purpose*
> *Cultivating Awareness*
> *Making Positive Connections*
> *Leading with Positive Energy*

> **마음챙김(Mindfulness)이란?**
> 적극적으로 새로운 것을 알아차리는 과정이라고 할 수 있습니다. 마음챙김의 반대는 마음놓침입니다. 마음놓침은 습관대로 세상을 바라보거나, 하나의 고정된 틀만으로 생각하고 판단하는 것을 말합니다.

SPACE 프로그램의 목적
변화가 빠른 이 시대의 리더들에게 요구되는 것은 집중력과 통합적 사고이며 구성원들을 창의적으로 이끌고 정서적으로 교감하기 위한 감성지능입니다. 마음챙김 프로그램인 SPACE는 이 시대의 리더들에게 요구되는 감성과 사고를 배양하는 프로그램입니다.

SPACE 프로그램의 특징
① SPACE 프로그램은 치유목적보다는 자기 발견과 성상을 목적으로 하고 있습니다.
② 내면의 변화를 통한 진정한 의미에서의 긍정적 변화가 이루어지도록 도와줍니다.
③ 일상에서 지속적으로 적용할 수 있는 실천적 도구를 제공합니다.
④ 이론과 실전 경험을 모두 갖춘 Coach들에 의해 전문적인 코칭을 받습니다.

SPACE 프로그램의 구성
총 8회차로 구성되는 그룹 코칭 프로그램으로 그룹별 3~7인, 회당 120분의 코칭세션으로 진행됩니다.

회차	주제	키워드	무엇을 경험하게 되는가?
1회차	Connecting to Self I	• 진정한 자아에 접근하기	• 「마음」이 어떤 원리로 작동하는지를 경험함 • 「Self」와 접속하면서 본래의 「나」를 경험함
2회차	Connecting to Self II	• 긍정의 가치관 가지기	• 「생각」 흐름을 이해하고, 생각이 만드는 세상을 경험함 • 부정적 자아를 없애고, 무한 긍정의 자아를 경험함
3회차	Focusing on Purpose	• 삶의 목적과 비전 확인하기	• 긍정 자아가 만드는 삶의 목적과 방향을 경험함 • 스스로가 만들어 보는 가슴 뛰는 비전을 경험함
4회차	Cultivating Awareness I	• 느낌에 깨어 있기	• Here & Now의 삶을 경험함 • 마음 다스림의 원리와 방법을 경험함
5회차	Cultivating Awareness II		• 마음 놓기와 마음챙김을 경험함 • 세팅된 마음에서 벗어나 생각 확장하기를 경험함
6회차	Making Positive Connections I	• 존중과 배려 • 긍정 교류	• 수용과 신뢰가 만드는 긍정 에너지를 경험함 • 정서지능을 활용한 관계개선을 경험함
7회차	Making Positive Connections II		• 배려와 존중이 주는 행복을 경험함 • 용서의 힘과 효과를 경험함
8회차	Leading with Positive Energy	• 이상공동체 만들기	• 이상 공동체의 모습을 함께 공유함 • 마음챙김을 기반으로 한 리더십 행동을 경험함

3. PIC^{Performance Improvement Coaching} Program

PIC 프로그램의 목적
PIC 프로그램은 CEO부터 팀장까지 직책자로서 효과적인 리더십을 발휘하도록 하는 개인 또는 소그룹으로 이루어지는 코칭 프로그램입니다. 본 프로그램은 리더십 진단, 코칭, 현업 적용, 셀프 러닝을 다양한 활동을 통해 코칭 대상자별로 최적의 맞춤 코칭을 제공합니다.

PIC 프로그램의 특징
1. **체계적인 Assessment를 통한 리더의 강약점 분석** / Global Assessment Tool을 활용한 자기 평가와 360도 진단을 통해 코칭 대상자의 강점과 약점을 과학적이고 객관적으로 분석하여 코칭에 활용합니다.
2. **성과 지향형 코칭** / 코칭 주제 선정 과정에서 조직 방향성 및 전략과제, 코칭 대상자의 역할 및 성과 목표에 대한 리뷰를 통해 보다 성과 지향적인 코칭이 이루어집니다.
3. **명확한 코칭 주제** / Assessment를 통해 드러난 개인별 강·약점을 바탕으로 코칭 주제를 선정합니다. 단순히 약점을 주제로 하기보다는 중요도 등을 고려한 다양한 관점에서 주제를 선정합니다.
4. **진정한 변화를 위한 Triple Learning 적용** / 코칭 과정에서 주제 및 변화 기대 수준에 따라 Single Loop, Double Loop 그리고 Triple Loop Learning을 효과적으로 사용하여 진정한 변화를 유도합니다.
5. **학습 모델에 기반한 변화 유도** / 반성적 관찰(Reflective Observation)과 구체적 경험(Concrete Experience) 사이클을 통해 학습을 촉진합니다.
6. **리더십의 전 분야를 커버하는 진정한 의미의 Performance Coaching** / People Relationship이나 태도 관련된 코칭에 국한하지 않고, 전략적 사고, 의사결정 등 리더십의 전 분야를 다루는 진정한 코칭 프로그램입니다.

PIC 프로그램의 구성

| 코칭 프로세스 | 사전 진단⇨코칭 주제 합의⇨코칭 목표⇨(실천 과제 합의⇨실천⇨성찰)⇨리뷰 |

실천-성찰 사이클을 코칭 회기 동안 반복

자발적 변화를 유도하는 실천과 성찰의 학습 사이클

- 코칭직후 코칭 과정에서 합의한 실천과제를 직접 수행해 보고 그 결과와 소감을 작성하여 다음 번 코칭 회합에서 다루게 합니다.

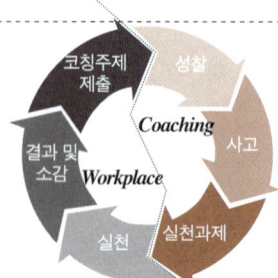

- 코칭은 현장에서의 실천 내용 및 결과에 대한 성찰을 통해 이루어집니다.
- 성찰에 이어 사고(Thinking) 과정이 이어지게 됩니다. 사고는 새로운 대안을 확인하고 구체화하는 과정입니다.

4. 몸맘숨 의식 코칭 프로그램

프로그램의 목적
1) 자신의 존재감, 적극적 경청, 의식 확대하기 등을 통해 코칭적 리더십을 향상시킬 수 있습니다.
2) 몸, 마음(감성), 숨(영성)에 대한 건강과 의식 수준을 높일 수 있습니다.
3) 일상생활에서 손쉽게 할 수 있는 체조, 호흡, 명상 등을 활용할 수 있습니다.

프로그램의 특징
1) 기존의 전형적인 코칭(코치 ↔ 세션의 시공간 ↔ 고객)에서, 코치와 고객이 육체, 감성, 영성의 삼위일체를 이루어내어 그것을 통한 고객의 자각과 관점 전환 등을 이루는 원리와 방법을 체득
2) 동양의 전통적인 심신수련 및 명상(단전호흡, 기공, 요가, 위파사나, 마음챙김, 선 등)과 서양의 현대화된 마음 수련(MBSR, SIY, Avatar, EFT, NLP, ACT, TM) 등 국내 외 최고의 프로그램들을 통합하여 코칭에 최적화한 프로그램

프로그램의 교육 대상
1) 몸의 통증과 마음의 불편함을 치유하여 활기 넘치는 삶을 누리고자 하는 사람
2) 마음챙김을 통해 Here & Now에 깨어 있어 몰입도를 향상시키고자 하는 사람
3) 고정적인 습관(사고, 감정, 행동 방식)에서 벗어나고자 하는 사람
4) 의식과 영성 개발 및 깨달음(구도)에 관심이 있는 사람

프로그램의 구성
총 3일, 1일 8시간(24시간)으로 철저히 실습 위주로 진행합니다.

주제	모듈명
1일차 느낌에 깨어 있기	의식이란 무엇인가 느낌 깨우기 5대 행동 명상 3대 Being 코칭
2일차 몸맘숨 명상	정신 집중 및 감성 지능 개발법 몸맘숨의 원리 및 명상법 -구나 걷기 명상 / 마음챙김 명상 -기체조(Feeling Stretching) -5대 생활명상(Aware & Relax Life Meditation) -단전호흡(Power Breathing)
3일차 의식의 확장	긍정적 정체성 확립 성공과 행복에 대한 가치관 정립 감사 명상 / 죽음 명상

5. 몸맘숨 명상 상설 과정

프로그램의 목적
1) 몸/마음/호흡 운동 및 명상을 습득하여 개인의 심신의 건강을 향상시킵니다.
2) 스트레스(과거의 상처, 미래의 불안, 현재의 갈등)를 치유하고 마음의 평정을 누립니다.
3) 인생을 주도적으로 선택하고, 책임지는 열린 마음을 지니며, 감성지능의 향상과 창의적 지성을 키웁니다.

프로그램의 특징
1) 동양의 전통적인 심신수련 및 명상(단전호흡, 기공, 요가, 위파사나, 선 등)과 서양의 현대화된 마음수련(MBSR, SIY, Avatar, EFT, NLP, ACT, TM) 등 국내외 프로그램들을 통합한 심신수련 프로그램입니다.
2) 자연의 이치에 입각하여 일상생활에서 언제 어디서든 도구가 필요 없이 손쉽게 활용할 수 있는 생활건강법입니다.(주 2~3회, 1회 1시간~1시간 30분)

몸맘숨 명상 상설 과정

강좌명	주요내용		기간
	공통	주제별	
Balance Class	기초수련 1.체조 (Feeling Stretching)	근골계 강화수련 • 목, 어깨, 허리, 무릎, 손목, 발목 등 관절과 근육의 통증해소 및 유연성 향상 • 자세 점검 및 교정	3~6개월 과정
Detox Class	2.호흡 (Relax Breathing)	장부 강화 수련 • 심폐 및 배설 기능 향상 • 성인병, 대사증후군등 대상면역력 증강	3~6개월 과정
Taichi Class	3.명상 (Being Meditation)	자연치유력 증강 수련 • 손,발 및 복부의 냉증, 불면증 해소 • 근력, 지구력 강화	3~6개월 과정
Life Meditation Class	4.마사지 (Harmony Touching) 5.개인별 심신 점검	스트레스 해소 및 감성지능개발 • 마음챙김 • 받아들이기/내려놓기 • 행동명상/Being 명상 • 가치 발견	3~6개월 과정
Core Focus Class	6.자석 테라피	창의성개발 명상 • 스트레스, 두통 해소 • 집중력, 몰입, 창의지성 활성화 • Core Thinking	3~6개월 과정

6. 교육센터 소개

본서에 소개한 심기신 수련과 명상, 코칭 등의 프로그램을 필자(숨아카데미)와 함께 교육하고 수련하는 단체는 다음과 같습니다.

심기신 수련과 명상, 코칭에 대한 프로그램을 교육하고 수련하는 단체

(주)휴래드 컨설팅	대표 : 정홍천 주소 : 서울시 강남구 테헤란로 311, 918호 (역삼동) 전화 : 02-552-8923 www.hurad.co.kr
다이룸센터	원장 : 이진희 주소 : 서울시 강남구 압구정로 30길 63, 3층 전화 : 02-457-0375 www.dreamercenter.co.kr
EFT KOREA	대표 : 송원섭 주소 : 서울시 강남구 압구정로 30길 63, 3층 전화 : 02-732-0258 www.eftkorea.net
밝은빛 심신수련센터 (도인법 연구회)	원장 : 엄기영 주소 : 서울시 서초구 동광로 56-9, 보우빌딩 3층 전화 : 02-534-9505 www.taichilife.co.kr
기시공 심신수련원	원장 : 조동현 주소 : 경기도 과천시 중앙로 131, 현대빌딩 3층 전화 : 02-504-7648 cafe.naver.com/gisigong
(주)마음마을	대표 : 이성국 주소 : 서울시 송파구 중대로 144 돈디빌딩 4층 전화 : 02-2043-8882 www.mamabiz.co.kr

7. 기본수련 동작별 측정표

기본수련법(20분용) 동작별 측정표

평가분류	소호	반호	야호	대호	완호
점수	1점	2점	3점	4점	5점

| 측정 항목 | 측정 내용 | 점검 날짜 ||||| 비고 |
		1회	2회	3회	4회	5회	
		서서 하는 동작					
1. 양단세 목표 20분간 몸은 바르게 마음은 편안하게 서 있을 수 있다.	발은 11자로 어깨 너비에서 다리가 원당곡슬이 되는가?						*원당곡슬: 사타구니를 둥글게 해 고관절에 힘을 빼고 무릎이 적절하게 구부러진 형태 *노궁혈: 손바닥 중심
	단전과 양 노궁혈이 일치하는가?						
	겨드랑이를 살짝 벌리고 척추를 바로 세웠는가?						
	중심이 발바닥으로 내려가서 하체는 안정되고 상체는 저절로 미세하게 앞뒤로 흔들거리는 느낌이 있는가?						
	마음이 편안해지며 몸은 이완되고 따뜻해지며 입안에 침이 고이는가?						

2. 흔들기	무릎과 어깨를 흔들고 있는가?					
	흔들 때 어깨에서부터 전신의 힘을 빼고 자연스럽게 흔들고 있는가?					
목표 팔을 위로 올려 10분간 자연스럽게 흔들 수 있다.	복부에 힘이 빠져 장이 흔들리는 느낌이 드는가?					*장이 흔들거리는 느낌: 백회와 회음, 견정과 용천혈의 위 아래를 일치시켜 장기의 긴장을 최소화시키는 상태
	팔을 들어 흔들 때 허리와 손목이 앞뒤 좌우로 편안하게 돌아가는가?					
	팔을 들었을 때도 힘이 빠진 상태에서 흔들기의 속도를 마음대로 조절할 수 있으며 흔들수록 마음이 편안해지고 기분이 좋아지는가?					
3. 늘이기	팔꿈치를 구부리지 않고 완전히 펴는가?					
	늘이는 쪽의 팔, 옆구리, 다리가 유연한가?					
목표 숙일 때 척추가 곧게 펴진 상태를 유지하며 내려가고 완전히 숙인 상태에서 손바닥이 바닥에 쉽게 닿는다	엉덩이부터 뒤로 빼며 척추가 펴진 상태에서 한마디씩 꺾여져 내려가는가?					*척추가 펴진 상태로 한마디씩 꺾여져 내려가는 것: 몸속에 있는 운동반경이 가장 적은 척추의 마디마디를 하나씩 움직여 자극하는 것
	일어날 때 꼬리뼈부터 척추를 감아 올리듯이 일어나고 있는가?					
	뒤로 젖힐 때 체중이 발가락 끝에 실려 있으며 상체만 넘어가는가?					

4. 관절 풀기	팔꿈치를 펴고 손목을 자연스럽게 꺾으며 손가락을 펴고 있는가?					
목표 36회를 반복해도 자세가 유지되며 어깨가 자연스럽게 돌아간다	어깨와 목에 힘이 빠져 팔이 돌아가지 않고 어깨만 자연스럽게 돌아가는가?					*장부의 움직임: 하체를 안정시키고 어깨를 움직여 늑골의 긴장이 차츰 풀려 마치 장이 마사지를 받는 듯한 느낌이거나 명치를 중심으로 기가 사방으로 뻗는 현상
	상체가 좌우로 움직이지 않고 한가운데 있는가?(백회와 회음이 일치)					
	무릎이 벌어지지 않고 안쪽으로 모아지면서 하체의 중심이 흔들리지 않는가?					
	장부의 움직임을 느끼는가? (예: 트림, 방귀, 하품, 기의 흐름 등)					
5. 운기조식 (좌우운기)	팔을 올릴 때 어깨 이상으로 올라가지 않고 어깨→팔꿈치→손목 순으로 힘을 빼고 팔을 올리고 내리는가?					
목표 좌우왕복 9회를 해도 자세가 유지되며 다리가 힘이 들지 않고 편안하다.	동작 중 양발 체중을 균등하게 유지하는가?					*무릎을 굽힌다: 등과 허리를 일직선으로 곧게 편 채 무릎만 구부리는 것(엄지 발가락에 힘이 가고 용천혈이 뜨게 된다)
	척추를 구부리지 않고 자연스럽게 무릎을 굽히는가?					
	일어날 때 상체에 힘을 빼고 다리 힘만으로 일어나는가?					
	하체는 고정되게 하고 (원당곡슬) 상체만 움직이는가?					

6. 운기조식 (상하운기)	손목, 팔꿈치가 자연스럽게 돌아가서 팔이 저절로 올라가고 있는가?					
	양손이 내려올 때 양손 끝이 일치하고 어깨가 열리면서 바르게 내려 오는가?					*어깨가 열리는 것: 팔꿈치를 밖으로 밀어 어깨를 느슨하게 하며 가슴이 편안해지는 자세 *의념: 마음을 집중하는 의념은 집중이 깊어질 수록 편안하면서도 그 세기의 정도가 점점 강해진다
목표 기를 모으고 내보내는 의념을 할 때 나다 기를 느낄 수 있다.	다리를 쓸어내릴 때 척추와 무릎이 반듯이 펴지고 엄지와 검지를 벌려 발등, 발가락까지 완전히 쓸어내리는가?					
	일어날 때 무릎을 구부리고 척추를 반듯이 펴고 상체를 먼저 세운 다음 손이 가슴까지 정확하게 올라오고 있는가?					
	하늘의 기운을 모으고, 탁기를 끌어내리고, 땅의 기운을 모은다고 의념하며 동작을 하는가?					
7. 단전호흡 (양단세)	숨을 마시면서 아랫배가 부드럽게 당겨지는가?					
	내쉬면서 아랫배에 힘이 빠지면서 이완되는가?					
목표 20초 호흡을 10분간 편안하게 할 수 있다.	호흡 시 호와 흡의 길이를 일정하게(3초, 5초, 10초 등) 5분 이상 자연스럽게 유지하는가?					*지식: 숨을 멈춤 *의수단전: 의식을 단전에 두고 지키며 기를 모으는 것 (축기)
	호흡 시 인위적으로 지식을 하지는 않는가?					
	의수단전을 지속적으로 행하고 있는가?					

8. 단전호흡 (포구운전세)	포구자세 때, 팔에 힘이 빠져 있는가?					
목표 18회를 반복해도 자세가 유지되며 편안하다.	좌우로 돌아갈 때 양 무릎이 정면을 향하고 (원당곡슬) 상체만 돌아가는가?					*포구세: 팔로 큰 공을 껴안은 듯한 자세 *포구운전세: 포구세에서 상체를 좌우로 돌리면서 기 느낌과 단전을 강화하는 자세 *기침단전: 기가 배꼽 아래 하복부(단전)로 하강
	좌우로 돌아갈 때 어깨와 허리가 동시에 돌아가면서 노궁혈이 단전을 향하고 있는가?					
	가운데로 올 때 중심이 아래로 가라앉으면서 기침단전을 이루고 있는가?					
	동작 중 척추를 항상 바르게 유지하고 있는가?					
9. 두드리기	손 모양을 숟가락형(머리는 꽃형)으로 하여 경락의 흐름에 맞게 두드리는가?					
목표 각 9회씩 두드려도 어깨, 허리, 서 있는 것이 편안하고 기를 타면서 두드린다.	손목의 힘을 빼고 손바닥이 두드리는 부위에 마음을 집중하고 있는가?					*숟가락형 손모양: 손바닥 가운데를 오목하게 하여 두드릴 때 진동이 일게 함 *매화형 손 모양: 다섯 손가락 끝을 모아 매화꽃 모양으로 만든 형태
	두드릴 때 팔을 자연스럽게 움직이는가?					
	배설(트림, 하품, 방귀 등)의 현상이 있는가?					
	피부(기공)가 열리고 기를 타고 두드리는 느낌이 들며 편안한가					

10. 무릎 구부리며 앉기	무릎을 감싸안고 앉을 수 있는가?					
목표 완전히 밀착된 상태로 자연스럽게 몸을 흔든다.	웅크릴 때 관절부위에 압박을 느끼거나 통증이 있지는 않는가?					*관절 부위: 발목, 무릎, 고관절, 척추, 어깨, 목
	완전히 앉아서 가슴이 무릎에 닿는가?					
	앉을 때 뒤꿈치가 바닥에 붙어 있는가?					
	발목의 힘으로 몸을 앞뒤로 자연스럽게 흔들 수 있는가?					
앉아서 하는 동작						
11. 다리풀기	손가락을 세워 뒤로 짚고 척추를 바르게 세우고 가슴을 활짝 펴고 있는가?					
목표 발목을 최대로 앞뒤로 밀고 당기고, 안팎으로 젖힐 때 오금이 닿고 편안하다.	발끝을 당길 때 뒤꿈치가 들리고 무릎은 펴지고 종아리는 편안한가?					*최대로: 앞쪽으로는 180° 밀고, 당길 때는 뒤꿈치가 3cm이상 바닥에서 떨어지고, 발목을 안팎으로 젖힐 때는 70°~ 90°인 상태
	발끝을 앞쪽으로 밀어줄 때 근육(발등, 발바닥, 다리 등)이 뭉치는 현상(쥐 나는 것)이 없는가?					
	발목을 안팎으로 젖힐 때(70~ 90도) 편안하게 젖히는가?					
	발목을 돌릴 때 편안하게 돌아가는가?					

12. 늘이기 I (다리 벌려) 목표 다리를 120도 까지 벌려 양손 으로 발을 잡아 도 편안하다.	다리가 120도까지 벌려지는가?,					*옆구리와 허리가 편안하다: 숙이는 곳, 펴지는 곳의 옆구리, 허리에 통증 및 압박감이 없는 상태	
	다리를 벌린 상태에서 무릎이 펴지고 상체에 힘이 빠지고 편안한가?						
	팔을 좌우로 벌렸을 때 발끝이 몸 쪽으로 당겨져 있고 척추가 펴진 상태에서 상체의 중심이 앞으로 유지되고 있는가?						
	상체를 좌우로 숙일 때 무릎이 펴진 상태에서 옆구리와 허리가 편안한가?						
	상체를 좌우로 숙일 때 양손으로 발바닥을 잡을 수 있는가?						
13. 늘이기 II (다리 모아) 목표 손바닥으로 발바닥을 편안하게 잡을 수 있다.	다리를 모을 때 상체를 바르게 세우고 복숭아뼈와 무릎이 붙어 있는가?					*호흡이 편안하다: 1~2분간 숙인 상태에서 호흡을 편안하게 길고 깊게 하는 것	
	숙일 때 발끝을 몸 쪽으로 당기고 무릎이 펴진 상태에서 손으로 발바닥을 잡을 수 있는가?						
	숙일 때 배, 가슴, 얼굴 순으로 숙이고 있는가?						
	숙일 때 호흡이 편안하며 허리에서 목까지 척추의 긴장이 풀어져 있는가?						
	뒤로 젖힐 때 가슴을 활짝 펴주며 배를 오므리고 발끝을 밀어주는가?						

누워서 하는 동작						
14. 구르기 목표 30회를 자연스럽게 구른다. (여자 15회)	뒤로 구를 때 무릎을 붙이고 발끝을 당기며 시선은 배꼽을 보고 있는가?					*자연스럽게 구르는 것: 힘이 안 들고 호흡이 안정되어 있는 것.
	일어날 때 가슴을 펴고 다리를 펴 V자가 되는가?					
	일어날 때 다리를 차지 않고 복근의 힘으로 뻗으며 상하체의 균형이 맞는가?					
	배에 통증이 없이 호흡이 격해지지 않은 상태에서 30회까지 할 수 있는가?					
	무릎을 바닥에 내릴 때 배와 허리의 힘이 빠지고 충분히 이완이 되는가?					
15. 흔들기 목표 10분 동안 편안하고 자연스럽게 흔든다.	팔다리를 들었을 때 팔꿈치와 무릎이 펴져 있는가?					*흔드는 것을 호흡으로 조절: 흔들 때 힘이 들면 호흡으로 조절하면서 심신을 이완해 나가는 것
	흔들 때 몸과 팔, 다리에 힘이 들어가지 않고 빠르게 흔들어도 무릎과 팔에 통증이나 불편함이 없는가					
	흔들 때 장도 같이 흔들리는 느낌이 있는가?					
	흔드는 것을 호흡으로 조절하는 데 편안한가?					
	팔다리를 떨어뜨릴 때 힘을 뺀 상태에서 동시에 자연스럽게 떨어뜨릴 수 있는가?					

16. 늘이기 목표 상체를 70도까지 젖혀도 편안하다.	엎드렸을 때 발을 나란히 모으고, 이마를 바닥에 붙이고 양손은 얼굴 옆에 놓고 팔꿈치를 바닥에 붙였는가?					*이마부터 턱 가슴 순으로 일어나는 것: 고개를 먼저 뒤로 젖히고 젖힌 힘으로 척추를 위에서부터 하나씩 뒤로 꺾는 형태
	상체를 세울 때 이마부터 턱, 가슴 순으로 일어나 요추까지 자극이 가도록 상체를 뒤로 젖혔는가?					
	상체를 뒤로 젖힐 때 팔꿈치가 완전히 펴지고 아랫배는 바닥에 대고 힘은 빠져 있는가?					
	상체를 원위치 할 때 배, 가슴, 이마 순으로 내려오는가?					
	동물자세에서 뒤로 앉을 때 엉덩이가 뒤꿈치에 닿는가?					
앉아서 하는 동작 II						
17. 허리 돌리기 목표 36회를 돌려도 척추가 바르며 편안하다.	결가부좌나 반가부좌를 했을 때 두 무릎이 동시에 바닥에 닿고 척추가 펴져 있는가?					*장부가 풀리고: 백회와 회음을 일직선으로 세워 돌리면 장부가 속에서 마사지를 받아 장부의 불수의근이 풀리는 느낌이 드는 것
	허리를 돌릴 때 척추를 세워 대나무처럼 꼿꼿이 하여 편안하게 천천히 돌아가는가?					
	상체를 앞으로 숙여 돌릴 때 골반에서부터 허리뼈가 한마디 한마디씩 뽑혀 나오는 듯한 느낌을 가지는가?					
	허리를 돌릴 때 좌우 엉덩이가 바닥에 붙어 있는가?					

	횟수가 거듭될수록 장부가 풀리고 심신이 더욱 편안해지는가?					
18. 운기조식 목표 기운에 의해서 팔이 저절로 편안하게 움직인다.	팔과 손에 힘이 빠져 있는가?					*어깨와 팔에 힘이 빠지고: 팔을 앞, 옆, 위로 쭉 폈을 때 보기에는 수직이나, 어깨, 팔꿈치, 손목, 손가락이 이완되어 조금씩 곡선미가 있는 것
	팔을 당길 때 손목이 허리까지 와도 어깨와 팔에 힘이 빠지고 편안한가?					
	손목을 젖힐 때 힘이 빠져 편안하고 자연스럽게 젖혀지는가?					
	팔을 폈을 때 어깨와 팔에 힘이 빠지고 편안하게 이완이 되는가?					
	마음을 계속 손바닥에 집중하고 기를 느낄 수 있는가?					
19. 단전호흡 (정좌세) 목표 정좌세로 20분간 있어도 편안하게 단전호흡을 유지할 수 있다.	정좌를 했을 때 앞뒤 좌우 어느 쪽으로도 기울어지지 않고 몸의 중심이 한가운데에 있는가?					*입정: 고요한 침묵의 상태로 들어가며 지혜가 열리는 것
	호흡의 리듬이 일정하며 자연스럽게 편안한가?					
	단전부위가 따뜻해지고 입안에서 침이 고이는가?					
	정좌세를 20분 유지해도 다리가 저리거나 몸에 불편함을 느끼지 않고 편안한가?					
	마음이 편안해지고 입정에 들어가는가?					

20. 수련 후 목표 몸은 가볍고 마음은 편안하다.	마음이 편안한가?					
	몸이 가벼운가?					
	호흡이 안정되어 있는가?					
	정신집중이 잘 되는가?					
	나와 남, 자연과 일체감이 있는가?					
평점(총점500점/100문항)						

＊소호: 조금 좋다, 반호: 반쯤 좋다, 양호: 양호하게 좋다, 대호: 크게 좋다, 완호: 완전하게 좋다

수련의 결과는 모두 좋은 것이기에 모두 "좋다"는 긍정적인 표현을 사용했다. 무슨 동작을 취했을 때 그 동작이 본인이 생각하는 것만큼 되지 않았을 때 '이것밖에 안 돼' 같은 부정적인 사고보다는 항상 '소호만큼이나 되었네. 노력해서 반호가 되어야지' 하는 긍정적인 사고로 임한다. 평가는 주관적이다. 위의 측정에서 점수가 중요한 것이 아니라 자신의 심신의 상태를 살피고 수련의 동기를 유발하고자 마련한 양식이다.

8. 몸맘숨 명상수련 종합 측정표

몸맘숨 명상수련 종합 측정표

평가분류	소호	반호	야호	대호	완호
점수	1점	2점	3점	4점	5점

	측정 항목	측정 내용	점 수/점검 날짜				
			1회	2회	3회	4회	5회
1	바른 자세	각각의 동작마다 지켜야 할 바른 자세를 계속 유지하면서 수련을 하는가? 특히 척추가 항상 펴진 상태를 유지 하고 있는가?					
2	고른 호흡	동작을 할 때마다 호흡이 끊어지지 않고, 고요하고 일정하게 유지하는가?					
3	마음 집중	각각의 동작마다 마음을 집중 할 곳에 의식이 가며 변화를 느끼고 관찰 하고 있는가?					
4	이완	1. 각각의 동작을 할 때마다 긴장되거나 힘이 들어가지 않고 편안 하게 이완이 된 상태로 수련을 하는가?					
5		2. 각각의 동작마다 갑자기 빨라지거나 격해지지 않고 부드럽게 리듬 을 타면서 천천히 하고 있는가?					
6		3. 얼굴을 이완하고, 어깨에 힘을 뺀 채로 수련하는가?					
7	수승화강	수련 중이나 후에 머리가 맑아지며 입안에 침이 고이고 손발이 따뜻해지고 단전에서 열감을 느끼고 있는가? (*수승화강-찬 기운은 위로 따뜻한 기운을 아래로 내리는 현상으로 머리는 맑고 시원하며, 배, 손과 발은 따뜻해 지는 현상)					
8	입정	체조, 호흡명상을 고요하게 하며 그런 가운데 잡념이 없어지고 나를 잊는 체험을 하는가(*입정-고요한 침묵의 상태로 들어가며 지혜가 열리는 것)					
9	심신 경안	수련 중이나 후에 피로가 없어지며 기분이 좋아지고 편안하며, 하체는 힘이 생기고 상체는 가벼운가?					
10	근력과 유연성	팔, 다리, 배와 허리의 근력이 향상되면서도 각 부위의 관절이 풀어져서 유연한 몸 상태를 느낄 수 있는가?					

| 11 | 기의 감각 | 동작 중에 기를 느끼고 기를 타면서 편안하게 동작이 이루어지는가? | | | | |
| 12 | 통증해소 및 치유 | 평소에 자각하고 있었던 심신의 불편한 곳들이 수련을 할수록 점점 나아지고 해소되며 편안한 상태를 느끼고 있는가? | | | | |

＊소호: 조금 좋다, 반호: 반쯤 좋다, 양호: 양호하게 좋다, 대호: 크게 좋다, 완호: 완전하게 좋다

수련의 결과는 모두 좋은 것이기에 모두 "좋다"는 긍정적인 표현을 사용했다. 무슨 동작을 취했을 때 그 동작이 본인이 생각하는 것만큼 되지 않았을 때 '이것밖에 안 돼' 같은 부정적인 사고보다는 항상 '소호만큼이나 되었네. 노력해서 반호가 되어야지' 하는 긍정적인 사고로 임한다. 평가는 주관적이다. 위의 측정에서 점수가 중요한 것이 아니라 자신의 심신의 상태를 살피고 수련의 동기를 유발하고자 마련한 양식이다.